All in one！

循環器救急・集中治療

日本集中治療医学会 監修
佐藤直樹　竹内一郎　田原良雄　川上将司 編集
日本集中治療医学会 循環器集中治療委員会 執筆協力

For Life. For Living.

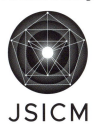

JSICM

中外医学社

●監修者　日本集中治療医学会

●編集者

佐藤直樹	かわぐち心臓呼吸器病院 循環器内科	田原良雄	国立循環器病研究センター 心臓血管内科
竹内一郎	横浜市立大学附属市民総合医療センター 高度救命救急センター	川上将司	飯塚病院 循環器内科

●執筆協力　日本集中治療医学会 循環器集中治療委員会

●執筆者 (執筆順)

小林欣夫	千葉大学大学院医学研究院 循環器内科学	坂本和生	九州大学病院 循環器内科冠動脈疾患治療部
中川智生	横浜南共済病院 救命救急センター	寒川睦子	高松赤十字病院 循環器内科
山本翔太	横浜南共済病院 救命救急センター	保坂幸男	新潟市民病院 循環器内科
有元秀樹	医誠会国際総合病院 救急科/集中治療科	白壁章宏	日本医科大学千葉北総病院 集中治療室
伊波早乃	日本医科大学武蔵小杉病院 看護部	木内一貴	美郷台木内クリニック
桑原政成	自治医科大学 公衆衛生学/循環器内科学	西郡 卓	日本医科大学千葉北総病院 集中治療室
山﨑敦子	横浜市立大学附属市民総合医療センター 高度救命救急センター	岡崎大武	医療法人社団岡崎医院
平野孝士	国立病院機構横浜医療センター 救急・総合診療科	松下誠人	Rutgers University New Jersey Medical School
島田航輔	横浜市立市民病院 救急診療科	柴田祐作	日本医科大学千葉北総病院 循環器内科
森 来実	横須賀共済病院 救命救急センター	山本 剛	日本医科大学付属病院 心臓血管集中治療科
岸本勇将	横須賀市立うわまち病院 総合診療センター 救急総合診療部	今村 浩	信州大学医学部 救急集中治療医学
貞広智瑛梨	横須賀共済病院 救命救急センター	米田秀一	国立循環器病研究センター 心臓血管内科
松尾璃瑳子	横浜市立市民病院 救急診療科	松村宣寿	東北医科薬科大学病院 救急科
熊城伶己	横浜市立みなと赤十字病院 集中治療部	遠藤智之	東北医科薬科大学病院 救急科
伊藤智範	岩手医科大学附属病院 循環器内科/ 医学教育学講座地域医療学分野	伊集院真一	兵庫県災害医療センター 救急部
田村章憲	京都大学医学部附属病院 循環器内科	井上明彦	兵庫県災害医療センター 救急部
塩見紘樹	京都大学医学部附属病院 循環器内科	中田 亮	日本医科大学付属病院 心臓血管集中治療科
亀田 徹	済生会宇都宮病院 超音波診断科	中田 淳	日本医科大学付属病院 心臓血管集中治療科, 亀田総合病院 循環器内科
大澤 匠	筑波大学附属病院 循環器内科	中野宏己	東京医科大学病院 循環器内科
石津智子	筑波大学附属病院 循環器内科	大田一青	国立循環器病研究センター 心臓血管系集中治療科
和地純佳	自治医科大学 循環器内科学	澤田賢一郎	国立循環器病研究センター 心臓血管系集中治療科
原田顕治	自治医科大学 循環器内科学	邑井洸太	国立循環器病研究センター 心臓血管内科
立石和也	千葉大学医学部附属病院 循環器内科	大塚文之	国立循環器病研究センター 心臓血管内科
山本泰史	医誠会国際総合病院 集中治療センター	中山拓紀	近森病院 循環器内科
的場哲哉	九州大学病院 循環器内科	細田勇人	近森病院 循環器内科
清水勇人	自治医科大学附属病院 循環器内科学	齋藤佑一	千葉大学医学部附属病院 循環器内科
川治徹真	三菱京都病院 心臓内科	加藤 賢	千葉大学医学部附属病院 循環器内科

北井敬之	札幌心臓血管クリニック 循環器内科	笠岡俊志	熊本大学病院 災害医療教育研究センター
津田浩佑	大阪医科薬科大学 循環器内科	内藤宏道	岡山大学学術研究院医歯薬学域 救命救急・災害医学
大場祐輔	自治医科大学 循環器内科	近藤　徹	名古屋大学医学部附属病院 循環器内科
北原秀喜	千葉大学医学部附属病院 循環器内科	川上大裕	飯塚病院 集中治療科
山口徹雄	虎の門病院 循環器センター内科	森山太揮	兵庫県災害医療センター 救急部
兼田浩平	佐賀県医療センター好生館	大山慶介	かわぐち心臓呼吸器病院 集中治療科
中川頌子	天理よろづ相談所病院 循環器内科	細谷弓子	榊原記念病院 循環器内科
岩崎正道	兵庫県立淡路医療センター 循環器内科	山本正啓	熊本大学病院 地域医療連携ネットワーク 実践学寄附講座
緒方健二	宮崎市郡医師会病院 循環器内科	花田裕之	弘前大学医学部附属病院 高度救命救急センター
柴田剛徳	宮崎市郡医師会病院 循環器内科		
本田泰悠	宮崎市郡医師会病院 循環器内科	菊地　研	獨協医科大学 心臓・血管内科/ 循環器内科 救急救命センター
辻　明宏	国立循環器病研究センター 心臓血管内科部門肺循環科	秋山英一	かわぐち心臓呼吸器病院 循環器内科
増島ゆかり	日本医科大学武蔵小杉病院 看護部	飯嶋賢一	順天堂大学 循環器内科
伊藤朋晃	小倉記念病院 臨床工学課	宇城敦司	医誠会国際総合病院 集中治療科
内田敬二	横浜市立大学附属市民総合医療センター 心臓血管センター外科	澤谷倫史	日本医科大学千葉北総病院 集中治療室
高橋洋介	大阪公立大学 心臓血管外科	谷　憲一	日本医科大学千葉北総病院 集中治療室
本田賢太朗	和歌山県立医科大学 外科学第一講座	鳴原祥太	日本医科大学千葉北総病院 集中治療室
鈴木康太	国立循環器病研究センター 心臓血管外科部門心臓外科	諸岡雅城	日本医科大学千葉北総病院 集中治療室
福嶋五月	国立循環器病研究センター 心臓血管外科部門心臓外科	重光胤明	大阪市立総合医療センター 救命救急部
清家愛幹	国立循環器病研究センター 心臓血管外科部門（血管外科）	吉沢和也	聖マリアンナ医科大学横浜市西部病院 リハビリテーション部
松田　均	国立循環器病研究センター 心臓血管外科部門（血管外科）	塚越大智	信州大学医学部附属病院 リハビリテーション部
上田大輔	医誠会国際総合病院 心臓血管外科	川上友理子	神戸市立医療センター中央市民病院 リハビリテーション技術部
山下慶悟	医誠会国際総合病院 心臓血管外科	平川功太郎	榊原記念病院 リハビリテーション科
古川智邦	医療法人あかね会土谷総合病院 心臓血管外科	吉廣尚大	広島大学病院 薬剤部
西川浩史	医誠会国際総合病院 心臓血管外科	相嶋一登	横浜市立市民病院 臨床工学部
		福勢麻結子	東京医科大学病院 中央診療部門栄養管理科

序

　循環器疾患は急激に病状が悪化することが多い．その一方で，適切な治療を行えば，速やかに病状を回復・安定させることができる．循環器診療において，救急・集中治療は日常茶飯事である．世界的に見て，日本における急性心筋梗塞の死亡率が低いことは周知のことである．これは，日本においては夜間も含めて，急性心筋梗塞に対するカテーテル治療(primary percutaneous coronary intervention）が広く行われていることに拠る．ただし，これには前提がある．救急外来（emergency room: ER）での適切な診断・初期治療，さらには病院到着前からの救急隊などとの連携，そしてカテーテル治療後の集中治療室での適切な管理があってからこそ，急性心筋梗塞の死亡率が低いのである．

　近年，循環器領域のインターベンションは，冠動脈疾患や末梢動脈疾患に対するものだけでなく，不整脈に対するインターベンション，弁膜症をはじめとした心不全に対するインターベンション，さらには肺循環疾患でのインターベンションと多岐に渡り行われている．インターベンション後の集中治療を的確に行っていくためにも，これらに対する知識が必要である．循環器領域の集中治療においては，補助循環も重要な役割を果たす．最近，IMPELLA の使用が，心原性ショックを合併した ST 上昇型心筋梗塞患者の死亡のリスクを低減するとの報告（DanGer Shock 試験）など，この領域での進歩も目覚ましいものがあり，補助循環に対する update も必要である．

　循環器疾患の集中治療は，他臓器の集中治療と一線を画するものがある．循環器救急・集中治療のエキスパートとなるためには，ER における適切な診断・初期治療，各種循環器疾患に対するインターベンション，補助循環を含めた集中治療室での管理，さらにはメディカルスタッフとのチーム医療など，多くのことを知っていなくてはならない．日本集中治療医学会の循環器集中治療委員会の先生方は，この分野における日本の権威である．本書「All in one！　循環器救急・集中治療」は，この先生方を中心に，各分野のエキスパートの先生方が担当の項目を分かりやすく執筆されています．本書は循環器集中治療のバイブルになると思います．

　最後になりますが，日本の循環器診療を担う日本循環器学会と集中治療を担う日本集中治療医学会の連携が，この領域において非常に重要と考えています．日本の循環器集中治療のさらなる発展に向けて，今後とも両学会が緊密に協力していくことを切に願っています．

　　　　2025 年 2 月

　　　　　　　　　　　　　　　　　　　　　　　　　　　　　　　　　小 林 欣 夫

編集者を代表して

いま本書を手に取ったあなたに感謝します．本書は，救急・集中治療に関係する職場で循環器救急診療および循環器集中治療に興味のあるすべての職種に，日本集中治療医学会循環器集中治療委員会がお届けする一冊です．この本を通じて，あなたの仕事に少しでも役立つ情報を提供できれば幸いです．

本書のコンセプトである"All in one!"は，日本集中治療医学会循環器集中治療委員会の川上委員が提案しました．時間軸や勤務場所(プレホスピタル～集中治療室)を意識した構成を特徴とし，この1冊で，救急外来や院内急変などさまざまなシチュエーションにおける対応をひととおりできるようになることを目指しています．急性心不全，急性心筋梗塞など各種疾患について，診断に必要な検査や身体所見から，薬物療法，体温管理や呼吸管理まで体系的に学べる内容としています．

佐藤担当理事と竹内委員長を中心に，日本集中治療医学会循環器集中治療委員会のメンバーにより，循環器救急診療と循環器集中治療に関する新進気鋭のエキスパートを執筆者として人選いただきました．日本集中治療医学会循環器集中治療委員会の趣旨に賛同いただき，日常診療でご多忙にもかかわらず，貴重な時間を割いてご尽力いただいたすべての執筆者の皆様に，心より感謝申し上げます．

日本集中治療医学会黒田理事長には，本書の帯に日本集中治療医学会の過去・現在・未来における循環器集中治療の重要性を熱いメッセージを込めて手掛けていただきました．黒田理事長の意向も受けて本書の表紙にはICUとCCUを採用しました．日本循環器学会小林代理理事には，診療科や職種の枠組みを超えた循環器救急・集中治療の連携の重要性を序文としてご執筆いただきました．日本集中治療医学会黒田理事長と日本循環器学会小林代理理事に感謝の意を表します．

本書がここに完成するまで，中外医学社の全面的なご支援とご協力を賜りましたことに，深く感謝申し上げます．特に企画部の上岡里織様には，年末年始や昼夜を問わずご尽力いただきました．数多くのご指摘と改善点，および迅速で的確な校正作業をいただき，そのおかげでより良い内容に仕上げることができました．

最後に，本書を手に取っていただいた皆様に，心からの感謝を申し上げます．皆様のご支援とご高配があってこそ，このような一冊をお届けすることができました．本書が，皆様の臨床現場での実践に少しでもお役に立てれば幸いです．今後とも，日本集中治療医学会循環器集中治療委員会の活動内容に注目していただきますようお願い申し上げます．

2025年2月吉日

田原良雄

日本集中治療医学会循環器集中治療委員会副委員長
(国立循環器病研究センター心臓血管内科/救急部)

目　次

I　ER 1

1●循環器救急のシステム・連携 2
1. 12誘導心電図伝送 .... 〈竹内一郎〉 2
2. ドクターカー・ドクターヘリ .... 〈中川智生〉 4
3. 地域連携 .... 〈山本翔太〉 6
4. RRS（Rapid Response System） .... 〈有元秀樹〉 8
5. 循環器救急・ERでの看護 .... 〈伊波早乃〉 10

2●循環器救急の症候学 12
1. 心停止 .... 〈桑原政成〉 12
2. ショック .... 〈山﨑敦子〉 14
3. 胸痛 .... 〈平野孝士〉 16
4. 呼吸困難 .... 〈島田航輔〉 18
5. 失神 .... 〈森　来実〉 20
6. 動悸 .... 〈岸本勇将〉 22
7. 背部痛 .... 〈貞広智瑛梨〉 24
8. 四肢痛 .... 〈松尾璃瑳子〉 26

3●循環器救急の初期評価・検査 28
1. 血液ガス分析 .... 〈熊城伶己〉 28
2. 聴診 .... 〈伊藤智範〉 30
3. 心電図: 虚血 .... 〈田村章憲　塩見紘樹〉 33
4. 心電図: 虚血以外の病態・疾患 .... 〈田村章憲　塩見紘樹〉 36
5. POCUS（point-of-care ultrasonography） .... 〈亀田　徹〉 38
6. 心エコー: 虚血 .... 〈大澤　匠　石津智子〉 40
7. 心エコー: 虚血以外の病態・疾患 .... 〈大澤　匠　石津智子〉 43
8. 経食道心エコー .... 〈和地純佳　原田顕治〉 45
9. CT .... 〈立石和也〉 47

4●ショックの初期評価・治療 50
1. 気管挿管 .... 〈山本泰史〉 50
2. 心原性ショック .... 〈的場哲哉〉 53

i

3. 心タンポナーデ・心嚢穿刺 ………………………………………〈清水勇人〉 55

5 ● 急性冠症候群の初期評価・治療 57

1. ST 上昇型急性冠症候群（STE-ACS） …………………………〈立石和也〉 57
2. 非 ST 上昇型急性冠症候群（NSTE-ACS） ……………………〈立石和也〉 60
3. 心筋梗塞の機械的合併症 …………………………………………〈桑原政成〉 63

6 ● 不整脈の初期評価・治療 65

1. 上室性不整脈 ………………………………………………………〈川治徹真〉 65
2. 心室性不整脈 ………………………………………………………〈坂本和生〉 68
3. QT 延長・Torsade de pointes（トルサードドポワント） ……〈寒川睦子〉 70
4. 徐脈性不整脈 ………………………………………………………〈保坂幸男〉 72

7 ● 心不全の初期評価・治療 75

1. 急性心不全 …………………………………………………………〈白壁章宏〉 75
2. 閉塞性肥大型心筋症 ………………………………………………〈木内一貴〉 78
3. 大動脈弁狭窄症 ……………………………………………………〈西郡　卓〉 81
4. 大動脈弁閉鎖不全症 ………………………………………………〈岡崎大武〉 83
5. 僧帽弁狭窄症 ………………………………………………………〈西郡　卓〉 85
6. 僧帽弁閉鎖不全症 …………………………………………………〈岡崎大武〉 87
7. 急性心膜炎 …………………………………………………………〈木内一貴〉 89
8. 急性心筋炎 …………………………………………………………〈松下誠人〉 91
9. 感染性心内膜炎 ……………………………………………………〈柴田祐作〉 94

8 ● 肺循環疾患の初期評価・治療 97

1. 急性肺血栓塞栓症 …………………………………………………〈山本　剛〉 97
2. 深部静脈血栓症 ……………………………………………………〈山本　剛〉 100
3. 肺高血圧症 …………………………………………………………〈山本　剛〉 102

9 ● 血管疾患の初期評価・治療 104

1. 急性大動脈解離 ……………………………………………………〈今村　浩〉 104
2. 大動脈瘤破裂・切迫破裂 …………………………………………〈今村　浩〉 107
3. 急性動脈閉塞症 ……………………………………………………〈米田秀一〉 110

II カテーテル室 113

1 ● 機械的循環補助の導入 114

1. 大動脈バルーンパンピング（IABP） ……………………〈松村宣寿　遠藤智之〉 114
2. 静動脈体外式膜型人工肺（VA-ECMO）について ………〈伊集院真一　井上明彦〉 116
3. IMPELLA …………………………………………………………〈中田亮　中田淳〉 119

4. ECPELLA 〈中田　亮　中田　淳〉122

5. 機械的循環補助の escalation/de-escalation 〈中野宏己〉125

2●急性冠症候群のインターベンション 127

1. 冠動脈造影・左室造影 〈大田一青　澤田賢一郎〉127

2. 経皮的冠動脈インターベンション（PCI） 〈川上将司〉130

3. 血管内イメージング 〈邑井洸太　大塚文之〉132

4. 冠血行再建術の選択（PCI または冠動脈バイパス術） 〈中山拓紀　細田勇人〉134

5. 冠攣縮 〈齋藤佑一〉136

6. たこつぼ症候群 〈加藤　賢〉139

3●不整脈のインターベンション 141

1. 上室性不整脈に対するカテーテルアブレーション 〈川治徹真〉141

2. 心室性不整脈に対するカテーテルアブレーション 〈北井敬之〉144

3. 一時ペーシング挿入 〈保坂幸男〉146

4●心不全のインターベンション 148

1. 右心カテーテル検査 〈津田浩佑〉148

2. 心筋生検 〈桑原政成〉150

3. 大動脈弁狭窄症における心臓カテーテル検査 〈大場祐輔〉152

4. 経皮的大動脈弁形成術（PTAV） 〈大場祐輔〉154

5. 経カテーテル的大動脈弁留置術（TAVI） 〈北原秀喜〉156

6. 僧帽弁閉鎖不全症のカテーテル検査 〈山口徹雄〉158

7. 経皮的僧帽弁接合不全修復術（MitraClip） 〈山口徹雄〉160

8. 僧帽弁狭窄症のカテーテル検査 〈兼田浩平〉162

9. 経皮的僧帽弁交連切開術（PTMC） 〈川上将司〉164

10. 閉塞性肥大型心筋症のカテーテル検査 〈中川頌子〉166

11. 経皮的中隔心筋焼灼術（PTSMA） 〈岩崎正道〉168

5●肺循環疾患のインターベンション 170

1. 急性肺血栓塞栓症のカテーテル治療 〈緒方健二　柴田剛徳〉170

2. 下大静脈フィルター 〈本田泰悠　柴田剛徳〉172

3. カテーテル血栓溶解療法（CDT） 〈辻　明宏〉174

4. バルーン肺動脈形成術（BPA） 〈辻　明宏〉176

6●血管疾患インターベンション 178

1. 末梢血管インターベンション 〈米田秀一〉178

7●カテーテル室でのチーム医療 180

1. IVR における看護 〈増島ゆかり〉180

2. カテーテル室での臨床工学技士の役割 〈伊藤朋晃〉182

Ⅲ 手術室 · 185

1● 急性冠症候群の外科手術 · 186
　1．冠動脈バイパス術（CABG） · 〈内田敬二〉186
　2．心破裂・心室中隔穿孔修復術 · 〈内田敬二〉188

2● 心不全の外科手術 · 190
　1．大動脈弁置換術（SAVR） · 〈高橋洋介〉190
　2．僧帽弁置換術・形成術（MVR・MVP） · · · · · · · · · · · · · · · · · · 〈本田賢太朗〉193
　3．外科的中隔心筋切除術 · 〈鈴木康太　福嶌五月〉196

3● 肺循環疾患の外科手術 · 198
　1．外科的肺血栓摘除術 · 〈清家愛幹　松田 均〉198
　2．肺動脈血栓内膜摘除術（PEA） · 〈清家愛幹　松田 均〉200

4● 血管疾患の外科手術 · 202
　1．ステントグラフト治療（TEVAR・EVAR） · · · · · · · · · · · · · 〈上田大輔　山下慶悟〉202
　2．人工血管置換術 · 〈古川智邦〉205
　3．血栓塞栓除去術 · 〈西川浩史　山下慶悟〉207
　4．下肢動脈バイパス術 · 〈西川浩史　山下慶悟〉209

Ⅳ ICU · 211

1● 心停止後症候群の集学的治療 · 212
　1．心停止後症候群: CAG と PCI の適応 · 〈笠岡俊志〉212
　2．心停止後症候群: 体温管理 · 〈内藤宏道　笠岡俊志〉214
　3．心停止後症候群: 体温管理以外の集学的治療 · · · · · · · · · · · 〈内藤宏道　笠岡俊志〉216
　4．心停止後症候群: 脳予後評価 · 〈笠岡俊志〉219

2● 血行動態モニタリング · 221
　1．血行動態モニタリング: 肺動脈カテーテル · · · · · · · · · · · · · · · · · · 〈近藤 徹〉221
　2．血行動態モニタリング: APCO · 〈川上大裕〉223

3● 機械的補助循環の管理 · 225
　1．大動脈バルーンパンピング（IABP）の管理 · · · · · · · · · · · · 〈松村宣寿　遠藤智之〉225
　2．静動脈体外式膜型人工肺（VA-ECMO）の管理 · · · · · · · · · 〈森山太揮　井上明彦〉227
　3．IMPELLA CP/5.5 の管理 · 〈大山慶介〉229
　4．ECPELLA の管理 · 〈大山慶介〉232
　5．VAD の適応 · 〈大山慶介〉234

4 ● 集中治療室における循環作動薬の使い方 ……………………………………… 236

1. 血管収縮薬 …………………………………………………… 〈細谷弓子〉 236
2. 強心薬 …………………… 〈山本正啓　細谷弓子　花田裕之　菊地 研〉 238
3. 利尿薬 ………………………………………………………… 〈秋山英一〉 240
4. 血管拡張薬 …………………………………………………… 〈秋山英一〉 242
5. アミオダロン・ニフェカラント ……………………………… 〈飯嶋賢一〉 244
6. 吸入 NO 療法 ………………………………………………… 〈宇城敦司〉 246

5 ● 集中治療室における循環器疾患の薬物療法 ………………………………… 248

1. 開心術後の集学的治療 ……………………………………… 〈澤谷倫史〉 248
2. 急性心筋梗塞の薬物療法 …………………………………… 〈松下誠人〉 251
3. 劇症型心筋炎の薬物治療 …………………………………… 〈澤谷倫史〉 255
4. 急性肺血栓塞栓症の薬物療法 ……………………………… 〈柴田祐作〉 258

6 ● 循環器疾患に対する集学的治療 …………………………………………… 260

1. 循環器疾患と非侵襲的陽圧換気 …………………………… 〈白壁章宏〉 260
2. 循環器疾患と人工呼吸器管理 ……………………………… 〈谷 憲一〉 262
3. 循環器疾患と急性腎障害 …………………………………… 〈鵤原祥太〉 264
4. 循環器疾患と腎代替療法（RRT） ………………………… 〈鵤原祥太〉 266
5. 循環器疾患と消化器障害 …………………………………… 〈谷 憲一〉 268
6. 循環器疾患の血糖管理 ……………………………………… 〈諸岡雅城〉 270
7. 循環器疾患のせん妄管理 …………………………………… 〈重光胤明〉 272
8. 循環器疾患の鎮痛・鎮静管理 ……………………………… 〈重光胤明〉 275
9. 循環器疾患の栄養管理 ……………………………………… 〈諸岡雅城〉 278

7 ● 循環器集中治療とリハビリテーション ……………………………………… 280

1. 循環器疾患のリハビリテーション（理学療法）…………… 〈吉沢和也〉 280
2. 循環器疾患のリハビリテーション（作業療法）…………… 〈塚越大智〉 283
3. 循環器疾患のリハビリテーション（言語聴覚療法）……… 〈川上友理子〉 285
4. 心臓手術術後のリハビリテーション ……………………… 〈平川功太郎〉 287

8 ● 循環器集中治療とチーム医療 ……………………………………………… 289

1. 循環器集中の看護 …………………………………………… 〈伊波早乃〉 289
2. 薬剤師の役割: 薬物療法の最適化に焦点を当てて ………… 〈吉廣尚大〉 291
3. 循環器集中治療と臨床工学技士 …………………………… 〈相嶋一登〉 294
4. 循環器集中治療と管理栄養士 ……………………………… 〈福勢麻結子〉 297
5. 循環器集中治療と意思決定支援 …………………………… 〈有元秀樹〉 299
6. 循環器集中治療と終末期ケア・緩和ケア ………………… 〈有元秀樹〉 302

索 引 ……………………………………………………………………………… 305

Chapter
I

ER

1 12誘導心電図伝送

- 現在の救急医療において12誘導心電図伝送は，急性冠症候群（ACS）の早期診断と一刻も早い治療開始に不可欠なツールとなっている．本項ではACS，特にST上昇型心筋梗塞（STEMI）の診断における12誘導心電図の重要性を再確認し，伝送システムの発展が医療にもたらす影響を考察する．
- 心電図伝送は1950年代から研究されはじめ1970年代には12誘導心電図伝送が本邦の臨床現場で広く使用されるようになった．それとともにSTEMIに対するカテーテルインターベンションが普及することとなった．
- 2000年代に入るとインターネットの普及に伴い，Web基盤の心電図伝送システムが開発され，携帯電話網を利用した心電図伝送システムが実用化され，救急車からのリアルタイム伝送が可能となった．2010年代：クラウド技術の発展により，大規模な心電図データの保存と共有が容易になりドクターカーから消防救急車へと12誘導心電図伝送が普及[1,2]することとなった．
- 現在：5G通信技術の導入により，より高速で安定した心電図伝送が可能となり，AIによる解析と組み合わせた新しいシステムの開発が進んでいる．

■ 世界のガイドラインにおける12誘導心電図伝送の位置づけ

- 米国心臓協会（AHA）：2013年のSTEMIガイドラインで病院前12誘導心電図の記録と伝送をclass I 推奨（エビデンスレベルB）となった．
- 欧州心臓病学会（ESC）：2017年のSTEMIガイドラインで，救急医療サービスによる12誘導心電図の記録と解釈，そして伝送をclass I 推奨（エビデンスレベルB）．
また病院に入ってから再灌流までの時間（door to balloon time）から救急隊が患者に接触した時間から再灌流までの時間（FMC to balloon time）短縮を強調している．

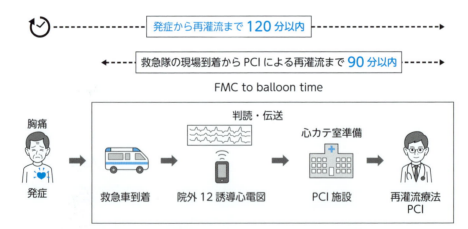

[図1] Door to balloon time 短縮から FMC to balloon time の短縮へ
FMC: first medical contact. FMC to balloon time は，最初に医療従事者が接触してから再灌流までの時間．

- 日本循環器学会（JCS）：2018年の急性冠症候群ガイドラインで，病院前12誘導心電図の有用性を強調し，可能な限り早期の実施と専門医への伝送を推奨している．
- これらのガイドラインは共通して，12誘導心電図伝送がdoor to balloon time の短縮と患者予後の改善に寄与すると述べている．

■ **12誘導心電図伝送の臨床的意義**
- 急性冠症候群，特に STEMI の早期診断を可能にし，適切な搬送先（PCI 可能施設など）の迅速な決定に貢献する．
- 病院側では伝送されてきた 12 誘導心電図を確認することで，患者の病院到着前からカテーテル室の準備を開始することで，door to balloon time の大幅な短縮を実現できる．
- 不要な転院を減らし，直接 PCI 可能施設への搬送を増やすことで，患者の予後改善に寄与する．
- 特に，夜間や休日など，医療リソースが限られる時間帯での迅速な対応を可能にする．

■ **現状の課題**
- 地域間格差：都市部と地方部や各消防本部や MC（メディカルコントロール協議会）において 12 誘導心電図伝送システムの普及率に差があり，均一な医療サービスの提供が課題となっている．

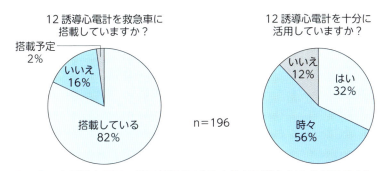

[図 2] 12 誘導心電図の普及状況（日本臨床救急医学会 MC 検討委員会による全国調査）
(野々木宏，他．心臓．2019: 51: 8, 30-5)[3]

- 医療従事者の教育：救急隊員や医療スタッフに対する 12 誘導心電図の記録，解釈，伝送に関する継続的な教育と訓練が必要である．
- データセキュリティ：患者情報を含む医療データの伝送におけるセキュリティ強化とプライバシー保護の取り組みが求められる．
- コスト面：システムの導入・維持にかかるコストの問題や，保険償還の課題が存在する．
- 標準化：異なるメーカーや地域間でのシステムの互換性確保と，データフォーマットの標準化が必要．

■ **今後の 12 誘導心電図伝送の発展性**
- 5G 技術と IoT の活用：超高速・大容量・低遅延の通信により，より高品質な心電図データのリアルタイム伝送が可能になっている．
- AI 技術による診断支援：機械学習アルゴリズムを用いた心電図解析の精度向上と，臨床決断支援システムの開発が期待される．
- ウェアラブルデバイスとの統合：常時モニタリング可能な 12 誘導心電図ウェアラブルデバイスの開発と，既存システムとの連携によってより早期な診断が可能となる．
- 遠隔医療との融合：12 誘導心電図伝送を核とした，包括的な遠隔循環器診療システムの構築が期待されている．

◆ **文献**
1) Takeuchi I, et al. Int Heart J. 2013; 54: 45-7.
2) Takeuchi I, et al. Int Heart J. 2015; 56: 170-3.
3) 野々木宏，他．心臓．2019; 51: 8, 30-5.

〈竹内一郎〉

Ⅰ. ER ■■■■ 1. 循環器救急システム・連携

2 ドクターカー・ドクターヘリ

■ まとめ

- ドクターカー・ドクターヘリ・mobile CCU による病院前診療では，早期診断・早期治療が可能である．
- ドクターヘリ活動では，搬送元を含む現場・フライトスタッフ・搬送先間での連携と連絡が肝要である．
- 搬送方法別の特色について理解し，患者の重症度や緊急度，病態の他，搬送時に必要な治療と資機材を考慮して適切な搬送方法を選択する必要がある．

■ 救急車，ドクターカー，ドクターヘリ，mobile CCU で行える処置，資機材の違い

- 救急車での覚知から病院到着までの所要時間は全国平均約 47.2 分と増加傾向にあるが[1]，一部の地域では 100 分以上要する場合もある．
- 救急救命士が可能な処置には，12 誘導心電図，心原性ショック以外のショック患者に対する末梢静脈路確保，心肺停止時の高度な気道確保（気管挿管含む）・末梢静脈路確保・アドレナリン投与などがある．
- 医師や看護師の同乗があれば，エコー，循環作動薬等の薬剤投与，気管挿管，人工呼吸器を用いた人工呼吸，心囊ドレナージなどの他に，時には ECMO（extracorporeal membrane oxygenation）導入も可能であり，早期診断，早期治療が可能である．
- 搬送手段の選択には，傷病者の容態の他に，乗車可能人数，広さ，積載可能重量，医療資源（電源・酸素），搬送先までの距離と搬送に要する時間の考慮が重要である．
- ドクターヘリや mobile CCU では，電力・配管設備を備えており，IABP（intra-aortic balloon pumping）や ECMO を使用した患者の転院搬送を行うことができる．IABP と ECMO の同時積載はスペースの問題があり，特にドクターヘリでは困難なことが多い．
- 陸路での緊急走行では，交通状況によるが 40〜80 km/時で移動するのに対し，ドクターヘリでは約 200 km/時での搬送が可能である．
- ドクターカーでは早期医療介入を，ドクターヘリでは広域迅速搬送を，mobile CCU では高度な循環管理を可能にする．

[表1] 積載量の違い

	人数[*1]	最大積載量	酸素	電力[*2]
救急車	7人	約 1000-1200 kg	1500 L×2 本	3.0 A×100 V
Mobile CCU	7人〜		1500 L×2 本+α	1000 W（10.0 A×100 V）のインバータ搭載など，同時使用可能な電流を増加できる．
ドクターヘリ	7人	約 1500 kg ＊実際の余剰積載量は 400 kg 程度	搭載している人工呼吸器に純酸素を 2 時間以上供給可能な配管＋ポータブルボンベ	

- ＊1 患者や運転手，操縦士，整備士を含む収容人数．Mobile CCU や防災，消防，警察ヘリなど大型のヘリコプターではさらなる人や資機材の積載が可能．
- ＊2 IABP＋ECMO での消費電流は 7.2 A[2]

■ ドクターカー・ドクターヘリの要請方法・基準

- 要請方法は，消防指令室（予め決められたキーワードに該当や司令管制員の判断），現場救急隊，転院元の医師などから要請を行う．
- 要請基準は地域により一部異なるが，主に以下のような場合に要請される．

①現場→医療機関（循環器救急を中心に）

- ECPR（extracorporeal cardiopulmonary resuscitation）適応の院外心停止など，医師の臨場が有用

と考えられる心停止
- STEMI，重症心不全や心原性ショック，急性大動脈解離など重篤な循環器疾患を疑う場合
- 意識障害や強い頭痛など重篤な中枢神経疾患を疑う場合
- 高リスク受傷機転，救助事案などの重症外傷
- 多数傷病者事案　など

②病院間搬送（循環器救急を中心に）
- 重症心不全や心原性ショックなどの人工呼吸器や機械的補助循環を用いた管理が必要な場合
- カテーテル治療やECMO導入などの治療が行える高次医療機関への転院の場合　など

■ ドクターヘリ活動

- 実際のドクターヘリ活動は，①要請・出動，②現場活動，③搬送・引継ぎ・帰投の流れで行われる．

①要請・出動
- ドクターヘリ拠点病院のホットラインやCS（communication specialist）にドクターヘリ要請を行う．
- 着陸場所等について CSやパイロットと共に協議する．直近に着陸困難な場合には，近隣の着陸可能場所で合流する（ランデブー方式）．
- 転院搬送の場合は搬送元の医師と前医での処置内容と必要な医療資機材を確認する．

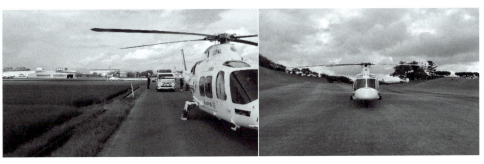

[図1] 現場直近着陸の例

②現場活動
- 限られた資源の中で傷病者の安定化を図り，搬送先病院と搬送方法の選定を行う．
- ドクターヘリ内は空間的制限と騒音による聴覚的制限があるため必要な処置は原則地上の救急車内で行う．
- 現場滞在時間短縮は病院到着までの時間を短縮する鍵となる．

③搬送・引継ぎ・帰投
- 速やかな搬送と過不足のない情報伝達により，搬送先病院に引継ぎ次の要請に備えて帰投する．

■ 課題と展望

- 消防覚知から搬送先病院の医師へ引継ぎ完了するまでの時間は増加傾向にある[2]．
- 院外心停止患者に対するECPRや病院前における急性心筋梗塞に対する抗血栓療法など，日本の病院前診療におけるこれらの有用性について今後さらなる検討が必要である[3]．
- 消防・救急と医療機関，医療圏のさらなる連携が必要であると共に，ドクターカーやドクターヘリ，mobile CCUの特徴を理解しつつ積極的に有効利用することが，救急医療の質の向上につながると考えられる．

◆ 文献　1) 総務省「令和5年版　救急・救助の現況」の公表．令和6年1月26日．
2) 伊藤一貴，他．心臓．2009; vol 41: 1094-101．
3) Jones D, et al. Int J Emerg Med. 2024; 17: 7.

〈中川智生〉

Ⅰ. ER ▪▪▪▪ 1. 循環器救急のシステム・連携

3 地域連携

■ まとめ

- ST 上昇型心筋梗塞（ST elevated myocardial infarction: STEMI）における救急隊の病院前 12 誘導 ECG は早期介入の一助となる．
- Hub and Spoke model や Spoke-Hub-and-Node model のように，各医療機関がそれぞれの役割を認識し，相互に連携することが重要である．
- 転院搬送時は，電力や酸素量も含めて必要な資機材を考慮しなければならない．

■ はじめに

- 循環器救急疾患は心筋梗塞，心不全，不整脈，大動脈解離，肺血栓塞栓症，心筋炎，感染性心内膜炎など多岐にわたる．その検査・治療として coronary angiography（CAG）や percutaneous coronary intervention（PCI）の他，体外式膜型人工肺（extracorporeal membrane oxygenation: ECMO），大動脈バルーン・パンピング（intra-aortic balloon pumping: IABP），IMPELLA®，補助人工心臓（ventricular assist device: VAD）といった機械的補助循環，その他人工呼吸を含めた集中治療管理，外科手術などの高度な治療を要することが多い．
- 自院で必要な治療ができない場合には，他の医療機関に転院搬送しなければならない．
- 循環器救急患者がどこに運ばれても適切な治療を適切なタイミングで受けられるように，常日頃他の医療機関と連携を図る必要がある．

■ Hub and Spoke model, Spoke-Hub-and-Node model [図 1]

- 地域連携に Hub and Spoke model という概念がある．慢性心不全を例に挙げると診療所や在宅医療，地域の病院（spoke）で疾病予防，薬剤調整やリハビリテーション，緩和ケア等を行い，人工呼吸や機械的補助循環等の集中治療管理を要する場合には地域中核病院（hub）へ搬送するというものである．患者の状態が安定した後は spoke 施設へ戻り，継続的な慢性期管理を行い再入院を防ぐことで医療コストを削減する目的がある．
- 心臓移植や VAD を考慮するような重症心不全は hub 施設から大学病院等の高次医療機関（node）に搬送する Spoke-Hub-and-Node model という概念もある．

■ 救急隊・他の医療機関との連携

- 急性心筋梗塞における初期治療の原則は早期に冠動脈の再灌流を得ることである．日本循環器学会の急性冠症候群ガイドライン（2018 年改訂版）では STEMI 患者に対して，「発症 12 時間以内の患者に対し，できる限り迅速に primary PCI（ステント留置を含む）を行う（推奨クラスⅠ，エビデンスレベル A）」[1] と記載されており，door to balloon time 90 分以内や総虚血時間 3 時間以内が最低限の目標である．Primary PCI が施行できない施設では施設滞在時間（door in door out time）30 分以内が目標である[2]．また，搬送元での血栓溶解療法について，「発症 12 時間以内で最初の接触から 2 時間以内に PCI が施行できないことが予想される患者に対して，血栓溶解療法を行う（推奨クラスⅠ，エビデンスレベル A）」[1] と記載されており，転院搬送に時間を要する一部の地域では検討される．なお，血栓溶解療法を施行した後も再梗塞の可能性があるため PCI 可能施設への搬送は必要である．
- JRC 蘇生ガイドライン 2020 では，「STEMI が疑われる成人傷病者には，病院前 12 誘導 ECG を記録して病院へ事前に伝送または通知することを推奨する（強い推奨，エビデンスの確実性: 低い，Grade 1C）」[3] と記載されており，STEMI 患者に対する早期治療介入の一助になる．

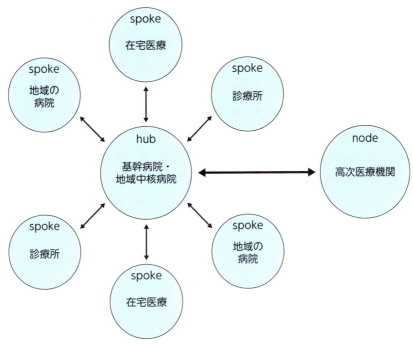

[図1] Hub and Spoke model および Spoke-Hub-and-Node model の概念図

- 急性心不全の治療において非侵襲的陽圧換気（noninvasive positive pressure ventilation: NPPV）や気管挿管・侵襲的陽圧換気療法を必要とすることがある．搬送時は，予想される搬送時間から必要酸素量を推定し，余裕を持って酸素ボンベを用意する．特に NPPV は酸素使用量が多くなるため注意が必要であり，侵襲的陽圧換気への変更も考慮すべきである．
- IMPELLA® や VAD，心臓移植の適応の患者は，対応可能なより高次の医療機関への長距離搬送が必要となることがあり，救急車の他，ヘリコプター搬送（ドクターヘリや消防ヘリなど）も考慮する．機械的補助循環を使用している場合，各装置の消費電力と内部バッテリーの容量と残量，救急車・ヘリの車内電源の電流容量を事前に確認し，交流無停電電源装置（uninterruptible power supply: UPS）の携帯を行う．また，ECMO は万が一に備えハンドクランクも準備する．
- 転院搬送時の責任は搬送元の医療機関にある．搬送元の担当医は蘇生・初期治療を行い，患者が搬送に耐えうる状態か判断し，搬送中の急変に対応できる医師が同乗し，移動距離を考慮した必要な物品・資機材等を準備しなければならない．患者や家族等には他の医療機関へ搬送が必要なことや搬送に伴うリスクについてあらかじめ説明を行う．また，搬送中に患者の容態に変化があった場合には，搬送先の病院にも随時情報共有を行う．

◆ 文献
1) Kimura K, et al. Circ J. 2019; 83: 1085-196.
2) Byrne RA, et al. Eur Heart J. 2023; 44: 3720-826.
3) 日本蘇生協議会, 監修. JRC 蘇生ガイドライン 2020. 第 6 章 急性冠症候群（ACS）. 医学書院; 2021. p.280-313.

〈山本翔太〉

I. ER ● ● ● **1. 循環器救急のシステム・連携**

4 RRS（Rapid Response System）

● RRS は院内急変に対する手段ではなく，急変前に治療介入することで重症化を防ぎ ICU での管理を軽減する，言い換えると院内急変させないことに主眼をおくシステムである．日本蘇生協議会（JRC）や米国心臓協会（AHA）が示す救命の連鎖において RRS は第一の輪である予防を担っている．

● RRS はその名の通りシステムであり実際の運営方法についてはいくつかの手段がある．RRS の 4 つの要素を念頭に入れ各病院の背景に応じたアプローチが望ましい[1]．

■ **4 つの要素**

● 起動要素: 現場が患者の異常に「気づき」，RRS が必要とスイッチを入れる必要がある．現場なので患者に近い職種の理解が重要である．起動するのは一般的に医師よりも看護師が多いが，薬剤師や理学療法士など病院で患者に接する全ての職種が関わるべきである．「気づき」のために共通言語として客観的なバイタルの異常値のみならず「何かおかしい」という主観的な項目も有用である．また複数のバイタルを客観的に数値化し早期警告スコア（Early Warning Score: EWS）とし，重症化と判断する一定の点数以上を RRS 起動とするなど活用している施設もある．特に英国で 2017 年に開発された NEWS 2 は有用とされ，わが国でも広く使われている [表 1]．

[表 1] NEWS2 における早期警告スコア

身体所見	Score						
	3	2	1	0	1	2	3
呼吸数（回/分）	～8		9～11	12～20		21～24	25～
SpO$_2$（%）	～9	92～93	94～95	96～			
SpO$_2$（%）（COPD の場合）	～83	84～85	86～87	88～92 93～（室内気）	93～94 （酸素投与下）	95～96 （酸素投与下）	97～ （酸素投与下）
酸素投与の有無		あり		なし			
収縮期血圧（mmHg）	～90	91～100	101～110	111～219			220～
脈拍数（回/分）	～40		41～50	51～90	91～110	111～130	131～
意識				清明			それ以外
体温（℃）	～35.0		35.1～36.0	36.1～38.0	38.1～39.0	39.1～	

(Royal College of Physicians. National Early Warning Score (NEWS) 2: Standardising the assessment of acute-illness severity in the NHS. Updated report of a working party. London: RCP, 2017)

● 対応要素: RRS の実働を担うチーム医療としての要素であり，看護師主体の RRT（Rapid Response Team）や医師主体の MET（Medical Emergency Team）に大別される．RRT は窓口が看護師のため要請しやすいなどのメリットがあり，MET は医師が直接対応するため迅速な対応が期待される．各病院の救急科や ICU の運営により妥当な方法を選択すべきである．また急変対応以外にも CCO（Critical Care Outreach）と呼ばれる手法があり，ICU スタッフに依頼がなくても一般病棟に回診に出向き患者を評価することを目的とする．

● システム改善要素: RRT や MET で対応したデータを集積し，原因の評価や病院の傾向を検討することで RRS の改善を目指す．わかりやすく言えばやりっぱなしではなく，何が悪かったのかを見つけることが重要であるため適切な部門（医療安全など）で検討する．

- 指揮調整要素: 前項で改善点があればシステムとして執行しなければならない. またRRTやMETを任命するなど病院での管理面の整備も重要である.

■ 問題点

- RRSは従来主治医制での診療体制をとっていたわが国の体制とは異なり, 業務を分担した上で安全性を担保している合理的な欧米的な文化の側面を有している. そのため医師とチーム医療としての理解が進まなければ, 主治医にとって自身の医療を否定される錯覚に陥る状況になる. これが隔壁（バリアー）と呼ばれRRSの導入を妨げる一因となっている.

■ 今後の展望

- RRSは保険収載もされており, 文字通り医療安全における手段としてのシステムとなっている. 多くの施設で導入され, バリアーを打ち破り患者のみならず主治医にとっても利益が提供される状況が望まれる.

■ 臨床例

うっ血性心不全に対してNPPVや利尿薬などで改善した一般病棟での管理患者が頻呼吸, 動悸を訴えている.

→NEWSを計算すると8点のためRRSを起動した.

チームの介入により診察B, Cの異常であり, 脱水, 低K血症と判明した. カテーテル中の主治医にSBAR方式で連絡し, 電解質の補正および補液指示を開始し, 次第に症状改善しICU/CCUへの入室を回避できた. なお, SBAR方式とは, 患者の状態変化を報告する際に用いられる. Situation（状況）, Background（背景）, Assessment（評価）, Recommendation（提案）の頭文字をとったコミュニケーション手法である.

■ まとめ

- まずは異常時にためらうことなく患者へ介入し急変を回避することがRRSの目的である. そのための心構えとして, RRSとして「Thank you for calling!」の精神が必要であり, 要請側にも患者のためにバリアーを越えた依頼を行いやすい環境を整備することが重要である.

◆ 文献

1) Devita MA, et al. Crit Care Med. 2006; 34: 2463-78.
2) Smith GB, et al. Clin Med（Lond）. 2019; 19: 260.

〈有元秀樹〉

I. ER ● ● ● 1. 循環器救急のシステム・連携

5 循環器救急・ERでの看護

- 循環器救急疾患には，心肺停止，急性心不全，心原性ショック，致死的不整脈などがあり原因として急性冠症候群（急性心筋梗塞・不安定狭心症），弁膜症，心筋症，心筋炎，大動脈解離，大動脈瘤破裂などがある．これらの疾患は血行動態が破綻し生命に直結するため，救命救急センターやERでの緊急対処が必要となる．

- 院外心肺停止例では発症から医療機関到着までに行われる心肺蘇生術や搬送時間短縮などの対処の改善により社会復帰率が向上してきており，病院前救護の観点も視野にいれておく必要がある．

- とくにその原因が急性心筋梗塞の場合など，発症現場での迅速な対応に加え，医療機関での治療・看護の継続が重要であり，血行再建術を早期に行うために多職種でのチームダイナミックスが求められる．

■ 搬送時情報と院内での初期評価

- 搬送される傷病者の情報については，本人・家族からの主訴や病院前救護での傷病者情報をもとに十分にアセスメントし，推測される病態について検討することが重要である．

- 病着後，JTAS（緊急度判定支援システム）等を用いて，搬送された患者の院内トリアージを行うなど，迅速で的確な判断が求められ，その患者に必要な資源（人・場所・時間）の確保を行う必要がある．

[表1] JTAS（日本緊急度判定支援システム）

レベル	診療の必要性	症状の特徴例	再評価の目安
レベル1 蘇生（Blue）	ただちに診察・治療が必要	心停止・重症外傷・痙攣持続・高度な意識障害など	治療の継続
レベル2 緊急（Red）	10分以内に診察が必要	心原性胸痛・激しい頭痛や腹痛・自傷行為など	15分ごと
レベル3 準緊急（Yellow）	30分以内に診察が必要	症状のない高血圧・痙攣後の状態（意識は回復）など	30分ごと
レベル4 低緊急（Green）	1時間以内に診察が必要	上気道感染の症状や軽度の外傷，腹痛，意識清明で症状のない頭部外傷など	1時間ごと
レベル5 非緊急（Green）	2時間以内に診察が必要	軽度のアレルギー反応，縫合を要さない外傷など	2時間ごと

（日本救急医学会，監修．緊急度判定支援システム JTAS2023 ガイドブック．ヘルス出版; 2023）

- JTAS [表1] は，あくまでも判断を支援するものであるため，トリアージには高度な観察力やアセスメント力，コミュニケーション能力などが必要となる．さらに，初療室やERでの循環器疾患に対する初期介入においても外傷などと同様に，最初に初期評価を行うことが望ましく，初期評価の観察項目は，生命維持に大きく関わる5つであり，維持できていなければならいないサイクルであることを念頭におくことも重要である [図1]．

1. Airway: : 気道
2. Breathing: 呼吸
3. Circulation: 循環
4. Dysfunction of CNS: 中枢神経障害
5. Exposure and environmental control: 全身観察と体温

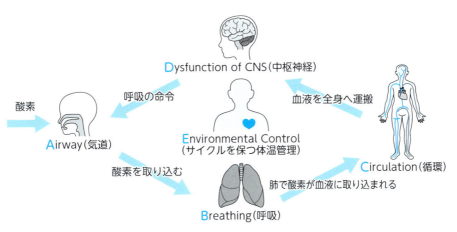

[図1] 生命維持のサイクル

- 初療室やERなど循環器救急患者を受け入れる設備については，救急カートの充足状況や薬剤の確認，治療・看護に必要な人員の確保，場所の確保を念頭におくことが最も重要．また，治療にあたる医師や看護師，救急救命士，放射線技師，臨床工学技士など多職種で常に情報を共有し，治療方針の決定に伴う資機材の準備などを迅速に行っていく必要がある．

■ 循環器救急疾患に対する治療・検査の介助

- 循環器救急において必要とされる検査については，12誘導心電図，血液検査，動脈血ガス分析，静脈血 SVO_2，胸部X線，CTスキャン，血管造影の他に，Swan-Ganzカテーテル検査など多様であり，疾患に応じて必要な検査を進めていく必要がある．
- 特に虚血性心疾患における冠動脈造影検査・治療において経皮的冠動脈形成術（PCI）の適応拡大により，ST上昇型心筋梗塞（STEMI）の予後は劇的に改善している．
- STEMIの治療において最も重要なことは，いかに早く確実に再灌流を得るかということであり，そのためには病着からPCIを行いバルーン拡張などにより再灌流を得るまでの時間（door to balloon time: DTBT）をできるだけ短縮することが求められる．

■ 適切な入院場所の選定と家族ケア

- 初療室・ERでの検査・初期治療が開始され治療方針が決定した段階で，適切な入院場所の選定を行う必要がある．一般病棟での治療継続でよいのか，CCU・ICUでの治療継続かなど重症度に合わせ入院場所の設定を行う．
- また，循環器救急疾患により突然の入院となった家族への介入についてもリエゾンなど多職種での関わりが重要であり，家族ケアについては，家族のニードを理解するためCNSフェイススケール等が用いられる場合がある．
- ニードとコーピングをそれぞれのカテゴリーに分け，31項目について，対象家族の行動を4段階で評価し，各カテゴリーの平均値を算出したうえで，数値が高いほどそのニード・コーピングが高いと判断する．循環器集中治療において，患者の全身管理と同様に，家族ケアの充足を図っていくことが大切である．

◆ 文献
1) 吉田 清. 循環器診療の基本. 南江堂; 2011.
2) 香坂 俊, 編. 極論で語る循環器内科 第3版. 丸善出版; 2022.

〈伊波早乃〉

I. ER ... 2. 循環器救急の症候学

1 心停止

- 心停止に対する，一次救命処置（basic life support: BLS）と二次救命処置（advanced life support: ALS）は，救急・急変時対応の基本である．
- BLS の基本は心肺蘇生法（cardiopulmonary resuscitation: CPR）で，心停止発生後即座に開始し，呼吸と循環のサポートを行いながら，ALS チームに引き継ぐ．
  BLS は下記の通り行う [図1]．

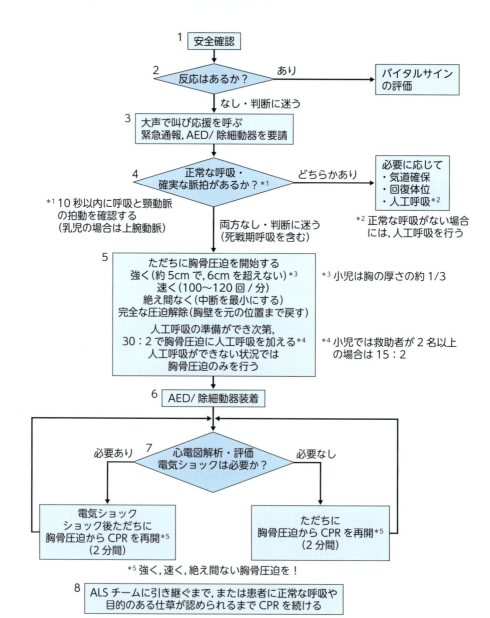

[図1] 医療用 BLS アルゴリズム
（日本蘇生協議会, 監修. 第2章 成人の二次救命処置. JRC 蘇生ガイドライン 2020. 医学書院; 2021. p.51 より転載）

ALS は下記の通りに行う [図2].

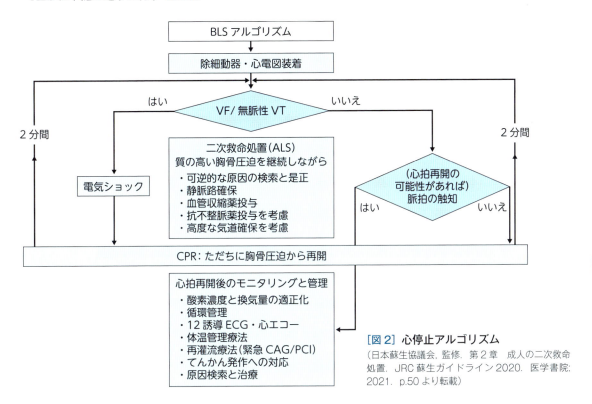

[図2] 心停止アルゴリズム
(日本蘇生協議会, 監修. 第2章 成人の二次救命処置. JRC 蘇生ガイドライン 2020. 医学書院; 2021. p.50 より転載)

- **O₂・IV・モニター**: 酸素投与, 末梢の点滴確保, 心電図モニターの装着を行う.
- **薬物療法**
  - **アドレナリン**: 初回の電気ショックを行い, 2分後のリズムチェックで心拍再開 (return of spontaneous circulation: ROSC) を認めなかった場合に 1 mg の静注投与を行い, 以後 3〜5 分ごとに繰り返す.
  - **アミオダロン**: VF/pulseless VT の場合, アミオダロン 300 mg を初回投与し, 必要に応じて追加する (2回目 150 mg. アミオダロンが使用できない場合は, リドカイン 1.0〜1.5 mg/kg の使用を考慮する).
- **リズム再評価**: 2分ごとに心電図の再評価を行い, 適切な処置を継続する.
- **原因検索**: H & T〔Hypovolemia (循環血液量減少), Hypoxia (低酸素), Hydrogen ion (アシドーシス), Hypo/Hyperkalemia (カリウム異常), Hypothermia (低体温)/Tamponade (心タンポナーデ), Toxins (中毒), Tension pneumothorax (緊張性気胸), Thrombosis coronary (冠動脈血栓症), Thrombosis pulmonary (肺血栓塞栓症)〕の鑑別を行う.

■ エビデンスギャップと今後期待される治療

- **アドレナリンの効果**: 大規模試験 (PARAMEDIC2[1] など) でアドレナリンの短期生存率の向上は認められているが, 長期的な神経学的転帰を改善するかについては議論がある.
- **今後期待される治療**: 遺伝子情報や個々の患者の病歴に基づいた個別化医療の導入が期待されており, 心停止後の回復を最大化するための最適な治療法が選択される可能性がある.
- **リアルタイムモニタリング**: 生体情報をリアルタイムで解析し, より迅速かつ正確に治療を提供する人工知能 (artificial intelligence: AI) のシステムやデバイスの開発が進められている.

◆ 文献
1) Perkins GD, et al. N Engl J Med. 2018; 379: 711-21.

〈桑原政成〉

Ⅰ. ER ▪▪▪▪ 2. 循環器救急の症候学

2 ショック

- ショックとは「生体に対する侵襲あるいは侵襲に対する生体反応の結果，重要臓器の血流が維持できなくなり，細胞の代謝障害や臓器障害が起こり，生命の危機に至る急性の症候群」と定義される[1].
- つまり，循環障害により組織の酸素需要と酸素供給のバランスが崩れている状態を表す．ショックを早期に認知し，速やかに治療を開始することが重要である．
- ショックは病態から4つに分類されている [表1]．これを念頭に目の前の患者がどのような血行動態なのかを把握することで原因特定の助けになる．

[表1] ショックの分類

分類	原因
循環血液量減少性ショック	出血，脱水，熱傷，膵炎，大動脈瘤破裂，子宮外妊娠など
血液分布異常性ショック	アナフィラキシー，敗血症，副腎不全，脊髄損傷など
心原性ショック	心筋梗塞，心筋炎，心筋症，心不全，不整脈など
閉塞性ショック	心タンポナーデ，肺塞栓，緊張性気胸など

- ショックは，バイタルサイン，身体所見，病歴など複数の項目から総合的に評価する．
- 古典的ショック徴候である5Ps（顔面蒼白，虚脱，冷汗，呼吸不全，脈拍触知不能）を確認する．
- ショックの場合，傾眠や昏睡といった意識レベルの低下だけでなく不穏や興奮状態になることがあり，GCS（Glasgow Coma Scale）に反映されにくいことに注意する．
- 身体診察は，内頚静脈の怒張の有無，呼吸補助筋の使用，末梢冷感，湿潤，毛細血管再充満時間，網状皮斑などを評価する．
- 病歴は基礎疾患やアレルギー含め，胸痛，腹痛，突然の呼吸困難，吐下血，不正性器出血などを聴取する．
- 血液ガス検査での乳酸（lactate）の測定も有用である．乳酸値は末梢の臓器灌流を反映していると考えられているが，痙攣や一酸化炭素中毒など灌流低下がなくとも高値となる場合があることに注意が必要である．
- ショックと判断したのち，上記4つの分類の病態把握にはエコーが有用である．2010年に報告されたRUSH exam（Rapid Ultrasound in SHock）を以下に示す[2] [表2]．基本的にはPump（心収縮能），Tank（血管内容量），Pipe（血管）の順に評価していくが，疑わしい部位から評価可能である．それぞれのショックに対しての診断精度は高く，特に閉塞性ショックの確定診断に優れているとする報告がある[3].

[表2] RUSH exam

	循環血液量減少性	心原性	血液分布異常性	閉塞性
Pump ①心膜液②左室収縮③右室径	心収縮↑ 左心室狭小	心収縮↓ 心拡大	心収縮↑ （進行すると↓）	心収縮↑ 心膜液貯留，右室拡大
Tank ①下大静脈②胸腹水③肺	下大静脈径↓ 胸腹水貯留	下大静脈径↑	下大静脈径⇨～↓ 胸腹水貯留 （腹膜炎/膿胸など）	下大静脈径↑ 気胸所見
Pipe ①大動脈②深部静脈	大動脈瘤 大動脈解離			深部静脈血栓

(Perera P, et al. Emerg Med Clin North Am. 2010; 28: 29-56)

- 徐脈でのショックは鑑別が絞られる．VF AED ON の語呂合わせで以下に示す．

  Vasovagal reflex（血管迷走神経反射）

  Freezing（低体温）

  AMI（acute myocardial infarction，心筋梗塞）/Adams-Stokes（アダムス・ストークス症候群）

  Endocrine（甲状腺機能低下，副腎不全）/Electrolyte（高カリウム血症）

  Drug（β遮断薬，カルシウム拮抗薬，ジゴキシン）

  Oxygen（低酸素）

  Neurogenic（神経原性ショック）

- ショックと判断し，血行動態の把握が進んできたら，原因検索を行っていく［図1］．バイタルサインの変化に注意して病態を繰り返し評価することが重要である．

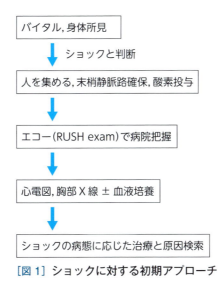

［図1］ショックに対する初期アプローチ

◆ 文献
1) 日本救急医学会，監修．改訂5版 救急診療指針．へるす出版; 2018. p.72-7.
2) Perera P, et al. Emerg Med Clin North Am. 2010; 28: 29-56.
3) Takuo Y, et al. Crit Care. 2023; 27: 200.

〈山﨑敦子〉

Ⅰ. ER ●●●● 2. 循環器救急の症候学

3 胸痛

● 胸痛は救急外来において出会う頻度の多い症候であり，生命を脅かす疾患（いわゆる 5-killer chest pain ［表1］）を鑑別に挙げる必要がある．とくに急性冠症候群（ACS），急性大動脈解離，急性肺塞栓症を念頭においた診療を行う．

[表1] 5-killer chest pain

- ・ACS
- ・急性大動脈解離
- ・急性肺塞栓症
- ・緊張性気胸
- ・特発性食道破裂

● 胸痛患者に対しては，「治療」と「診断」を同時並行で行うことが肝要であり，時間軸を意識したスピード感のある対応が必要である．

● 救急外来で胸痛を訴える患者に対しては，まずバイタルサインのチェックを行う．

● バイタルサインに異常がある場合は，心電図のモニタリングや静脈路確保，酸素投与を行う．バイタルサインに異常がないような場合でも，冷汗を認める場合は重篤な疾患の可能性が高い．

● 診察の初めに 12 誘導心電図検査を行う．明らかな ST 上昇があれば，速やかに循環器内科にコンサルトを行う．心電図異常がないような場合もまずは ACS を念頭において対応を行う．

● ACS の診断において心筋バイオマーカー（とくに高感度トロポニン）は大切な検査であるが，陰性だからといって決して ACS は除外するべきではない．病歴から ACS が強く疑われる状態であれば，繰り返し検査を行い鑑別することが重要である．0〜1 時間アルゴリズムに用いた診療も有用であると考えられる[1]．

● 次点としては，急性大動脈解離の可能性を考える．典型的な所見としては突然の背部痛であり，胸部から腹部にかけて痛みの移動が起こることがある．発症時の症状が最も強いが，症状は残存することも多い．心エコーにて壁運動異常の有無，大動脈弁逆流の有無，心膜液を確認し，胸部 X 線にて縦隔陰影の拡大の有無を確認するが，確定診断には造影 CT 検査が必須である．

● 急性肺塞栓症の約 6 割程度では発症時に胸痛症状が認められるが，それと同時に呼吸困難症状を訴えることが多い[2]．心エコーで右室負荷所見の有無を評価することがポイントである．下腿浮腫の左右差がないかに関して評価し，下肢静脈エコーで血栓の有無を評価する．胸部 X 線検査で明らかな異常所見が指摘できなければ，より可能性は高まる．

● D ダイマーが 0.5 μg/mL 以下であれば，急性大動脈解離および急性肺塞栓症の可能性は非常に低いと判断できる[3]．

● 気胸は突然の胸痛と呼吸困難を呈する．特に緊張性気胸では血圧の低下が認められ，速やかに処置を行う必要がある．X 線検査で容易に診断可能であるが，撮影する余裕もないこともある．患側胸郭膨隆と運動低下，気管の健側への偏位，頸静脈の怒張，患側呼吸音の消失，皮下気腫といった身体所見で診断を行い，緊急脱気を行う必要がある．

● 特発性食道破裂は稀な疾患であるが症状が非特異的なため，診断の遅れから重篤な転帰となる可能性がある．嘔吐，胸痛，皮下気腫の Mackler の 3 徴が典型的であるが，嘔吐症状が欠如している症例もある．造影 CT にて食道周囲の縦隔気腫，胸水貯留，気胸などが認められれば本疾患が疑われ，食道造影検査で確

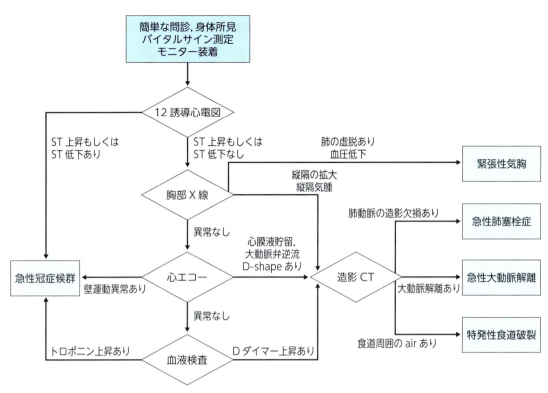

[図1] 5-killer chest pain に対する救急外来での対応フローチャート

定診断を行う．
- 5-killer chest pain を念頭においた初期対応におけるフローチャートを示す［図1］．
- 5-killer chest pain を積極的に疑う所見を認めない場合は，臓器別に鑑別疾患を考え対応する［表2］．消化器疾患にて胸痛を主訴として来院されることも多い．救急外来にエコーがあれば，心臓だけでなく，腹部の評価も同時に行うのが望ましい．

[表2] 臓器別の鑑別疾患

- 循環器系（安定狭心症，不整脈，急性心膜炎，心筋炎）
- 呼吸器系（自然気胸，縦隔気腫，肺炎，胸膜炎）
- 消化器疾患（逆流性食道炎，胃十二指腸潰瘍，Mallory-Weiss 症候群，胆石症，胆嚢炎，膵炎など）
- 筋骨格系（肋骨骨折，肋軟骨炎，Tietze 症候群，肋間筋痙攣）
- 心因性（パニック障害，過換気症候群）
- 帯状疱疹

◆ 文献
1) Pickering JW, et al. Circulation. 2016; 134: 1532-41.
2) Stein PD, et al. Chest. 1991; 100: 598-603.
3) Suzuki T, et al. Circulation. 2009; 119: 2702-7.

〈平野孝士〉

Ⅰ. ER ■■■■ 2. 循環器救急の症候学

4 呼吸困難

■ 呼吸困難をきたす疾患

- 呼吸困難とは，呼吸の苦しさ，不快を感じる症候である．自覚症状であり，血液中の酸素飽和度が低下した状態である呼吸不全と同義ではない．
- 呼吸困難の鑑別は多岐にわたるが，循環器救急の疾患としては心筋梗塞，急性心不全，不整脈，大動脈解離，肺塞栓症などで呼吸困難を呈する．
- 他の疾患としては呼吸器疾患が多く，気管支喘息発作，慢性閉塞性肺疾患（COPD）の増悪，間質性肺炎の増悪，肺炎，気胸，無気肺，胸水貯留などがある．
- それ以外では，上気道狭窄をきたす気道異物，気道熱傷，アナフィラキシー，扁桃周囲膿瘍，急性喉頭蓋炎，クループといった疾患や，貧血，中毒，過換気症候群，肥満，妊娠，腹水貯留などがある．

■ ER での呼吸困難の鑑別

- 呼吸困難を訴える患者は緊急度・重症度が高いことも多い．そのため ER では緊急度の高い疾患から鑑別していく．
- 初めに A（Airway: 気道），B（Breathing: 呼吸），C（Circulation: 循環），バイタルサインを評価し，必要ならば蘇生を行う．
- 咽頭痛，吸気時喘鳴（stridor），嗄声，発声困難を伴うようなら，A（気道）の異常である上気道狭窄を疑い，緊急気道確保を行う．
- 上気道狭窄をきたしており，薬剤の投与後やアレルギーをきたしうる食物の摂取後であったり，皮疹，腹痛，血圧低下を伴ったりするようならアナフィラキシーを想起し，大腿外側へのアドレナリン筋注を躊躇しない．
- 片側の呼吸音の減弱や頸静脈怒張，皮下気腫，気管の偏位といった身体所見に加え，ショックであるなら，緊張性気胸と診断する．緊張性気胸は，経過の速さから緊急度も重症度も高い．胸部 X 線検査を待たずに緊急ドレナージを行う．
- 上気道狭窄と緊張性気胸を除外したらさらに鑑別を進める．は胸部 X 線，エコー，心電図，血液検査でお

［表 1］ 呼吸困難をきたす疾患の鑑別のポイント

疾患		鑑別のポイント
上気道狭窄		咽頭痛，stridor の聴取，嗄声，発声困難がある．
緊張性気胸		片側の呼吸音低下，皮下気腫，頸静脈怒張，気管の偏移があり，ショックである．
心血管疾患	心筋梗塞	心収縮の壁運動異常を認め，心電図で ST-T 変化，左脚ブロックといった所見がある．心筋バイオマーカー（CK，CK-MB，トロポニン）の上昇がある．
	急性心不全	胸部 X 線で両側肺血管陰影増強，胸水を認める． BNP，NT-proBNP の上昇がある．肺エコーで B ラインを認める．
	不整脈	低酸素血症を伴わない．心電図異常を認める．
	肺塞栓症	エコーで D-shape，下大静脈の拡張といった右心負荷所見を認める． V1-3 の陰性 T 波，S1Q3T3，右脚ブロックといった心電図異常を認める． D ダイマー測定が有用である．
	大動脈解離	エコーで大動脈の flap，心膜液の貯留，大動脈弁逆流を認める． D ダイマー測定が有用である．
呼吸器疾患		エコー，X 線で気胸，胸水貯留，肺炎を診断する． 発作時の咳嗽，喘鳴の聴取は気管支喘息を示唆する．
その他		中毒，過換気症候群，肥満，妊娠，腹水貯留などを鑑別する．

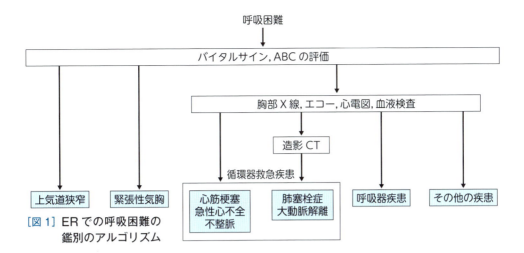

[図1] ER での呼吸困難の鑑別のアルゴリズム

およその鑑別が可能である．エコーでは心臓の評価のみでなく，肺エコーによって気胸や胸水貯留などの評価も行うことができる[1]．

- Gupta らによれば，心筋梗塞の患者の主訴のうち胸痛は 53％に過ぎず，14％の患者は呼吸困難を主訴に来院する．特に女性や高齢者では呼吸困難の訴えが多い[2]．その重症度から，呼吸困難を訴える場合には，胸痛を伴わなくとも鑑別に挙げ，心電図検査，心筋バイオマーカー（CK，CK-MB，トロポニン）の測定を検討する．
- 急性心不全の呼吸困難は労作時呼吸困難→発作時夜間呼吸困難→起坐呼吸と進行するのが一般的である．心不全による右房圧上昇に伴い，立位や座位での頸静脈の怒張と拍動をきたす．診断には心疾患や心不全の既往が最も重要であり，増悪の要因も含め，病歴聴取が肝要である．BNP，NT-proBNP は診断に使用でき，重症度の判定にも有用である．
- 不整脈による症状を呼吸困難と訴える患者も多い．血液検査，画像検査では診断がつかないため，心電図検査を施行する．モニターによる波形で異常を確認し鑑別に挙がることも多い．
- 突然発症の呼吸困難では肺塞栓症を鑑別に挙げる．Stein らによれば，肺塞栓症の患者の 73％で呼吸困難の訴えがあり，呼吸困難の発症は 41％が数秒かけて，26％が数分かけての突然発症である[3]．エコーでの D-shape や下大静脈の拡張といった右心負荷所見，V1-3 の陰性 T 波，S1Q3T3，右脚ブロックといった心電図異常で疑い，D ダイマーの数値を参考に造影 CT 検査を施行し確定診断とする．
- 大動脈解離でも呼吸困難を呈することがある．典型的な突然発症の胸背部痛以外の経過で来院することも多く，重症度からも常に鑑別にあげる．肺塞栓同様に D ダイマーの数値を参考に造影 CT 検査を施行し確定診断とする．
- 呼吸困難の患者は，心血管疾患と呼吸器疾患の鑑別に難渋することも多い．例えば，気管支喘息では発作時の喘鳴が典型的だが，心不全でも喘鳴を伴うこともあり，エコー所見や BNP，NT-proBNP の数値を参考に鑑別を行う．
- 肺炎についても心不全と鑑別が問題となることが多い．X 線に追加して CT 検査を施行し，肺野の陰影を参考に鑑別を行う．
- 心疾患，呼吸器疾患に該当しない疾患でも呼吸困難をきたすが，頻度からもまずは心疾患，呼吸器疾患の鑑別が必要となる．

◆ 文献
1) Demi L, et al. J Ultrasound Med. 2023; 42: 309-44.
2) Gupta M, et al. Ann Emerg Med. 2002; 40: 180-6.
3) Stein PD, et al. Am J Med. 2007; 120: 871-9.

〈島田航輔〉

5 失神

- 失神は，全般の脳血流の急激な低下による意識消失および体位保持のための緊張の消失と定義されており多くは自然に改善する．
- 失神か非失神発作かは Historical Criteria [表1] を用いて評価する．
- 救急外来の患者の約5%を占めており[1]，失神が緊急疾患（くも膜下出血，肺塞栓症，循環血液量減少症）によるものであるか，良性（血管迷走神経反射など）であるか，救急外来受診時には改善した致死的不整脈ではなかったかどうかを判別する必要がある．
- 多くの患者で原因は特定されないが，神経調節性失神・起立性低血圧・心原性失神の順で頻度が高く，ほとんどが良性である．
- 失神の原因を特定するには，的確で詳細な病歴聴取，身体所見，心電図が最も重要な手段である．特に病歴が重要であり，意識消失に至った経過を確認するよう努めなければいけない．血糖測定や外傷の評価と同時進行で，発症時および救急隊接触時の意識や行動の異常をしっかり評価する．
- できる限り早期に心電図を評価して一過性の心筋虚血や不整脈を捉える．
- 失神のうち9.5%が心原性失神であり[2]，ミオクローヌス様痙攣，労作時失神，仰臥位失神，心疾患既往，前駆症状や遅発症状のない場合に心原性失神を疑う[3]．
- 過去にも意識消失の既往があるならば，当時と同様か違うかを聞く．血管迷走神経反射は既知の誘因があることが多い．
- 受傷起点が明らかでない転倒は失神している場合が多い．
- 慎重な問診や身体所見，心電図でも原因が特定できない場合に，初療室や病棟での詳しい検査が有用となることは少ない．脳波やMRIといった神経学的検査は有用性が低く，ルーチンで行うべきではない．
- 心疾患，心電図異常，心不全の既往や徴候，バイオマーカーの上昇などは，短期死亡率やその他の有害事象と関連していると考えられる．
- 救急外来では連続的に心電図モニタリングを実施する．不整脈が原因の場合，半数は病着2時間以内，中等度～重度リスク患者は6時間以内に不整脈を検出できる．15日以内にモニタリングを開始した患者の診断率は高く，救急外来にてモニタリングを開始する有用性は高い．
- 病歴や身体所見から特定の疾患が疑われない限り，血液検査やさらなる検査（胸部単純画像，頭部CT）をルーチンで行う必要はない．
- 一般的に血算，電解質，血糖値，腎機能，女性では妊娠反応検査を検討する．BUNとトロポニン値の異常，貧血が高リスクとされている．
- 心疾患の既往や冠動脈疾患，心電図異常，トロポニン，NT-proBNPの上昇がある患者では心エコーが有用とされている．

以下，失神の分類ごとに解説する．

[表1] Historical Criteria

項目	点数
舌咬傷	2
異常運動: 昏迷・異常体位・四肢の痙攣様運動	1
情動的ストレスを伴う意識消失	1
発作後昏迷	1
意識消失中に頭部が片方に引っ張られる	1
既視感や未視感といった前駆症状	1
前失神	−2
長時間の起立や坐位での意識消失	−2
発作前の発汗	−2

1点未満: 失神らしい　1点以上: 痙攣らしい
(Sheldon R, et al. J Am Coll Cardiol. 2002; 40: 142-8)

■ 神経調節性失神

- 不適切な徐脈±末梢血管抵抗の低下.
- 40歳以下の若年者は高齢者に比べて嘔気や発汗などの前駆症状を伴うことが多い.
- 血管迷走神経反射は痛みや不安で誘発され,処置を見ることによっても誘発される.
- 状況失神はValsalva法（息堪え）,運動,嚥下や排便といった消化管刺激などと迷走神経の緊張によって誘発される. 神経調節性失神は再発しやすいが,長期予後は良好である.

■ 起立性低血圧

- 起立時に収縮期血圧が20mmHg以上の低下や,めまい症状がある.
- 循環血液量の減少と自律神経障害（交感神経によって末梢血管を収縮させることができない）ことが原因である.
- 起立性低血圧の患者の多くは高齢者で様々な併存症を有していることが多く,薬剤性（カルシウム拮抗薬,硝酸薬,α遮断薬,抗精神病薬など）が最も多いとされている.

■ 心原性失神

- 失神の中で最も致死率が高い.
- 肺塞栓症,大動脈解離,大動脈弁狭窄症による有効な血液循環の欠如が原因となる.
- 最も多いのは不整脈によるものだが,診察時には異常を指摘できないことが多く,診断が難しい. 慎重な病歴聴取と心電図検査で原因検索に努めることが重要である.
- 器質的心疾患は救急外来受診時にも病変が存在するため比較的診断しやすい.

- 不整脈

    徐脈: 洞不全,高度房室ブロック,洞性徐脈

    頻脈: 心室頻拍,上室性頻拍,Torsades de pointes

    遺伝性心疾患: Brugada症候群,QT延長症候群

- 弁膜症

    重症大動脈弁狭窄症

    弁破壊,人工弁機能異常

- 器質的心疾患

    心筋梗塞,肥大型心筋症

    心不全

    心タンポナーデ

    虚血性心疾患

- その他

    肺塞栓症

    肺高血圧症

    鎖骨下動脈盗血症候群

◆ 文献

1) Shen WK, et al. Circulation. 2004; 110: 3636-45.
2) Soteriades ES, et al. N Engl J Med. 2002; 347: 878-85.
3) Del Rosso A, et al. Am J Cardiol. 2005; 96: 1431-5.
4) 循環器病の診断と治療に関するガイドライン（2011年度合同研究班報告）.
   失神の診断・治療ガイドライン（2012年改訂版）.

〈森　来実〉

I. ER ● ● ● ● 2. 循環器救急の症候学

6 動悸

■ 要点

- 動悸の鑑別疾患は多岐にわたり，ER では緊急性の高い疾患を想起しつつ，その他の原因も鑑別に挙げる．
- 原因は不整脈を中心とした心原性，洞性頻脈をきたす非心原性，心因性の3つに分けて考える．
- ER で診断がつかない場合にも，心原性を疑う場合には外来での精査につなげる必要がある．

■ 動悸とは？

- 「動悸」とは，自分の心臓の鼓動を自覚する症状である．脈が速くても遅くても，リズムが不規則でも規則的でも，脈が飛ぶ感じでも，たとえ普通の脈であったとしても，自分の心臓の鼓動を感じれば動悸である．
- 胸部圧迫感や呼吸困難感などを「動悸」と表現することもあるため注意する．

■ 動悸の原因

- 原因は多岐にわたり，不整脈を中心とした心原性，洞性頻脈をきたす非心原性，心因性の3つに分けて考える．

[表1] 動悸の原因

動悸の鑑別疾患	
心原性（不整脈性）	**心臓以外の原因**
心房細動/心房粗動 発作性上室性頻拍 （多源性）心房頻拍 心房期外収縮/心室期外収縮 心室頻拍 房室ブロック/洞結節機能不全 徐脈頻脈症候群（洞不全症候群） WPW 症候群 ペースメーカ起因性頻拍　など	貧血 電解質異常 発熱 甲状腺機能亢進症 低血糖 脱水症 褐色細胞腫 肺疾患 血管迷走神経反射 嗜好品（アルコール，カフェイン，喫煙） 違法薬物（覚醒剤，大麻，コカインなど） 治療薬（ジギタリス，フェノチアジン， 　　テオフィリン，β刺激薬など）
心原性（非不整脈性）	
心房中隔欠損症/心室中隔欠損症 心筋症 先天性心疾患 うっ血性心不全 僧帽弁逸脱 心膜炎 弁膜症（大動脈弁閉鎖不全/狭窄症など）　など	**心因性**
	不安障害 パニック発作 過換気症候群

- 動悸の原因は，43.2%が心原性（心房細動10.0%，上室頻拍9.5%，心室期外収縮7.9%，心房粗動5.8%，心房期外収縮3.2%，心室頻拍2.1%），30.5%が心因性（パニック症，パニック発作，不安神経症，身体症状症），その他が10.0%（薬剤性2.6%，甲状腺機能亢進症2.6%，カフェイン1.6%，コカイン1.1%，貧血1.1%，アンフェタミン0.5%），残りの16%は原因不明であった[1]．

■ 動悸の鑑別診断

- まず ABCD（A: 気道，B: 呼吸，C: 循環，D: 意識）の評価と必要に応じて蘇生を行うと同時に，速やかに12誘導心電図を記録する．緊急性が高い心原性，特に不整脈の評価を行う．器質的心疾患が疑われれば心エコーも行う．
- 来院時に動悸が治まっていることも多い．頻度や発症の仕方，持続時間，動悸の終わり方，姿勢変化などについて聴取する．突然停止する動悸は不整脈を示唆する．動悸を指でたたいて再現してもらうのも良い[2]．
- 脈が飛ぶという訴えは期外収縮を，絶対的に不規則な動悸であれば心房細動を，突然治まる速い動悸は発

22

作性の頻脈性不整脈を考える[2]．
- 規則正しい早い動悸で，①小児期より動悸がある，②頸部で強い拍動を感じる，③Valsalva手技のように深呼吸やいきむことで動悸が停止する，④動悸発作後に尿意を感じる，などがあれば上室性頻拍の可能性が高い．特に②③は発作性上室性頻拍（paroxysmal supraventricular tachycardia: PSVT）を疑う．
- 頸部で強い拍動を不規則に感じる場合は房室解離を疑う[2]．
- 随伴症状で胸痛や前失神・失神があれば心室頻拍などの重篤な不整脈を考える[2]．
- 心血管疾患の既往歴，仕事中に起こる動悸，睡眠に影響を及ぼす動悸は心臓に原因がある可能性が高い（陽性尤度比＝2.0〜2.3）[3]．
- 重篤な不整脈の高リスク因子には，心筋梗塞既往，拡張型心筋症，肥大型心筋症，弁膜症，失神歴，突然死の家族歴などがある[2]．
- その他の鑑別診断のために，詳細な病歴聴取と身体診察を行う．発症状況や誘発因子，関連症状，内服薬，生活背景，職業歴，嗜好品などの聴取は診断に役立つ．
- 血液検査では，貧血や電解質異常，低血糖，甲状腺機能亢進症などを除外する．
- ERで診断がつかなくても，不整脈の可能性があれば，24時間ホルター心電図など精査が必要となる[2]．
- 症状の頻度が少ない場合には，（非ループ式）イベントレコーダや体外式/植込み型ループ（式イベント）レコーダを用いる．これらは，症状出現時にイベントボタンを押して記録することや，異常な心拍が認められた場合に自動でデータを保存することができ有用であり，費用対効果も高い[2]．
- これらの非侵襲的検査による評価後も原因不明かつ動悸症状が持続する場合には，電気生理学的検査（electrophysiological study: EPS）を検討する．
- PSVTが確認されている患者のうち67%がDSM-Ⅳのパニック発作の診断基準を満たす，最初の動悸発作からPSVTの診断まで約3.3年かかると言われている．心因性という診断は慎重に行うべきである[2]．
- 図1に動悸に対するフローチャートを提示する．

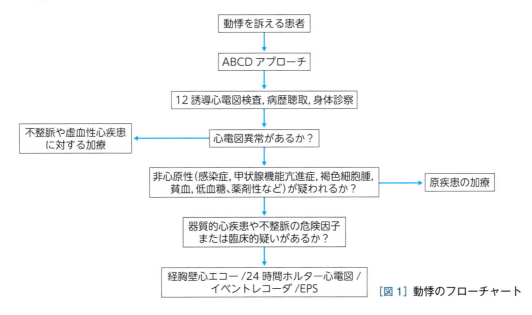

[図1] 動悸のフローチャート

◆ 文献
1) Weber BE, et al. Am J Med. 1996; 100: 138-48.
2) Zimetbaum P, et al. N Engl J Med. 1998; 338: 1369-73.
3) Thavendiranathan P, et al. JAMA. 2009; 302: 2135-43.

〈岸本勇将〉

I. ER ■■■ 2. 循環器救急の症候学

7 背部痛

- 背部痛の原因は脊椎由来，内臓由来，血管由来，心因性，その他と多岐に分かれている．このうち筋骨格系は95%，22%は診断不明だが予後良好とされており，生命にかかわる病気は5%程度である[1]．
- 救急外来で背部痛を主訴に来られた患者に対してまず行うことは，red flag sign の除外である．具体的な red flag sign は**表1**に示した通り．背部痛の鑑別の流れについては**図1**を参照されたい[2]．
- 背部痛の鑑別の中で特に危険な疾患は大動脈瘤破裂と大動脈解離などの大血管系疾患となる[2]．

[表1] 重篤な脊椎疾患（腫瘍，感染，骨折など）
の合併を疑うべき red flags（危険信号）

- ・発症年齢＜20歳または＞55歳
- ・時間や活動性に関係のない腰痛
- ・胸部痛
- ・癌，ステロイド治療，HIV感染の既往
- ・栄養不良
- ・体重減少
- ・広範囲に及ぶ神経症状
- ・構築性脊柱変形
- ・発熱

HIV: human immunodeficiency virus
「日本整形外科学会，監修．腰痛診療ガイドライン2019．
改訂第2版．南江堂; 2019. p.23」より許諾を得て転載

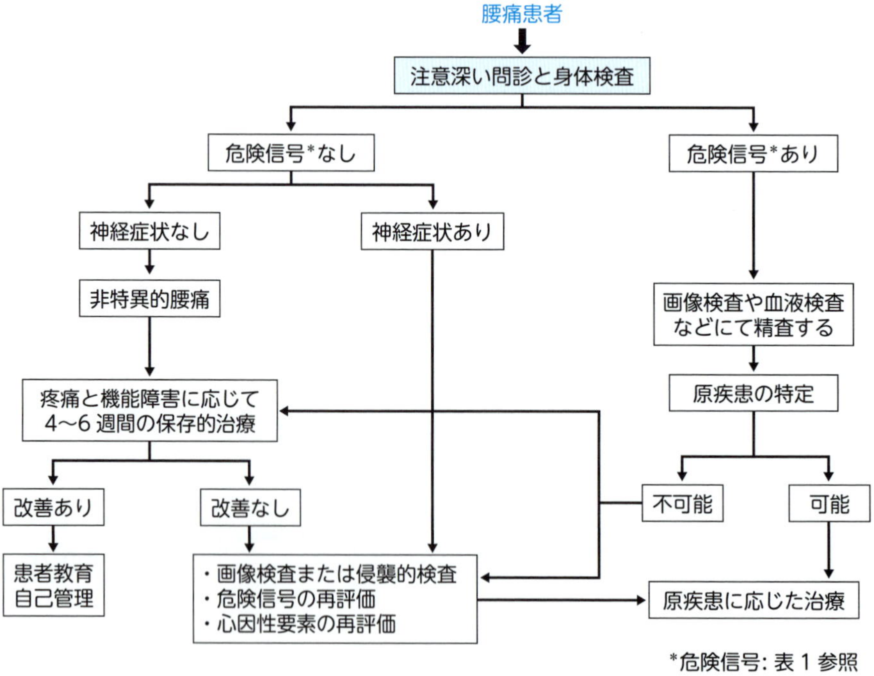

[図1] 腰痛の診断手順
「日本整形外科学会，監修．腰痛診療ガイドライン2019．改訂第2版．南江堂; 2019. p.23」より許諾を得て転載

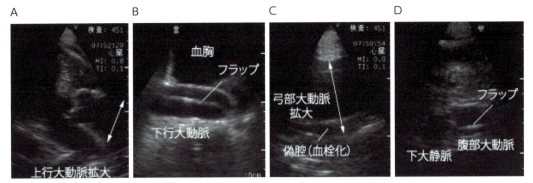

[図2] 大動脈解離の超音波検査
(B, D: 渡橋和政. 携帯エコーを使った「超」身体所見—外来・救急・在宅. どこでも「超」診断. メディカ出版; 2015)

- 腹部大動脈瘤は大動脈瘤の80%を占め，3.0 cm以上が腹部大動脈瘤と定義される．破裂リスクは瘤の大きさが5.0〜5.5 cm以上，または半年で0.5 cm以上増大，嚢状瘤の3点である[3]．
- 腹部大動脈瘤の症状は大半が無症状であり最初から疑うことは難しいため，常に鑑別に挙げる必要がある[3]．
- 大動脈解離は症状が解離によって起こるものに加え，解離の続発症に伴う症状があるため，症状は多種多様である．
- 大動脈解離では図2に示す通り，超音波検査で大動脈のフラップを認めることがあり，早期診断のためにも超音波検査は有用である[3]．血液検査により凝固系や感染の有無を評価し，心電図，胸腹部X線を施行する．確定診断は単純＋造影CTで行い，画像評価の上専門家へコンサルトする[3]．
- 血液検査や身体診察で感染徴候がある場合は硬膜外膿瘍，脊椎骨髄炎，腸腰筋膿瘍や，術後感染などを鑑別に挙げる[2]．
- Red flag signがない場合は，外傷の有無および神経所見がないか確認し，整形疾患かそうでないかを考える[2]．
- 神経根症状を有する場合は身体診察の上筋力，麻痺や感覚症状に加えstraight leg raisingや腱反射を確認し，どの腰椎が障害されているかを見極める[2]．
- 腰椎X線はred flag sign陽性の場合のみ推奨されており，腰痛診療ガイドラインでもred flag signがない場合は必須ではないといわれている[2]．
- 受傷起点が外傷の場合でなくても，高齢者やステロイド使用者は骨折リスク（特に圧迫骨折）が高いため，X線にて骨折の有無を確認することが大切である[2]．

◆ 文献
1) Jarvik JG, et al. Ann Intern Med. 2002; 137: 586-97.
2) 日本整形外科学会，監修. 腰痛診療ガイドライン2019. 改訂第2版. 南江堂; 2019. p.23.
3) 日本循環器学会，他. 2020年改訂版 大動脈瘤・大動脈解離診療ガイドライン.

〈貞広智瑛梨〉

I. ER ●●●● 2. 循環器救急の症候学

8 四肢痛

- 四肢の疼痛は筋骨格系，神経系，皮膚軟部組織，血管関連疾患と鑑別は多岐にわたる [表1].
- 病歴は，症状の発症時期に加えて，急性か慢性か，痛みの部位と性質，強さを聴取する．また，疼痛の増悪因子（四肢の動作，歩行）および軽減因子（安静，特定の体位），神経障害性疼痛の鑑別目的にしびれ等の神経症状があれば聴取する．
- 鑑別に際して糖尿病，高血圧，心疾患，高脂血症，慢性腎不全，慢性血管疾患，悪性腫瘍，免疫不全をもたらす疾患，喫煙歴，内服歴などの聴取が必要となる．
- 身体所見は患肢の疼痛（Pain），知覚鈍麻（Paresthesia），蒼白（Pallor/Paleness），脈拍消失（Pulselessness），運動麻痺（Paralysis/Paresis）の"5P"を評価する．蜂窩織炎等の皮膚軟部組織感染が疑われる際は発赤などの色調変化，熱感，腫脹，皮疹の有無を確認する．検査としては，鑑別に応じて血液検査，超音波検査（ドプラ），心エコー，心電図検査，造影CTが検討される．
- 閉塞性動脈硬化症は，四肢の動脈が硬化し狭窄することにより，血流が不足する状態である．主な原因は，動脈の内壁にアテロームが蓄積することによる動脈硬化である．
- 閉塞性動脈硬化症の症状には間欠性跛行や安静時痛，皮膚の変化（足の皮膚が冷たくなる，蒼白になる，または潰瘍ができる）等がある [表2].
- 診断方法には，足関節上腕血圧比（ABI），超音波検査，造影CT検査，血管造影検査，造影MRAがあるが，救急外来で検査できるものとしては超音波検査，造影CTやABIが挙げられる．
- 造影CTの診断能を検討したメタアナリシスにおいては，大動脈・腸骨動脈領域および大腿膝窩動脈領域で感度特異度ともに90％以上と報告されている[1].
- 急性動脈閉塞は，側副血行路の発達していない状態で動脈が突然閉塞し，血流が途絶える状態である．症

[表1] 四肢痛の鑑別

	原因	示唆する所見	診断アプローチ
筋骨格および軟部組織	蜂窩織炎	局所の発赤，熱感，圧痛，腫脹，発熱	臨床的評価，血液培養，組織培養
	深部軟部組織感染症	深部の持続痛で，症状に比して皮疹の範囲が狭い発赤，熱感，圧痛，緊満性腫脹，発熱，捻髪音，悪臭を伴う分泌物，水疱または壊死	血液培養，組織培養，X線，MRI
	骨腫瘍	深部の持続痛，骨の圧痛	X線，MRI，CT
血管	深部静脈血栓症	腫脹，熱感，発赤，静脈怒張	超音波検査 Dダイマー検査
	うっ滞性皮膚炎	下肢の遠位部に腫脹，紅斑，熱感，浅い潰瘍	臨床的評価
	急性虚血 （動脈塞栓症，解離，血栓症など）	突然かつ重度の疼痛 虚血肢遠位部の徴候（例: 冷感，蒼白，脈拍欠損，毛細血管再充満時間の延長） 神経脱落症状，筋肉の圧痛	動脈造影
神経	神経叢障害	筋力低下，反射の減弱 神経叢分布域のしびれ	電気診断検査，MRI
	神経根障害 （椎間板ヘルニアなど）	デルマトームに沿って疼痛およびときに感覚障害が生じ，しばしば動作により悪化する 頸部痛または背部痛	MRI 筋電図検査
その他	急性冠動脈虚血（腕の関連痛を引き起こす）	疼痛部位に原因を示唆する身体所見を認めない腕の疼痛と同時にみられる発汗，呼吸困難	心電図検査，心筋バイオマーカー冠動脈造影

[表2] 閉塞性動脈硬化症の病期

病期	症状
Ⅰ度	冷感・しびれ感
Ⅱ度	間欠性跛行
Ⅲ度	安静時痛
Ⅳ度	潰瘍・壊死

[表3] Wells スコア

臨床的特徴	点数
活動性の癌	1
完全麻痺，不全麻痺あるいは最近のギプス装着による固定	1
臥床安静3日以上または12週以内の全身あるいは部分麻酔を伴う手術	1
下肢深部静脈分布に沿った圧痛	1
下肢全体の腫脹	1
腓腹部（脛骨粗面の10cm下方）の左右差＞3cm	1
症状のある下肢の圧痕性浮腫	1
表在静脈の側副血行路の発達（静脈瘤ではない）	1
DVTの既往	1
DVTと同じくらい可能性のある他の診断がある	−2

低確率: 0，中確率: 1-2，高確率: 3以上
(Wells PS, et al. JAMA. 2006; 295: 199-207)

状は，急激な四肢の痛みが発生し，通常は単肢に見られる．血流が途絶えることで，四肢が冷たく，青紫色になることがある．一般に発症から4～6時間で神経→筋→皮膚の順で不可逆的変化に陥る．

- 急性動脈閉塞の身体診察では四肢の温度，色，脈拍の確認を行う．検査としては，超音波検査（ドプラ）で血流の状態や閉塞の有無を確認し，造影CTで急性動脈閉塞の位置と虚血範囲を詳細に評価する必要がある．
- 深部静脈血栓症（DVT）は深部静脈系に血栓を生じ，静脈閉塞を起こすもので，下肢に発生することが多い．特に長時間の安静や外科手術，長距離の移動などがリスク要因となる．
- DVTの症状は疼痛，圧痛，浮腫，腫脹，Homans徴候（膝を曲げた状態で足首を強く，背屈させたときにふくらはぎに痛みが生じる），紅斑等がある．検査としては，Dダイマーを含めた血液検査，下肢静脈エコー，造影CTがある．下肢の血栓の描出に関してはCTよりエコーの方が優れており，2 point studyによるDVTの検索の特異度は96%と高いが，感度は49%と低く，単独でDVTの除外に使用すべきではない．しかし除外する方法として，2 point studyとDダイマーを組み合わせることで有用性が示されている報告もある[3]．
- 2 point studyとは，超音波プローブを大腿部と膝の裏に当てて，大腿静脈，膝窩静脈を観察し，プローブによる圧迫で血管が潰れるかどうかを確認し，圧迫で潰れる場合は血栓が存在しないことを示唆する．
- 急性肺血栓塞栓症（PE）のclinical prediction ruleとして，検査前確率の評価目的にWellsスコアというスコアリングが有名である [表3]．

◆ 文献
1) Met R, et al. JAMA. 2009; 301: 415-24.
2) Patel P, et al. Blood Adv. 2020; 4: 4296-311.
3) Bernardi E, et al. JAMA. 2008; 300: 1653-9.

〈松尾璃瑳子〉

Ⅰ. ER ■■■■ **3. 循環器救急の初期評価・検査**

1 血液ガス分析

- 血液ガス分析は point of care testing（POCT）の１つで，短時間での判断・介入が必要な救急の現場において，病態の手がかりが数分で手に入る重要なツールである．血液ガス分析でわかる項目は**表1**の通りで，primary survey の ABCD（A: 気道，B: 呼吸，C: 循環，D: 意識）に異常をきたす病態の「重症度評価・原因検索」に用い，また輸液蘇生や人工呼吸など治療の反応性を見る「経時的評価」にも用いる．

- デメリットにコストの問題がある．令和6年度医科診療報酬点数表で血液ガス分析は131点であり，末梢血液一般検査等の数倍のコストである．

- 酸塩基平衡の評価方法は Boston 法，Copenhagen 法，Stewart 法に大別されるが，救急外来や一般病棟ではその簡易さから Anion gap（AG）を用いた Boston 法が広く使用されており，概ね**表2**のような5 steps approach により評価する．

- 各酸塩基平衡異常の主要な鑑別を**表3**に示す[1]．AG 増加型代謝性アシドーシスには緊急度の高いものが多い．血液ガス分析では検査室値よりも AG が小さく計算されるため，検査室値で AG の増加がないことは再度確認しておく（血液ガス分析値は検査室に比べ，Na^+・K^+・Hb が低くなり，Cl^- が高くなる）．

- Boston 法の欠点は，①軽度の乳酸アシドーシスに対する AG の感度が低い，②AG が弱酸であるアルブミン値，リン値の影響を受ける，③酸塩基平衡異常をきたす病態が複数存在した場合に影響の大小を定量化できない，という点である．Stewart 法はこの3点において Boston 法を上回り，集中治療室で用いられることがある．詳細は参考文献を確認頂きたい[2]．

- 血液ガス分析の gold standard は動脈血値であるが，静脈血値でもある程度の推測が可能であり，①pH，HCO_3^- は動脈血値と静脈血値の相関が強い，②PCO_2 と乳酸値は静脈血で基準値範囲内であれば動脈血でも基準値範囲内にあるが，異常値をとると相関が弱くなる，③PO_2 は静脈血値から動脈血値を推定できない，と考える[3]．そのため，primary survey で重症の呼吸・循環不全が想定される場合は橈骨動脈から，不安定な場合は大腿動脈から採取することが多い．

- 一方，静脈血ガスの結果からも病態予測は可能であり，酸素化は SpO_2 でも評価できる．動脈穿刺は強い疼痛を伴い，仮性動脈瘤・出血などの合併症のリスクもある．十分な止血のため一時的に診療の手を止める必要があり，1分1秒を争う循環器救急においては大きなタイムロスになるが，一度血腫などを作るとその後のインターベンション時に血管アクセスが困難になる．血液ガスの正確な値を得ることに固執し治療が遅れることは慎むべきであり，安易に動脈採血を行わないことも重要である．

- 血液ガス分析は定点だけの評価にしか過ぎない．血液ガスが正常でも，1回の検査ではそれが悪化途中の値なのか，改善途中の値なのかは判断できない．点ではなく線で捉えることが必要で，バイタルサインや臨床所見など他のパラメータの推移と併せて評価する．

［表1］血液ガス分析でわかる項目

分類	項目
酸塩基平衡	pH, $PaCO_2$, HCO_3^{-*}, BE (base excess)
酸素化・組織への酸素供給	PaO_2, SaO_2
電解質	Na^+, K^+, Cl^-, Ca^{2+}
ヘモグロビン分画	Hb, Hct, CO-Hb, Met-Hb
血糖	Glucose
乳酸	Lac

※ HCO_3^- は下記2つが測定されるが，酸塩基平衡の評価では「$cHCO_3^-$（act）」を使用する（act: actual, std: standard）
・$cHCO_3^-$（act）: 実際に測定された pH と PCO_2 から計算される HCO_3^-
・$cHCO_3^-$（std）: $PaCO_2$ が 40 mmHg とした場合の HCO_3^-（呼吸性因子を排除している）

[表2] 5 steps approach

Step 1. アシデミアかアルカレミアか？
pH<7.35: アシデミア，pH>7.45: アルカレミア

Step 2. 1次性変化は代謝性か呼吸性か？

アシデミアの場合　　HCO$_3^-$ ↓: 代謝性，PaCO$_2$ ↑: 呼吸性
アルカレミアの場合　HCO$_3^-$ ↑: 代謝性，PaCO$_2$ ↓: 呼吸性

Step 3. AG 増加型代謝性アシドーシスはあるか？

AG＝Na−(Cl+HCO$_3^-$)　正常値 12±2
※低 Alb がある場合，補正 AG＝AG＋2.5×(4-Alb)

Step 4. 補正 HCO$_3^-$＝実測 HCO$_3^-$＋(AG-12)　※Step 3 で AG 増加がなければ skip

補正 HCO$_3^-$<22: AG 正常型代謝性アシドーシスの合併
補正 HCO$_3^-$>26: 代謝性アルカローシスの合併

Step 5. 代償性変化は予測範囲内か？

一次性変化	代償変化	代償式	簡略化
代謝性アシドーシス	PaCO$_2$ ↓	予測 PaCO$_2$＝1.5×実測 HCO$_3^-$＋8	予測 PaCO$_2$
代謝性アルカローシス	PaCO$_2$ ↑	予測 PaCO$_2$＝0.6×実測 HCO$_3^-$＋26	＝実測 HCO$_3^-$＋15
急性呼吸性アシドーシス	HCO$_3^-$ ↑	予測 HCO$_3^-$＝0.1×実測 PaCO$_2$＋20	PaCO$_2$が10上昇すると HCO$_3^-$が1上昇
急性呼吸性アルカローシス	HCO$_3^-$ ↓	予測 HCO$_3^-$＝0.2×実測 PaCO$_2$＋16	PaCO$_2$が10低下すると HCO$_3^-$が2低下
慢性呼吸性アシドーシス	HCO$_3^-$ ↑	予測 HCO$_3^-$＝0.4×実測 PaCO$_2$＋8	PaCO$_2$が10上昇すると HCO$_3^-$が4上昇
慢性呼吸性アルカローシス	HCO$_3^-$ ↓	予測 HCO$_3^-$＝0.5×実測 PaCO$_2$＋4	PaCO$_2$が10上昇すると HCO$_3^-$が5上昇

慢性なら「＋3変化」と記憶

[表3] 酸塩基平衡異常の主要な原因

代謝性アシドーシス	代謝性アルカローシス
AG 増加型	**H$^+$の喪失**
乳酸アシドーシス，糖尿病性ケトアシドーシス，アルコール性ケトアシドーシス，尿毒症，敗血症，サリチル酸などによる中毒疾患　等	嘔吐，胃管廃液増加，原発性アルドステロン症，利尿薬の使用，高 Ca 血症，低 K 血症，Bartter 症候群，Gitelman 症候群，Refeeding 症候群　等
AG 正常型	**HCO$_3^-$の増加**
下痢，尿細管性アシドーシス，高 Cl 輸液，アルデステロン阻害薬，アセタゾラミド，尿路変更術後，副腎不全　等	重炭酸ナトリウムの使用，輸血　等
	循環血液量減少
呼吸性アシドーシス	**呼吸性アルカローシス**
中枢神経抑制	**中枢神経刺激**
鎮痛・鎮静薬，脳血管障害　等	発熱，疼痛，不安，脳血管障害，外傷，甲状腺機能亢進症　等
気道・肺実質障害	**低酸素血症・組織低酸素症**
気管支喘息，肺気腫，肺炎，心不全　等	肺炎，肺水腫，重度貧血，心不全，肺塞栓　等
神経筋疾患	**薬剤・ホルモン・その他**
Guillain-Barré 症候群，破傷風，筋萎縮性側索硬化症，横隔神経麻痺　等	敗血症，妊娠，プロゲステロン，サリチル酸中毒　等

(Berend K, et al. N Engl J Med. 2014; 371: 1434-45を参考に作成)

◆ 文献

1) Berend K, et al. N Engl J Med. 2014; 371: 1434-45.
2) Seifter JL, et al. N Engl J Med. 2014; 371: 1821-31.
3) Bloom BM, et al. Eur J Emerg Med. 201; 21: 81-8.

〈熊城伶己〉

I. ER ■■■ 3. 循環器救急の初期評価・検査

2 聴診

救急初期のトリアージでなにを聴診するか？　胸部の聴診

■ 心不全を示唆する過剰心音 ［表 1］

- まず，左心由来の第 3 音，第 4 音とそれらによるギャロップリズムを，異常心音として認識できることが基本である．
- どちらも漫然と聴診器を当てただけで聴取できない．聴診した音の中から探し出す必要がある．とくに病的第 3 音は，低音で空気の振動のように聴取される例もあり，慎重な聴診が必要である．

[表 1] 循環器救急の聴診を中心とした部位別診察のポイント　チェックリスト
Point of Care Auscultation (POCAS) を中心に

胸部
心音・心雑音（心雑音を疾患別に擬音で歌えたら，理解は十分にできている）
①ベル型で過剰心音の有無（第 3 音: おっか<u>さん</u>，第 4 音: <u>お</u>とっつあん）左心性か？　右心性か？
②収縮期雑音はないか？
③拡張期雑音はないか？
④連続性でないか？
⑤to and fro でないか？
⑥雑音があれば Levine 分類・型・音調・性質・音の最大領域は？（型: ダイヤモンド型？　汎収縮期？　漸減性？　それ以外？　音調: 高調性？　低調性？　性質: musical？　rumbling？　blowing？　など）
⑦心膜摩擦音は？
⑧皮膚握雪音の有無（Hamman's sign）
呼吸音
➤断続性ラ音の有無とその範囲
①湿性ラ音の有無（coarse crackles）とその範囲（急性冠症候群なら Killip 分類を確定する）心不全の coarse crackles は吸気相全般にわたることが多く，呼吸器疾患の場合には，吸気の初めから漸減するように聴こえる．
②乾性ラ音（fine crackle）の有無とその範囲（代表格は間質性肺炎）
➤連続性ラ音の有無（③・④を確認）: 気管支喘息などで聴取するが，心不全による肺うっ血に気管支攣縮や浮腫が発生することがある．
③Rhonchi（低調性連続性ラ音）の有無（代表格は肺気腫）
④Wheeze（高調性連続性ラ音）の有無（代表格は気管支喘息）
③④とも，気道の部分的な狭窄による渦流が原因で，気管支壁が規則的に振動（fluttering）することにより発生する．高調性か低調性かは，気管支の太さによる．
頸部
①心雑音の放散音がないか？
②血管雑音がないか？
③連続性雑音の場合，静脈コマ音の可能性はないか？
④頸静脈怒張がないか？（Kussmaul 徴候も確認する）
⑤甲状腺腫大がないか？
心雑音の放散音を，血管雑音（bruit）と区別する．murmur とされる心雑音とその放散音は，心臓や大血管エリアで生じ，通常は上前胸部で音が大きく，頸部に向かって小さくなる．一方，血管雑音（bruit）は，より高調性で，動脈上でのみ聴取され，表層的に聴取される．静脈コマ音は通常は連続性で，座位または立位で最もよく聴取でき，同側の内頸静脈を圧迫すると消失する．貧血などの hyperdynamic state で静脈還流が増加することがその要因と考えられている．
腹部・鼠径部・四肢
①血管雑音がないか？
②収縮期（仮性瘤の可能性）あるいは連続性雑音がないか？
③肝腫大や拍動性腫瘤（真性・仮性瘤の可能性）はないか？
④浮腫があれば左右差とその性状（圧痕性・非圧痕性）

- 右心性の第3音，第4音は，右室の機能障害で聴取されうるが，静脈還流量が増える吸気で増大して，静脈還流量が減少する呼気で減弱あるいは消失する．
- 肺塞栓を示唆する所見
  - 第2音の病的分裂を認める．右室圧上昇により，IIpが遅れ，吸気・呼気ともにIIpが明瞭に聴取される．

■ 収縮期雑音

- 疾患別のポイント
  ① 見逃してはならない急性心筋梗塞症の機械的合併症: 心室中隔穿孔・乳頭筋断裂
    - 心室中隔穿孔・乳頭筋断裂による急性僧帽弁閉鎖不全症は，緊急手術を要する急性心筋梗塞症の重大な合併症である．
    - ST上昇型急性心筋梗塞で緊急搬送されて心臓カテーテル治療への時間を短縮させようとすることにとらわれすぎると，見逃してしまう．
    - 対応するチームでは，過不足ない適切な病歴聴取に加えて，複数人で聴診して，とくにリーダーが責任をもって聴診する．
    - 急性心不全を合併していることが少なくなく，呼吸のラ音に隠れて心雑音を聞き逃す可能性がある．入院後は，連日の回診での聴診も重要である．一定の割合で心不全が軽い症例もあり，聴診が唯一の発見方法である．
    - それまで聴取できなかった新しい収縮期雑音があれば，心エコーで追及する．とくに心エコーで描出不良にもなりえる心尖部の穿孔は，気をつけて観察しないと診断しきれない．聴診所見を大事にして，心エコーで検索を十分行う．
    - 漸増性の前収縮期雑音が出現する例が報告されている．その機序は，左室拡張末期圧が上昇し，左室-右室間圧較差増大に伴って，拡張末期に左室から右室への短絡血流が出現するものとされている[1]．
    - 乳頭筋断裂による急性僧帽弁閉鎖不全症は，劇的に急性心不全を発症する．この収縮期雑音は，やはり湿性ラ音に紛れて確認しにくく，注意が必要である．
    - 乳頭筋断裂で僧帽弁での逆流量が極端に多いと，粗い雑音でむしろ雑音が弱くなる傾向があり，変性疾患などによる僧帽弁閉鎖不全の比較的高調な全収縮期雑音とは趣を異にすることにも留意しておきたい．また，同様に非虚血性心疾患で，腱索断裂の急性僧帽弁閉鎖不全の心不全で搬送される例があり，雑音の程度がむしろ弱いことが少なくない．
  ② たこつぼ症候群
    - たこつぼ症候群では，流出路狭窄と僧帽弁閉鎖不全による収縮期雑音を聴取することがある．流出路狭窄を合併する例が数%あることが報告されている[2]．
  ③ 高度大動脈弁狭窄症
    - 大動脈弁狭窄症が高度になると，第2音IIa成分が減弱し，IIpより遅れる（奇異性分裂）．さらに駆出性収縮期雑音が減弱することを知っておく．また頸部への放散音は，大動脈弁狭窄を示唆する重要な所見である．

■ 拡張期雑音

- 拡張期雑音では，考えられる疾患は限られており，大動脈弁閉鎖不全症・肺動脈弁閉鎖不全症である．To and fro murmurにもなるが，これを連続性雑音と区別することが重要である．

■ 連続性雑音

- 救急搬送される急性心不全例のなかに，Valsalva洞動脈瘤破裂も挙げられる．まれであるものの，診断能力を問われる例である[3]．

- Valsalva 洞動脈瘤破裂のシャントは，左心系である大動脈基部の Valsalva 洞から右心系へシャントするため，連続性雑音を呈する．
- 動脈管開存症と冠動脈—肺動脈瘻は，循環器救急で搬送されることは少ないが，連続性雑音を示すものとして，当然認識しておく必要がある．
- 腹部大動脈瘤の下大静脈穿破では，腹部に連続性雑音を聴取する．

■ 心膜炎の心膜摩擦音

- 一度経験すると生涯忘れることのない雑音である．"ガシャッ・ガシャッ"といった蒸気機関車にたとえられるような音で，locomotive murmur ともいわれる．
- 心筋梗塞後心膜炎での心膜摩擦音は，短期間しか聴取されない．自験例でも，朝に聴取した後，昼には消失していた例を経験している．
- 一般に心膜液が貯留し始めるタイミングで聴取されることが多く，胸痛も生じる．摩擦音が聴取されると，その後心エコーで心膜液を確認できることが多い．その後，心膜摩擦音が消失して胸痛も消失する例が多い．
- 梗塞後心膜炎は，いわゆる遅れ入院で，なおかつ広範囲前壁梗塞例で合併しやすく，心電図で ST 上昇が遷延している例でとくに注意が必要である．心破裂のリスクでもあり，頻回の聴診が早期発見につながる．

■ 呼吸音 [表 1]

- 救急搬送されるトリアージでは，まずは湿性ラ音の有無と範囲が大事である．表 1 の①～④を区別して記載する．
- 急性冠症候群の Killip 分類は，X 線でするのではなく，呼吸音のラ音（湿性ラ音と連続性ラ音）の有無と範囲で行う．
- Killip Ⅲ まではラ音の程度で診断するが，心原性ショックである Killip 分類のクラス Ⅳ には，呼吸音の肺ラ音の程度は定義されていないことに留意が必要である．古典的な心原性ショックの定義は，①収縮期血圧 90 mmHg 未満，②1 時間尿量 20 mL/分未満，③意識障害，四肢冷感かつ湿潤である．新しい SCAI のショック分類は，時間軸を意識したショックの重症度になっていて，Stage C が Killip Ⅳ 相当である．

■ 皮膚握雪音 [表 1]

- 胸痛で循環器救急疾患が疑われて，食道穿孔例が搬送されてくる場合がある．
- 食道穿孔や気管穿孔などで皮下気腫・縦郭気腫を起こすと，触診で皮膚握雪音を確認できる．
- 大きくドアをノックするような握雪音が，気腫が存在する縦隔部位で，心拍と同期しながら聴取できることがあり，Hamman's sign と呼ばれている．

そのほか，表 1 に示すように頸部・腹部・鼠径部・四肢についても診察を行う．

◆ 文献

1) Konda T, et al. J Cardiol. 2003; 41: 47-50.
2) Yoshizawa M, et al. Intern Med. 2021; 60: 2749-55.
3) 石曽根武徳, 他. 心臓. 2015; 47: 1180-6.

〈伊藤智範〉

Ⅰ. ER ■■■■ **3. 循環器救急の初期評価・検査**

3 心電図: 虚血

- 救急現場において，虚血性心疾患の診療は一刻を争う．そのため，その場で所見が得られる心電図の重要性は極めて高い．急性冠症候群を疑う症例では，来院後ただちに12誘導心電図を記録する．

■ 心電図所見への対応

- ST上昇を認めた場合は，ただちに循環器医にコンサルトする．ST上昇型心筋梗塞で血液検査の結果を待ってはならない．
- 新規のST低下やT波陰転化などを認めた場合は，非ST上昇型急性冠症候群（非ST上昇型心筋梗塞および不安定狭心症）が疑われるため，循環器医にコンサルトする．
- 急性冠症候群では心電図波形が時間とともに変化することが多い．そのため，最初の心電図で診断できなくても，30〜60分ごとに心電図の記録を繰り返す．一度でも急性冠症候群を疑った場合，決して1枚の心電図で終わらせてはならない．
- 以前の心電図があれば必ず比較する．有意な変化があった場合，急性冠症候群を疑う根拠となる [図1]．
- 手足の震えなどで筋電図が混入するときは，四肢の電極をより中枢側（上腕や大腿）に装着するとよい．
- 虚血の評価では，特にQ波，ST変化，T波異常に注目する．aVRを除く11の誘導を，Ⅰ・aVL・V5-6（側壁），Ⅱ・Ⅲ・aVF（下壁），V1-4（前壁）と大きく3つのグループに分けると考えやすい．

■ ST上昇の注意点

- ST上昇は，同じグループ内の複数の誘導において0.1 mV以上（V2-3誘導では，40歳以上の男性は0.2 mV以上，40歳未満の男性は0.25 mV以上，女性は0.15 mV以上）のST上昇と定義されている[1]．
- ST上昇の出現する誘導によって虚血部位を推定できる．すなわち，Ⅰ，aVL，V5-6のST上昇は側壁梗塞を，Ⅱ，Ⅲ，aVFのST上昇は下壁梗塞を，V1-4のST上昇は前壁（中隔）梗塞を示す．
- STが上昇している誘導と反対側に位置する誘導では，鏡像（mirror image）としてST低下を認め，対側性変化（reciprocal change）と呼ばれる．
- ST上昇型心筋梗塞では，T波増高が出現した後にST上昇が見られ，続いて異常Q波が現れる．その後，T波が終末部から徐々に陰転化し，左右対称性の陰性T波（冠性T波）が完成する [図2]．
- 発症から約30分以内の超急性期にはT波の増高・尖鋭化が見られる（hyperacute T wave）．この段階ではまだST上昇が目立たないため，注意が必要である．
- 下壁梗塞において，Ⅱ，Ⅲ，aVF誘導のST上昇よりも，対側性変化であるaVL誘導のST低下が先行することがある．すなわち，下壁梗塞の超急性期にはaVL誘導のST低下が唯一の心電図所見となりうる[2]．
- 側壁梗塞におけるⅠ，aVL，V5-6誘導のST上昇は，上昇幅が比較的小さく，見逃されやすい [図1]．
- 下壁梗塞では，右室梗塞の合併を評価するため，右側胸部誘導（V4R）の記録を行う．V4Rの電極は，V4と左右対称な位置に貼る．
- 12誘導心電図では後壁を直接示す誘導がないため，後壁梗塞を診断する際は，前壁誘導（V1-4）に現れる鏡像を手がかりにする．すなわち，V1-4誘導のST低下および高いR波は，後壁側でのST上昇および異常Q波を表すと考え，ST上昇型心筋梗塞として対応する．
- 上記の12誘導心電図の弱点を補うべく，後壁梗塞の鑑別が必要な場合（心筋梗塞を疑っているのに12誘導に変化がない場合など）には背側部誘導（V7-9）を記録する．患者を右側臥位とし，V4と同じ高さで，V7: 左後腋窩線，V8: 左肩甲骨中線，V9: 脊椎左縁との交点に電極を貼る．

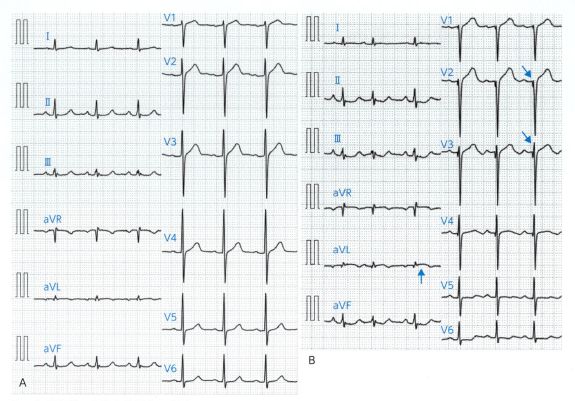

[図1] 対角枝の急性心筋梗塞の症例
A: 発症前, B: 救急受診時.
aVL 誘導に ST 上昇を認める. しかし, これに気づけなくても, 発症前の心電図と比べることで, Ⅱ, Ⅲ, aVF 誘導の ST 低下や V1-3 誘導の R 波減高といった変化が認識しやすくなる. 以前の心電図と比較することの重要性を理解してほしい.

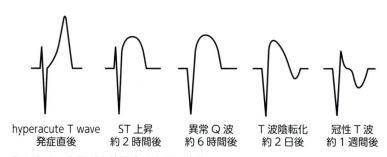

hyperacute T wave　ST 上昇　異常 Q 波　T 波陰転化　冠性 T 波
発症直後　　　　約 2 時間後　約 6 時間後　約 2 日後　約 1 週間後

[図2] ST 上昇型心筋梗塞の心電図変化
（注）心電図所見の出現時期は症例により異なるため, あくまで目安である.

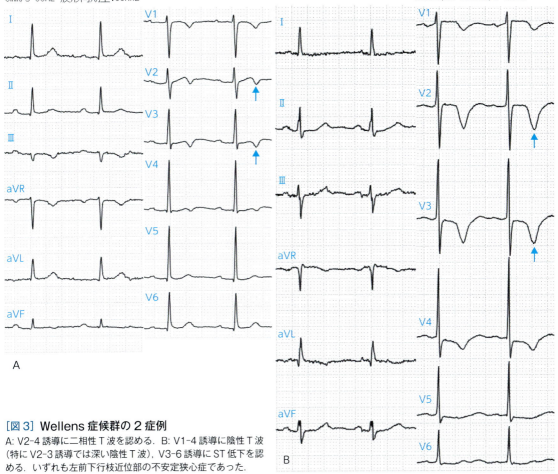

[図3] Wellens 症候群の 2 症例
A: V2-4 誘導に二相性 T 波を認める．B: V1-4 誘導に陰性 T 波（特に V2-3 誘導では深い陰性 T 波），V3-6 誘導に ST 低下を認める．いずれも左前下行枝近位部の不安定狭心症であった．

- aVR 誘導の ST 上昇は，左主幹部病変や三枝病変，左前下行枝近位部の閉塞[3]などを示唆し，重症例が多い．特に広範な誘導で ST 低下が見られた場合は，必ず aVR 誘導も確認すること．

■ ST 上昇以外の注意点
- ST 上昇とは異なり，ST 低下では虚血の部位診断はできない．すなわち，Ⅱ，Ⅲ，aVF 誘導の ST が低下しているからといって，下壁の虚血とは限らない．
- V1-4 誘導の二相性 T 波（陽性から陰性に転じる T 波）または深い陰性 T 波は，左前下行枝近位部の高度狭窄を示し，Wellens 症候群と呼ばれる [図3]．ST 上昇型心筋梗塞に移行するリスクの高い病態である．
- 本項では心電図所見について述べたが，心電図正常の急性心筋梗塞や不安定狭心症もある．心電図だけで急性冠症候群を否定してはならない．

◆ 文献
1) Thygesen K, et al. Eur Heart J. 2019; 40: 237-69.
2) Birnbaum Y, et al. Eur Heart J. 1993; 14: 4-7.
3) Engelen DJ, et al. J Am Coll Cardiol. 1999; 34: 389-95.

〈田村章憲　塩見紘樹〉

I. ER **3.** 循環器救急の初期評価・検査

4 心電図: 虚血以外の病態・疾患

- 救急現場において，心電図異常から想起するべき病態は多岐にわたる [表1]．本項では，急性冠症候群との鑑別が重要な疾患を中心に，たこつぼ症候群，急性心膜炎，肺塞栓症，高カリウム血症などについて述べる．
- **たこつぼ症候群**[(注)]では，超急性期に前胸部誘導（V1-6）をはじめとする広範な誘導でST上昇をきたし，その後ST上昇が改善し，QT延長を伴う巨大な陰性T波が出現する．このため，急性冠症候群，特に前壁梗塞との鑑別が重要となる．
- 心電図における鑑別点として，対側性変化としてのST低下がないこと，aVR誘導にST低下が認められること，V1誘導でST上昇がないことなどが挙げられる[1]．

   （注）正確には，たこつぼ症候群の約8割を占める apical type の心電図変化について述べた．

- ただし，心電図で完全に急性冠症候群を否定することはできないため，診断には原則として冠動脈造影が必須となる．非循環器医にあっては速やかに循環器医へコンサルトされたい．
- **急性心膜炎**も急性期にST上昇をきたす疾患であり，ST上昇型心筋梗塞との鑑別が重要となる．
- 急性心膜炎では，aVR誘導を除く広範な誘導でST上昇を認める [図1]．前項で述べた虚血部位ごとのグループでは説明のできない変化をきたす．また，対側性変化としてのST低下を認めず，aVR誘導でのみST低下を見ることが，急性心筋梗塞との鑑別に重要である．
- 心房筋の障害を反映し，多くの誘導でPR低下をきたす一方，aVR誘導ではPR上昇を認める [図2]．
- **肺塞栓症**ではV1-3誘導の陰性T波を認めることが多い．また，S1Q3T3パターン（I誘導の深いS波＋III誘導のQ波と陰性T波）もよく知られている．そのほか，右脚ブロック，右軸偏位，時計回転など，右心系への負荷を反映した様々な心電図変化をきたす[2]．ただし，いずれの所見も診断の決め手とはならない．
- 肺塞栓症では心電図が正常である症例や，洞頻脈のみが認められる症例も多い．胸部症状や低酸素血症を認める患者では，単なる洞頻脈でも肺塞栓症を必ず鑑別に挙げる．
- **高カリウム血症**では12誘導心電図を記録し，心電図変化の有無を評価する．心電図変化を伴う高カリウム血症には，カルシウム製剤の静注が推奨される．
- 高カリウム血症の心電図変化としては，P波の減高・消失，QRS延長，テント状T波（T波の増高・尖鋭化），徐脈などがある [図2]．

[表1] 心電図所見と，救急で鑑別に挙げるべき疾患

心電図所見	救急で鑑別に挙げるべき疾患
P波消失	高カリウム血症，心房細動
異常Q波	ST上昇型心筋梗塞，陳旧性心筋梗塞，たこつぼ症候群，急性心膜炎，心筋症，肺塞栓症
QRS延長	脚ブロック，高カリウム血症，急性心筋炎，心筋症，薬剤性（三環系抗うつ薬・抗不整脈薬）
ST上昇	ST上昇型心筋梗塞，たこつぼ症候群，急性心膜炎，高カリウム血症，急性心筋炎，異型狭心症
ST低下	急性冠症候群（後壁梗塞を含む），肺塞栓症，低カリウム血症，ジギタリス効果，左室肥大，心筋症
T波増高	急性心筋梗塞（超急性期），高カリウム血症
陰性T波	急性冠症候群，たこつぼ症候群，肺塞栓症，くも膜下出血，急性心膜炎，心筋症，低カリウム血症
QT延長	低カリウム血症，低マグネシウム血症，薬剤性，急性冠症候群，たこつぼ症候群，くも膜下出血
V1誘導の高いR波	後壁梗塞，肺高血圧，右脚ブロック
洞頻脈	肺塞栓症，敗血症，甲状腺機能亢進症
洞徐脈	高カリウム血症，甲状腺機能低下症，薬剤性，頭蓋内圧亢進
低電位	心膜液貯留，甲状腺機能低下症，心アミロイドーシス

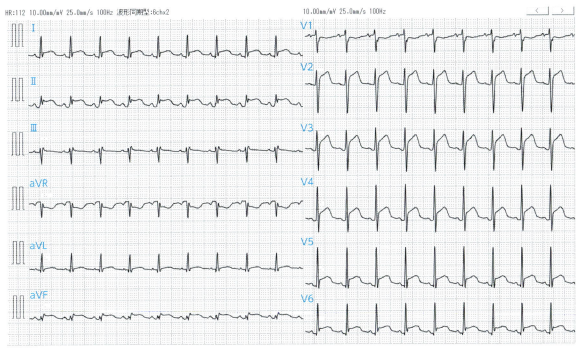

[図1] 急性心膜炎の心電図
Ⅰ，Ⅱ，aVF，V2-6誘導でST上昇とPR低下，aVR誘導でST低下とPR上昇を認める．急性心膜炎の典型的な所見である．

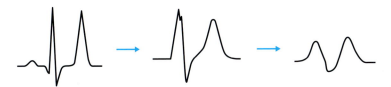

T波の増高・尖鋭化　　　P波の減高・消失　　　サインカーブ様波形
（テント状T波）　　　　　QRS延長

[図2] 高カリウム血症の心電図変化
（杉山裕章. 熱血講義！心電図. 医学書院; 2019. p.301）

- 重症例では，QRS波とT波がサインカーブのような波形になる [図2]．一見すると心室頻拍に見えてしまうことがあるため，注意を要する．
- 高カリウム血症は多彩な心電図変化をきたす．違和感のある心電図を見たら，必ずカリウム値をチェックする習慣を身につけたい．
- **くも膜下出血**では，さまざまな心電図変化が生じることが知られており，頻度が高いものは，深い陰性T波，ST低下，QT延長，U波出現などである[3]．
- これらの心電図変化を認め，心疾患では説明しづらい症状（頭痛や意識障害など）を伴う症例では，くも膜下出血をはじめとした頭蓋内疾患の検索を考慮すべきである[3]．特に，救急で前胸部誘導に深い陰性T波を見たら，急性冠症候群，たこつぼ症候群に加え，くも膜下出血も鑑別に挙げておきたい．
- 本項では心電図による鑑別について詳述したが，大前提として，胸部症状を有する患者に心電図変化がみられた際は，循環器医へのコンサルトが最優先されることを強調しておく．

◆ 文献
1) Kosuge M, et al. J Am Coll Cardiol. 2010; 55: 2514-6.
2) Kumasaka N, et al. Intern Med. 2000; 39: 1038-43.
3) Perron AD, et al. Am J Emerg Med. 2000; 18: 715-20.

〈田村章憲　塩見紘樹〉

5 POCUS
(point-of-care ultrasonography)

■ POCUS・FOCUS の基本

- 急性期に直接診療を行う医師がベッドサイドで実施する超音波検査の有用性が明らかになり，point-of-care ultrasonography（POCUS）として体系化された．日本集中治療医学会では，POCUS のコンセプトに基づいた超音波画像診断認定制度が設けられた．
- 心臓領域の POCUS として「focused cardiac ultrasound（FOCUS）」が体系化されている[1]．FOCUS では手法が簡便で，目視による評価が中心であり，ショックや呼吸困難の迅速評価として有用性が高い．
- FOCUS の基本断面は，①傍胸骨長軸像，②傍胸骨短軸像，③心尖部四腔像，④心窩部四腔像，⑤心窩部下大静脈長軸像である．

■ 確認すべき所見

- FOCUS では左室収縮能は目視で評価する．複数の断面で心内膜の左室中心への移動と心筋壁厚の増加に着目する．急性非代償性心不全は，左室拡大を伴う収縮能低下例の急性増悪で生じるケースが多い．ショックを呈する急性心筋梗塞や急性心筋炎では，左室拡大を伴わない左室収縮能低下を呈することが多い．
- 拡張末期の右室サイズが左室以上であれば右室拡大と判断する．右室の圧負荷が強くなると，傍胸骨短軸像で心室中隔の左室側への圧排がみられる．ショックを呈する肺血栓塞栓症は右室拡大を生じる．右室梗塞，原発性肺高血圧症，容量負荷となる心房中隔欠損症も右室拡大を生じる．
- 心膜液が急に貯留すると少量でも心タンポナーデになるので，少量の心膜液を同定する必要がある．できれば特異度の高い右室拡張期虚脱や，下大静脈の拡張と呼吸性変動低下を評価項目に加えたい．
- 循環血液量減少は下大静脈径と左室収縮で判断する．循環血液量が減少すると下大静脈径は小さくなる．下大静脈径を規定する因子は他に心機能，呼吸，心拍，腹圧もあることに留意する．慢性的な左室収縮能低下がなければ，高度な循環血液量減少では左室過収縮がみられる．

[表 1] Rapid ultrasound in shock（RUSH） 各種ショックにおける超音波所見

ショック分類	循環血液減少性	心原性	閉塞性	血液分布異常性
ポンプ	過収縮 内腔狭小化	低収縮 心拡大	過収縮 心膜液貯留 心タンポナーデ 右室圧負荷 心内血栓	過収縮 （早期敗血症） 低収縮 （後期敗血症）
タンク	IVC 虚脱 内頸静脈虚脱 胸腔液体貯留 （出血） 腹腔液体貯留 （出血）	IVC 拡張 内頸静脈拡張 多発 B ライン （肺水腫） 胸腔液体貯留 （浸出液） 腹腔液体貯留 （腹水）	IVC 拡張 内頸静脈拡張 lung sliding なし （気胸）	IVC 正常・縮小 （早期敗血症） 胸腔液体貯留 （膿胸） 腹腔液体貯留 （腹膜炎）
パイプ	腹部大動脈瘤 大動脈解離		深部静脈血栓	

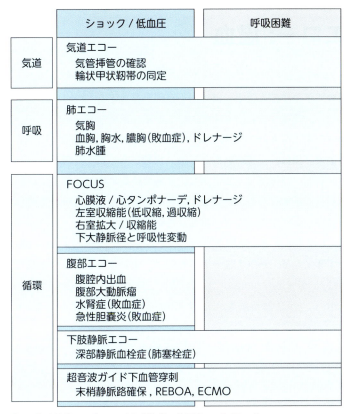

[図1] ABCアプローチに基づいたフレームワーク
REBOA: resuscitative endovascular balloon occlusion of the aorta
ECMO: extracorporeal membrane oxygenation
(Kameda T, et al. Acute Med Surg. 2020; 7: e481)

■ 臨床で実践するために

- ベーシックレベルのFOCUSを習得後，次のステップとしてドプラ法を併用し，急性大動脈解離や感染性心内膜炎に起因する急性大動脈弁閉鎖不全，急性心筋梗塞の乳頭筋断裂や感染性心内膜炎に起因する急性僧帽弁閉鎖不全，局所壁運動異常の評価などを行えるようになりたい．
- 心拍出量を推定する簡便なパラメータとして，左室流出路における血流速度の速度時間積分値（velocity time integral）がある．
- FOCUSを含めた包括的なショックの評価法として「rapid ultrasound in shock（RUSH）」が普及している[2]．RUSHは3つのパートで構成され，「ポンプ」はFOCUSを用いた評価，「タンク」は循環血液量や血管からの漏れなどの評価，「パイプ」は大動脈と深部静脈の評価を指す[表1]．
- POCUSを用いてショックや呼吸困難の診療を行う場合，「ABCアプローチ」に基づいたフレームワークを想起するとよい[3][図1]．事前に可能性の高い疾患が挙がれば，必要な領域のPOCUSをこのフレームワークから選択する．疾患の絞り込みが難しければABCの順にプロトコルとして活用する．

◆ 文献
1) Via G, et al. J Am Soc Echocardiogr. 2014; 27: 683.e1-33.
2) Perera P, et al. Emerg Med Clin North Am. 2010; 28: 29-56.
3) Kameda T, et al. Acute Med Surg. 2020; 7: e481.

〈亀田　徹〉

6 心エコー: 虚血

- 心エコーは，検者間の誤差や体格による一部描出不良例が存在するものの，非侵襲的かつ迅速性に優れているため，刻一刻と状況が変化する救急外来において非常に重要なツールである．
- 救急外来での心エコーのポイントは，「見逃しなく大まかに観察」して，迅速に診断や治療へと結びつけることである．詳細な定量評価は，一部の症例を除き，状態が落ち着いた段階で行う．
- 心エコーを行う前に，病歴，身体所見や心電図などの他の検査の確認も重要である．特に，心エコー前に聴診を実施することが強く推奨される．聴診は，エコー前の弁膜症の有無の予測，エコー画像の描出不良例における弁膜症の見逃しを防ぐことなど，重要な役割を果たす．
- 近年，救急外来やベッドサイドなどで身体診察の一環として行う point-of-care ultrasound（POCUS）が行われるようになってきている．POCUS の観察範囲は，頭から足まで全身に及び，POCUS の中で心臓領域の検査を focused cardiac ultrasound（FoCUS）[1,2]と呼ばれる．本項では急性冠症候群（acute coronary syndrome: ACS）について記述するが，他の循環器疾患の診断においても，FoCUS が診断の基本になりうる．
- Basic FoCUS は，心窩部，傍胸骨，心尖部の3部位5断面によるアプローチが基本になる［図1］．Basic FoCUS で評価する項目は，①心膜液貯留，②心タンポナーデ，③左室拡大，④左室収縮能，⑤右室拡大，⑥下大静脈径，⑦下大静脈の呼吸性変動がある．
- 詳細に評価する場合は，advanced FoCUS として，①上行大動脈拡大，②左室局所壁運動異常，③左室肥大（対称性，非対称性），④左房拡大，⑤重症弁膜症（僧帽弁逆流症・狭窄症，大動脈弁逆流症・狭窄症，

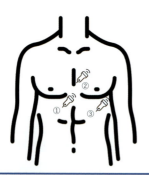
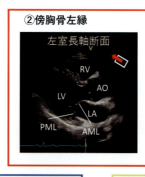
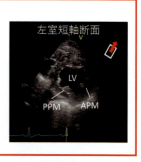
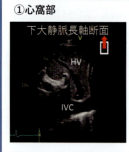
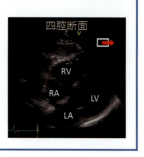
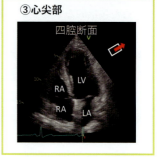

[図1] FoCUS の基本像
AML, anterior mitral leaflet, 僧帽弁前尖; AO, aorta, 大動脈; APM, anterior papillary muscle, 前乳頭筋; HV, hepatic vein, 肝静脈; IVC, inferior vena cava, 下大静脈; LA, left atrium, 左房; LV, left ventricle, 左室; PML, posterior mitral leaflet, 僧帽弁後尖; PPM, posterior papillary muscle, 後乳頭筋; RA, right atrium, 右房; RV, right ventricle, 右室．赤矢印はプローブマーカーの位置．

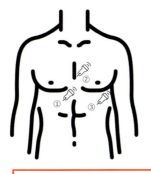
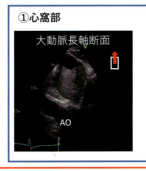
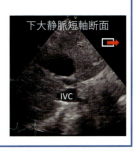
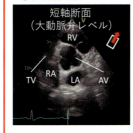
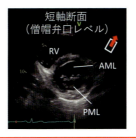
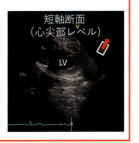
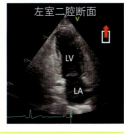
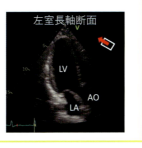

[図2] Advanced FoCUS の断面像

AML, anterior mitral leaflet, 僧帽弁前尖; AO, aorta, 大動脈; AV, aortic valve, 大動脈弁; IVC, inferior vena cava, 下大静脈; LA, left atrium, 左房; LV, left ventricle, 左室; PML, posterior mitral leaflet, 僧帽弁前尖; RA, right atrium, 右房; RV, right ventricle, 右室; TV, tricuspid valve, 三尖弁. 赤矢印はプローブマーカーの位置.

三尖弁逆流症), ⑥シャント疾患 (心室中隔欠損症・心室中隔穿孔, 心房中隔欠損症), ⑦異常構造物 (血栓, 腫瘍, 疣腫), ⑧肉眼的左室駆出率 (visual left ventricular ejection fraction: LVEF) がある [図2].

- Visual LVEF は, 10%刻みで評価することが望まれている. FoCUS で用いる複数の断面で判断するのがポイントである. Visual EF に慣れていなければ, 高度低下 (＜30%), 低下 (30〜50%), 正常 (50〜70%), 過収縮 (＞70%) で判別する. ACS の症例において, LVEF の高度低下があれば, 機械的サポートが必要になることも念頭におく.

■ ACS 症例における心エコーのポイント

- ACS 症例における心エコーの役割として, 責任冠動脈の推定, 心筋虚血の程度の判定, 左室機能評価, 機械的合併症の検索である. また, 他の胸痛をきたす疾患である急性大動脈解離, 急性肺塞栓症, 心膜心筋炎, 大動脈弁狭窄症, たこつぼ心筋症などの鑑別にも有用である.
- 胸部症状, 心電図でST上昇があり, 心エコーで心電図変化と一致した左室局所壁運動異常があれば, ACSが強く疑われる状況である. 局所壁運動異常に関して, 短軸像では, 乳頭筋レベルを中心に評価する. 右冠動脈, 左冠動脈前下行枝, 回旋枝などの灌流域を全て評価できうるためである [図3]. 壁運動が akine-

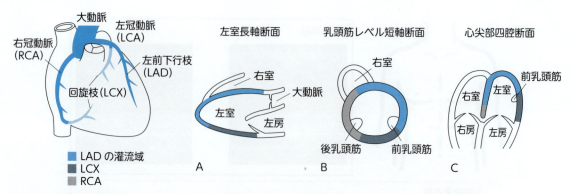

[図3] 冠動脈の支配領域（典型例）　A）左室長軸像，B）左室短軸像（乳頭筋レベル），C）心尖部四腔像

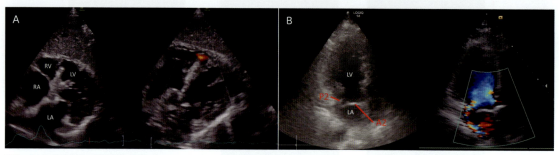

[図4] 心筋梗塞の機械的合併症
A）心室中隔穿孔の一例．様々な角度からカラードプラ法を用いて観察するのが重要である．
B）乳頭筋断裂の一例．心筋梗塞による前乳頭筋断裂によって急性僧帽弁逆流症が生じている．
（Osawa T, et al. Circ J. 2023; 87: 1251より改変）

sis, hypokinesis, normalかを判断する．エコー輝度の上昇を伴う壁菲薄化所見は，陳旧性心筋梗塞に合致する所見である．

- 左室自由壁破裂，乳頭筋断裂（僧帽弁逆流症），心室中隔穿孔といった機械的合併症，心不全，右室梗塞，左室内血栓，心室瘤を見逃さないことも大切である．機械的合併症は，初療時から退院直前いずれにおいても生じ，早急な対応を要し，しばしば致死的である．診断においては，聴診と心エコーが重要である．
- 左室自由壁破裂は，心エコーで心膜液貯留がみられる．心膜液貯留と拡張早期の右室虚脱があれば，心タンポナーデを疑い，心嚢穿刺を検討する（次項I-3-7の図3）．
- 心室中隔穿孔は，収縮期雑音を聴取する場合に，心室中隔をカラードプラ法で様々な角度から観察することで，穿孔部位が同定できる [図4]．
- 乳頭筋断裂は，高齢や治療開始が遅れた症例に多い．右冠動脈のみで栄養されている後乳頭筋断裂で多く，急性の僧帽弁逆流で電撃性肺水腫やショックを呈する [図4][3]．
- 忘れてはいけないのは，「右室」である．右室拡大や右室自由壁収縮能が低下している症例は，積極的に右室梗塞の合併を疑う．右冠動脈が原因のACSでカテーテル中に血圧低下をきたした場合，心エコー所見により，補液などの右室梗塞に対する治療を迅速に行うことができる．また，急性肺血栓塞栓症のスクリーニングとしても有用である．

◆ 文献
1) Via G, et al. J Am Soc Echocardiogr. 2014; 27: 683.e1-33.
2) 日本心エコー図学会 ガイドライン委員会，監修．心臓および肺 Point-of-Care 超音波検査の実施と活用，教育に関する手引き．
3) Osawa T, et al. Circ J. 2023; 87: 1251.

〈大澤 匠　石津智子〉

7 心エコー：虚血以外の病態・疾患

- 救急外来で遭遇する疾患として，ACS，うっ血性心不全，急性大動脈解離，急性肺血栓塞栓症などがある．循環器救急疾患は生命に直結することも多く，迅速に診断しなくてはいけない．前項で述べたACSと同様にFoCUSは有用であり，病歴，聴診を含めた身体所見，心電図などの検査も重要である．頻度の多い疾患について要点を解説する．
- **うっ血性心不全**において，心エコーでは，①心機能評価，②血行動態の評価，③背景疾患の鑑別と重症度評価を行う．救急外来では，患者の状態（起坐呼吸の症状がある場合など）からも，時間的余裕をもって評価できることも難しいこともある．
- 心機能評価においては，左室収縮能を visual LVEF から，右室機能を右室拡大などから評価する．
- パルスドプラ法による左室流出路駆出血流速度波形から，一心拍あたりの時間速度積分値（velocity time integral: VTI）を求める．VTI＜10 cm である場合は，低拍出症候群も念頭に置かなくてはいけない．右房圧は，IVC径や呼吸性変動の有無で推定できる．右室圧は，三尖弁逆流速度から推定する〔右室圧＝4×（三尖弁逆流速度)^2＋右房圧〕．左房圧の上昇は，平均 E/e'＞14，三尖弁逆流速度＞2.8 m/sec，左房容積係数＞34 m/m^{2}で疑う．
- 心エコーを用いて，心不全の原因を推定することも重要である．虚血性心疾患，拡張型心筋症，肥大型心筋症，二次性心筋症，心筋炎，先天性心疾患など多岐にわたる．急性心不全の中には，感染性心内膜炎で緊急手術が必要になるケースもあり，心エコーの果たす役割は大きい．
- 突然発症の移動性のある胸痛や背部痛があれば，**急性大動脈解離**を疑う．上行大動脈や下行大動脈の拡大・flapや心嚢液，大動脈弁逆流症の有無の確認を行う．左冠動脈主幹部に解離が及んでいる場合には，左室が全周性に壁運動低下をきたすこともある．救急外来では，ACSと鑑別に悩ましい症例も多く，筆者は頸動脈エコーにリニアプローブをあて，簡単なスクリーニングをすることもある［図1］．
- **肺血栓塞栓症**において，心エコーの役割は，右室の圧負荷を検出することにより，肺塞栓を疑うことができる．収縮期に右室による心室中隔の圧排「D-shape」を認める［図2］．心エコーでは，肺動脈内の血栓の観察は難しく，肺塞栓を疑い，造影CTに繋げることが大切である．連続波ドプラ法による三尖弁逆流速度の計測も定量的に圧負荷を検出することができる．
- 循環器診療では，**心タンポナーデ**をしばしば遭遇する．大動脈解離のStanford A 型，心筋梗塞による左室自由壁破裂，心膜炎・心筋炎，癌性心タンポナーデ，心臓手術後，ペースメーカ植込み後やカテーテル

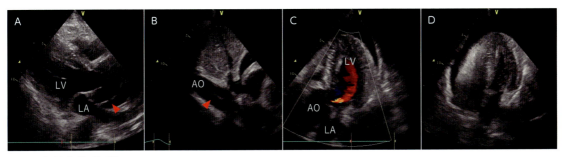

[図1] 急性大動脈解離
A: 傍胸骨左室長軸像．Valsalva洞にflapを認める
B: 心窩部大動脈長軸断面．下行大動脈にflapを認める
C: 急性大動脈解離に大動脈弁逆流症を合併した一例
D: 急性大動脈解離に心タンポナーデを生じた一例

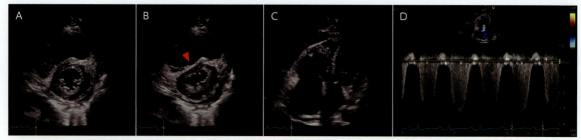

[図2] 急性肺塞栓症
A: 拡張期, B: 収縮期. 収縮期有意に左室の圧排所見を認める. 右室容量負荷では, 拡張期に左室扁平化がみられるが, 右室圧負荷では, 収縮期に左室扁平化をきたす.
C: 四腔断面. 右室拡大を認める.
D: 三尖弁逆流速度. 連続波ドプラ法により測定して, 高度であれば, 肺高血圧を疑う.

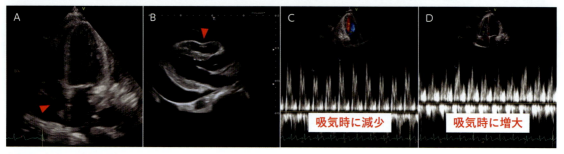

[図3] 心タンポナーデ
A: 早期にみられる右房虚脱
B: 拡張早期の右室虚脱
C: ドプラ法による左室流入血流速波形. 吸気時に減少. 25％以上で陽性
D: ドプラ法による右室流入血流速波形. 吸気時に増大

アブレーションの合併症の一つとして経験する. 心タンポナーデにおける心エコーの所見は, 臨床所見に先行して出現する. 心膜腔内圧が上昇すると, 低圧系である右房虚脱が出現する [図3]. ただし, 右房虚脱のみでは, 感度が高く, 特異度は低い所見のため, 心タンポナーデに至っていないことも多い. その後は, 特異度の高い所見として拡張早期右室虚脱を認める [図3]. 心タンポナーデでは, 吸気時に心膜腔内圧が低下しないため, 左室流入血流は低下して, E波の吸気時の低下をきたす [図3]. 右心系では, 吸気時に静脈還流量の顕著な増大により, 右室流入血流は増大して, E波が増大する [図3]. 中心静脈圧上昇を反映して, 下大静脈の拡大や呼吸性変動の低下を認める. また, 心膜液の最も貯留している部位を評価して, 心嚢穿刺へ繋げることができる.

- 左室局所壁運動異常が, 冠動脈の灌流領域と一致しない場合は, たこつぼ症候群, 心筋炎, 心サルコイドーシスなどの非虚血性心疾患を念頭におく. 心エコーのみでは鑑別が難しく, 診断に冠動脈造影検査が必要になることも多い.
- 心エコーは, **急性心筋炎**の初期診断, 病態や治療効果の評価においても有用な検査となる. ①左室のびまん性壁運動低下が多い. 冠動脈の支配領域に一致しない局所壁運動低下をきたすこともある. ②急性期には, びまん性左室壁肥厚を認める. ③心膜炎を合併した場合に心膜液貯留をきたすこともある. 急性心筋炎は, 劇症化することもあり, 機械的サポートの導入を逸しないように, バイタルサインとともに心エコーで病勢評価を随時することが大切である.
- 他にも循環器救急で遭遇する疾患として, 大動脈弁狭窄症, 僧帽弁閉鎖不全症, 人工弁機能不全, 感染性心内膜炎, 心臓腫瘍, 先天性心疾患, 心膜炎などが挙げられる. 基本的には, 救急外来の心エコー対応においては, FoCUSの評価項目や＋αの知識で乗り越えられることが多い.

〈大澤 匠 石津智子〉

8 経食道心エコー

■ はじめに

- 経食道心エコー（transesophageal echocardiography: TEE）は，先端に超音波トランスデューサを搭載した上部消化管内視鏡器機様のプローブを経口的に食道に挿入し施行する．心臓は食道の直前に位置するため，鮮明な画像が得られ弁膜症や血栓，解離などの詳細な評価が可能となる．
- TEE は日常臨床において，心臓弁膜症の重症度や弁の構造的評価，心房細動における電気ショックやカテーテルアブレーション治療前の心内血栓チェック，心原性塞栓が疑われる場合の塞栓源の検索，および感染性心内膜炎における疣腫の確認などに利用されている．
- TEE の合併症には，挿入や操作に伴う機械的合併症，局所麻酔や鎮静に使用される薬剤のアレルギーなどが含まれる．重篤な合併症では，上部消化管出血，食道穿孔，咽喉頭損傷および不整脈などが挙げられる．救急現場においても，患者・家族またはその代理人から文書による検査の同意の取得は必須である．

■ 救急・集中治療における経食道心エコー

- 救急および集中治療における TEE は，血行動態の不安定化や合併症のリスクも考慮した上で，各症例に応じて適応を慎重に検討する．
- 救急の現場では，患者の事前情報が不足していることが多く，不用意な TEE が予期せぬ合併症を引き起こす可能性がある．下記に示す一般的な禁忌事項を考慮し，細心の注意を払って実施の可否を検討する．
- 禁忌: 上部消化管（食道狭窄，食道静脈瘤，食道憩室，胃・食道術後，出血，潰瘍，腫瘍，滑脱型食道裂孔ヘルニア），頸部（頸部放射線治療後），縦隔（縦隔放射線治療後）．頸椎（頸椎損傷などの頸部の可動性に問題がある場合），血液系（出血傾向，血小板や凝固異常），循環器系（急性冠症候群発症3日以内，血圧コントロール不良の急性大動脈解離や大動脈瘤），脳神経系（脳出血，脳梗塞急性期，破裂リスクの高い脳動脈瘤），その他（局所麻酔薬や鎮静薬に対する過敏症の既往）．
- 最終飲食時間（食後4〜5時間以上経過してからの検査が望ましい）や，エアロゾル飛散を引き起こす可能性のある SARS-CoV-2 などの感染症の有無にも留意する．

■ 適応となる疾患

①大動脈解離 ［図1A］

- 大動脈解離に対する TEE は高い診断精度が示されている．特に，上行大動脈，弓部および胸部下行大動脈の観察において有効である．カラードプラ法を併用することで解離部の真腔・偽腔の形態，エントリーおよびリエントリー部位の描出が可能である．
- 大動脈解離は解離腔の急激な拡大により急変を引き起こしやすいため，TEE の施行に伴う血圧上昇が急変の悪化因子となる可能性がある．施行時には，薬剤による鎮静や血圧管理を行う．
- 大動脈解離の診断には，CT 検査の遅滞，造影剤アレルギーの既往，高度な腎機能低下などがない限り，TEE よりも速やかな造影 CT 検査がすすめられる．

②乳頭筋断裂 ［図1B］

- 乳頭筋断裂は急性心筋梗塞の機械的合併症の一つであり，これにより急性の重症僧帽弁逆流（MR）が発生する．急性肺水腫やショック状態を呈し，補助循環が必要となる重篤な状態に陥ることが多い．
- 乳頭筋断裂が疑われる場合には，まず経胸壁心エコー図検査で断裂した乳頭筋や僧帽弁の逸脱，さらにカラードプラ法で MR の確認を行う．極端に偏在して吹く MR ジェットや，頻脈の影響などで逆流シグナルが認識できないこともある．

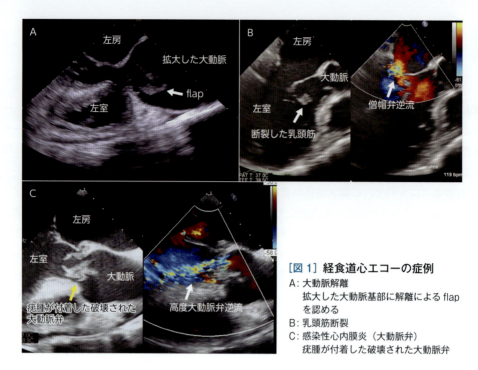

[図1] 経食道心エコーの症例
A: 大動脈解離
　拡大した大動脈基部に解離によるflapを認める
B: 乳頭筋断裂
C: 感染性心内膜炎（大動脈弁）
　疣腫が付着した破壊された大動脈弁

- 人工呼吸管理や補助循環などのサポートにより，酸素化や循環動態を安定させた上で，TEEには，詳細な評価がすすめられる．早期の外科的治療の検討が必要である．

③感染性心内膜炎 ［図1C］

- 経胸壁心エコーにおける疣腫の検出感度は，自己弁で約70％，人工弁で約50％とされるが，TEEにおける検出感度は，自己弁，人工弁ともに90％以上と優れている[1]．そのため，感染性心内膜炎が疑われる臨床所見がある場合には，TEEを積極的に行うことが推奨される．
- 発熱，新たな心雑音の出現などが見られる急性心不全の原因として，弁破壊が進行した感染性心内膜炎も念頭におく必要がある．緊急の外科的治療が必要な場合，早期診断を目的にTEEを施行することがある．

④心肺蘇生時や急性循環不全のモニタリングおよび原因検索

- 米国や本邦でのステートメントやガイドラインで心肺蘇生時や急性循環不全の患者に対するTEEの有用性が記載されている[2,3]．診断・予後判定能，胸骨圧迫の質の最適化，胸骨圧迫の中断時間の短縮，心収縮活動の連続的観察，経皮的心肺補助時のカニュレーションのガイドなどの利点がある．

⑤開心術直後

- 開心術後の経胸壁心エコーによる術後フォローアップでは，術後数日間は創部の被覆，ドレーンチューブなどにより胸壁からのアプローチに制限が生じ，十分な評価が困難になることも少なくない．
- 開心術後にバイタルサインが悪化した場合には，術後心タンポナーデや人工弁または形成術後の弁機能不全を考慮する．再手術の適応の決定に積極的にTEEの施行を検討する．

◆ 文献
1) Habib G, et al. Eur J Echocardiogr. 2010; 11: 202-19.
2) American College of Emergency Physicians: Use of Transesophageal Echocardiography(TEE)in the ED for Shock, Cardiac Arrest, and Procedural Guidance（2023年7月発行）.
3) 日本救急医学会．救急point-of-care超音波診療指針（Guidance for Clinical Practice using Emergency and Point-of-Care Ultrasonography）（2022年7月発行）.

〈和地純佳　原田顕治〉

9 CT

- CT検査は多大な解剖学的情報が一度に得られるため，循環器救急領域において非常に有用な検査の一つである．しかし，CT施行中は十分な監視が行き届かないため，撮影中に循環動態が破綻する恐れもある．このため，バイタルサインの安定化を行った上で施行するべきと考える．
- また，CT施行前には心電図・エコーなどで事前に疾患の想定を行うことが重要である．一部の急性冠症候群（ACS）患者，特にST上昇型心筋梗塞（STEMI）患者では特殊な場合を除き［図1］，CTが緊急血行再建を遅らせる要因になってはならない．
- 胸痛を主訴とする患者において，除外すべき重篤な循環器疾患として**急性大動脈解離，急性肺血栓塞栓症，急性冠症候群**が挙げられる．
- CTではこれら疾患の鑑別が可能であり，特にこれら3疾患を一度の撮影で除外するためのプロトコルとして"Triple rule out"がある．しかし，これら3疾患が同時に疑われることは少なく，撮影範囲の拡大による被曝量の増大，造影剤増量につながるため，Triple rule outの有用性は未だ不明確ではある[1]．

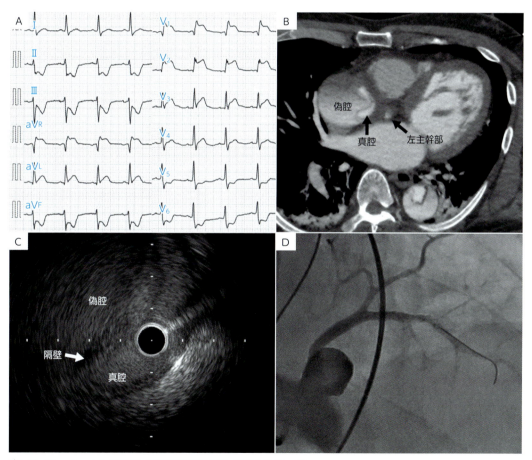

[図1] Stanford A型急性大動脈解離に伴うSTEMIの一例
56歳男性．胸痛を主訴に救急搬送となり，心電図上でST上昇（A）がみられたため緊急冠動脈造影検査を施行．しかし，検査中に大動脈解離を疑わせる所見がみられたため一時中断の上でCTを撮影し，Stanford A型急性大動脈解離に伴う左主幹部亜閉塞の診断となった．（B）応急的に左主幹部に対するPCIを行った上で，緊急開胸手術となった．（C, D）PCI中に撮影した血管内超音波（IVUS）では大動脈から左主幹部に続く解離が確認されている．（C）最終的には救命され，独歩退院となった．

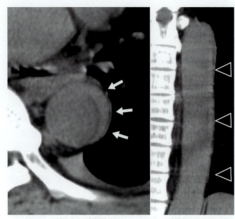

[図2] 偽腔閉塞型大動脈解離急性期
a：大動脈辺縁に三日月状の高吸収域を認め（←），偽腔閉塞型大動脈解離の急性期が示唆される．
b：高吸収域が頭尾方向に連続している（◀）．
〔日本循環器学会/日本心臓血管外科学会/日本胸部外科学会/日本血管外科学会合同ガイドライン．2020年改訂版 大動脈瘤・大動脈解離診療ガイドライン．https://www.j-circ.or.jp/cms/wp-content/uploads/2020/07/JCS2020_Ogino.pdf（2025年2月閲覧）〕

a：単純CT横断像　　b：単純CT MPR像　　偽腔閉塞型の場合は単純CTが有用となる場合が多い

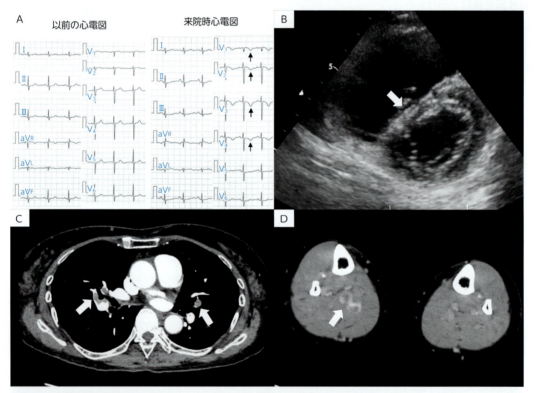

[図3] 急性肺血栓塞栓症の一例
69歳女性．突然の呼吸困難の後，労作時呼吸苦が出現し前医受診．心電図異常がみられたため虚血性心疾患疑いで当院紹介．心電図上，前壁誘導に広範な陰性T波がみられており（A），心エコーでも右心負荷所見がみられたため（B），造影CTを施行したところ両側肺動脈に血栓の指摘があり，急性肺血栓塞栓症の診断となった（C）．同時に施行した下肢静脈造影CTではヒラメ静脈に血栓の指摘もみられた（D）．

- CT検査では全大動脈を短時間で検査することができるため，急性大動脈解離に対するCT検査は診断に極めて有用である．急性大動脈解離におけるCT検査の感度は100%，特異度98%と報告されている[2]．
- 急性大動脈解離を疑った際は単純CTに加えて，造影CT早期相と後期相の撮影が原則必要となる．偽腔開存型では造影早期相および後期相で判断可能である．一方，偽腔閉塞型では造影相ではわかりにくいことが多いが，急性期の偽腔は単純CT検査において高濃度域となるため，単純CTが診断の手がかりとなることがある [図2]．
- 肺血栓塞栓症におけるCT検査は有用性が高く，感度83%，特異度96%と報告されており[3]，検査前臨床

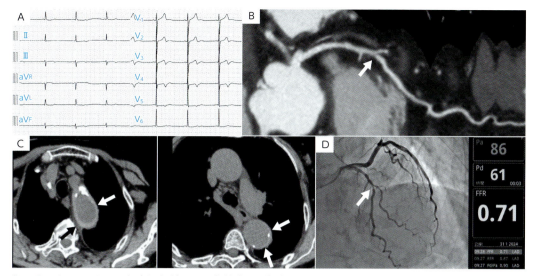

[図4] NSTE-ACS で来院したが CT で急性大動脈解離の診断となった一例

84歳女性．突然の心窩部・胸部の違和感にて受診．心電図上はV4-6の陰性T波を伴う軽度ST低下の指摘があり，A) トロポニンI: 23.20 pg/mLと軽度上昇がみられた．NSTEMIの診断ではあったが，非典型的な胸痛でもあり血圧も高値であったため冠動脈CTを撮影したところ，前下行枝中間部90％狭窄に加え，B) 偽腔閉塞型の急性大動脈解離の指摘が見られた．C) このため急性大動脈解離による症状の可能性が高く，保存的加療を行った後に待機的に冠動脈造影検査を行った (D).

的確率が低くCTで血栓が指摘されなければ除外することが可能である [図3]．造影早期相での肺動脈撮影に加えて静脈相での下肢深部静脈の撮影を追加することで原因となりうる深部静脈血栓の特定まで可能となる．

- 近年の冠動脈CTは以前と比較し，冠動脈モーション抑制の技術が格段に上昇し診断能が上昇している．また，条件によっては冠動脈造影検査より少量の造影剤での撮影も可能となる．
- ST上昇型急性冠症候群（STE-ACS）患者や，高リスクの非ST上昇型急性冠症候群（NSTE-ACS）は緊急冠動脈造影検査を優先させるべきだが，低-中等度リスクのNSTE-ACS患者に関しては救急外来での冠動脈CT検査は冠動脈造影検査を行わずに安全に帰宅させることができ，かつ病院滞在時間を減らす可能性がメタ解析で示されている[4]．このため低-中等度のリスクのNSTE-ACSに対しては，冠動脈以外の評価も含めて救急外来で冠動脈CTを施行する選択肢もあると考える [図4]．
- 冠動脈CT検査は陰性的中率が極めて高く（95～100％），NSTE-ACSの患者において有用であるが，冠動脈石灰化が強い患者においては評価が困難であることが多い．また，薬剤投与や特殊なプロトコルが必要であるため夜間緊急での撮影が困難な施設も多いと考える．
- ACSとプラークの不安定性は密接に関連しているが，冠動脈CTではプラークの不安定性の評価も行うことが可能である．冠動脈CTにおける不安定プラークの特徴は陽性リモデリング，低CT値プラーク，spottyな石灰化およびnapkin-ring signであると考えられている[5]．

◆ 文献
1) Madder RD, et al. J Cardiovasc Comput Tomogr. 2011; 5: 165-71.
2) Shiga T, et al. Arch Intern Med. 2006; 166: 1350-6.
3) Stein PD, et al. N Engl J Med. 2006; 354: 2317-27.
4) Barbosa MF, et al. Radiol Cardiothorac Imaging. 2023; 5: e230022.
5) Motoyama S, et al. J Am Coll Cardiol. 2009; 54: 49-57.

〈立石和也〉

Ⅰ. ER ●●● 4. ショックの初期評価・治療

1 気管挿管

- 気管挿管は呼吸不全に対して NPPV（非侵襲的陽圧換気療法）による陽圧換気を施行しても酸素化や換気を維持できない場合や意識の悪化などにより気道の確保，清浄化ができない場合に行う．呼吸状態の悪化から心機能低下となるため，迅速に判断する．
- フルストマック時に循環が不安定にて鎮静薬の使用が難しいなら意識下挿管，患者の協力が得られなければ迅速導入での挿管を検討する．
- DNAR や同意がない場合を除き気管挿管に禁忌はない．
- 重症患者への気管挿管で心停止は 2〜3%，原因は低酸素より循環不全が多く輸液や昇圧薬を準備する．

■ 挿管困難の予測

- 「LEMON」: 下記を診察して挿管困難を予測する．

Look externally	突出した歯，太く短い首，肥満，男性
Evaluate	開口<3 横指，頤〜舌骨<3 横指，口腔底〜甲状軟骨<2 横指
Mallampati Ⅲ/Ⅳ	開口時口蓋垂が見えても基部まで
Obstruction	気道閉塞の有無（腫瘍，外傷，出血）
Neck mobility	頸部の後屈制限や固定

- 「MACOCHA スコア」[1]: ICU での挿管困難予測

Mallampati Ⅲ/Ⅳ	5 点
閉塞性無呼吸症候群	2 点
頸椎可動制限	1 点
開口制限<3 cm	1 点
昏睡　GCS<8	1 点
低酸素血症　SpO_2<80%	1 点
非麻酔科医	1 点

3 点以上で挿管困難のリスクあり　8 点以上で研修医は 1 回では挿管できない

- 挿管困難のリスクがあれば麻酔導入時の日本麻酔科学会気道管理アルゴリズム（JSA-AMA）を参照．
①マスク換気を確認する（導入前に確認は可能）．②同一施行者による挿管操作は 2 回まで．③応援を呼ぶ．④声門上器具（ラリンジアルマスク等）を使用する．⑤輪状甲状膜の穿刺・切開を考慮する．

■ 気管挿管の準備

- 「SOAP MD」

Suction	口腔内吸引の準備（ヤンカーサクションチューブが有用）
Oxygenation	酸素投与
Airway	気管チューブ　男 8.0〜8.5 mm　女 7.0〜7.5 mm　細めのチューブも用意する．VAP（人工呼吸器の関連肺炎）予防にカフ上部吸引チューブ付き気管チューブを使用する．
	マッキントッシュ型喉頭鏡，ビデオ喉頭鏡　挿管困難時の声門上器具，ファイバースコープ，輪状甲状靱帯切開器具

Pharmacy/Position　薬剤/体位
- 鎮静薬

  ミダゾラム 0.1〜0.3 mg/kg　就眠がやや遅い

  プロポフォール 1〜2 mg/kg　血圧が低下しやすい

  ケタミン 1〜2 mg/kg　一過性血圧上昇　悪夢，幻覚の出現　鎮痛を兼ねる
- 鎮痛薬

  フェンタニル 1〜2 μg/kg　挿管時の血圧変動を防ぐ
- 筋弛緩薬

  ロクロニウム 0.6〜0.9 mg/kg　70〜80 秒で挿管可能　スガマデクス（緊急時 16 mg/kg）で拮抗できる

Monitor　EtCO$_2$，SpO$_2$，心電図，血圧計

Denture　入れ歯，動揺歯の確認

■ 手技[2]

- sniffing position: 頭部に枕を入れて頸部を屈曲，頭部を後屈して口腔軸，咽頭軸，喉頭軸を一直線に近づける［図 1］．
- 100%酸素にて前酸素化を 3 分間行う．HFNC（高流量鼻カニュラ酸素療法）を使用しているなら無呼吸酸素化のため継続する．nasal cannula 15 L/分でも代用できる．
- 鎮静薬を投与後，就眠を確認して筋弛緩薬を投与する．
- 右手指にてクロスフィンガー法により開口する．
- 左手に持った喉頭鏡で右口角から挿入して舌を左によけながら進めて喉頭蓋を確認する．確認できないときは喉頭蓋の下に喉頭鏡が入っている場合があり，喉頭鏡を引くと喉頭蓋が出てくる．
- 喉頭蓋を確認できたら喉頭鏡を喉頭蓋谷（舌と喉頭蓋の間）に進めて喉頭鏡を前上方に持ち上げて声門を確認する．声門の視認が困難なら BURP 法を試してみる［図 2］．
- 喉頭鏡で門歯をてこにして喉頭展開すると歯牙を損傷するので注意する．

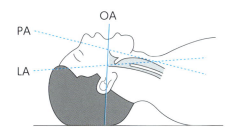
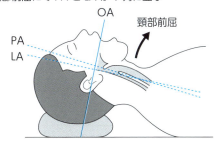
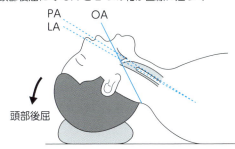

[図 1] sniffing position
OA: oral axis, 口腔軸　PA: pharyngeal axis, 咽頭軸
LA: laryngeal axis, 喉頭軸

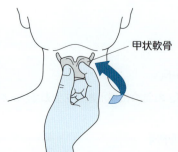

[図2] BURP 法
喉頭（甲状軟骨）を後（Backward），
上（Upward），右（Rightward）方へ
圧迫（Pressure）

- 声門を確認できたら目を離さず右口角から気管チューブを挿入する（固定長：門歯　男21〜23 cm　女20〜22 cm）．

■ 意識下挿管

- 循環不全で鎮静薬を使用できない場合やフルストマックで咳嗽反射を残したい場合に施行する．
- 枕はできるだけ高くする．枕が低いと患者が頭部を支点に胸を持ち上げて頸部の屈曲が浅くなりやすい．
- 反射が強く十分な展開ができない場合，必要最小限の鎮痛・鎮静薬を使用する（ミダゾラム1〜2 mg　フェンタニル10〜20 μg）．
- 喉頭鏡を浅くかけてキシロカインスプレーにて喉頭鏡が接触する舌根部を麻酔する．
- 喉頭展開は開口を手指で行わない以外は通常と変わらないが，声門が動いているので開いているときに気管チューブを挿入する（筆者は呼気開始時に挿入する）．
- 挿入後はチューブが噛まれないようにバイトブロックを挿入するまで喉頭鏡を抜かない．

■ 迅速導入（rapid sequence induction: RSI，crush induction）

- フルストマックで患者の協力が得られない場合に挿管困難のリスクが低ければ施行する．マスク換気を行わないため胃内への送気を抑えられる．
- 可能であれば胃管を挿入して吸引する．
- 十分な前酸素化を行う．時間がなければ100%酸素を4回大きく深呼吸してもらう．
- 鎮静薬と筋弛緩薬（例：プロポフォール2 mg/kg　ロクロニウム1.2 mg/kg）を連続で投与する．就眠を確認して輪状軟骨圧迫（Sellick手技）を3 kg程度の圧で行う．筋弛緩薬投与1分後に気管挿管を行う．気管挿管が確認できたら圧迫を解除する．
- 気管挿管に失敗したら低圧でマスク換気を行いつつ，次の挿管手技を試みる．

■ ビデオ喉頭鏡

- 喉頭鏡のブレードの先にカメラがあり，喉頭，声門の良好な視野が得られるので気管挿管が容易になる．手元のモニターで視野を複数人で共有できるので，確認，指導が行いやすい．従来の喉頭鏡と比較して頸椎の動きが小さく，頸椎不安定性のある患者に有用である．
- 問題点として口腔内に出血や分泌物があると視野が悪化して声門の確認が困難になる．挿管困難時に視野確保の有利さから挿管操作の中止が遅くなり無呼吸時間が長くなる．また普及しているとはいえ，すべての医療現場に配備されているわけではないので従来の喉頭鏡の習熟も必要である．

◆ 文献
1) Higgs A, et al. Br J Anaesthesia. 2018; 120: 323-52.
2) Gal TJ．気道管理．In: Miller RD，武田純三．ミラー麻酔科学．MEDSi; 2007．p.1259-86．

〈山本泰史〉

2 心原性ショック

- 本項では，ショックの原因が心原性と診断された後の ER での初期評価・米国心血管インターベンション学会（SCAI）分類・治療について概説する．

■ **心原性ショックの原疾患: JCS Shock Registry 研究**

- 日本循環器学会（JCS）Shock Registry 研究は，循環器専門医研修施設 82 施設が参加し，2012 年から 2014 年の来院時心原性ショック患者 979 症例を前向きに登録・解析した[1]．
- わが国における心原性ショックの原疾患として，急性冠症候群が 51％と最多の原疾患であることが明らかとなった．その他，非虚血性不整脈（16％），大動脈疾患（15％）によって全体の約 80％を占めた [図1]．
- 全体の 30 日死亡率は 34％であり，急性冠症候群（同 33％）を基準として，大動脈疾患（オッズ比 3.98，95％信頼区間 [2.32-6.81]）と心筋炎（3.25 [1.20-8.84]）の死亡オッズが高く，非虚血性不整脈（0.48 [0.30-0.77]）の死亡オッズは低かった．
- 死亡に関連する因子として，来院時収縮期血圧の低値，意識障害，心不全，院外心停止，eGFR 低値が挙げられた[1]．

■ **心原性ショックの身体所見**

- 心拍出量が低下すると，交感神経優位状態が生じるとともに内因性カテコラミンが分泌されるため，末梢血管は収縮し四肢末梢が冷たく湿った状態となる．バイタルサインには弱い脈，脈圧低下，代償性頻脈という形で現れる．
- ただし，代償性頻脈は β 遮断薬内服患者ではみられないことに注意が必要である．
- 心原性ショックでは両心不全の徴候を生じうる．すなわち，左心不全による肺野の喘鳴やラ音を認める一方，右心不全による中心静脈圧の上昇（頸静脈の怒張など）を認める．
- 急性心筋梗塞に心室中隔穿孔や乳頭筋断裂を合併した場合には著明な収縮期雑音が聴取されるため，心音の聴診を必ず行う．

■ **SCAI 心原性ショックステージ分類**

- 米国心血管インターベンション学会（SCAI）のエキスパートコンセンサス文書[2]では，ショックの進行度・重症度をステージ A からの 5 つのステージと修飾子 A で分類し，それらを診断する身体所見・生化学マーカー・血行動態指標のチェックリストを提示した [表1]．
- SCAI ショックステージ分類は院内死亡率と大きく関連する [表1][3]．
- 心停止からの蘇生症例，急性心筋梗塞，急性非代償性心不全，循環不安定，集中治療室入室の際には SCAI ショックステージチェックリストを参照し，身体所見，生化学マーカー，血行動態評価と並行して，心エ

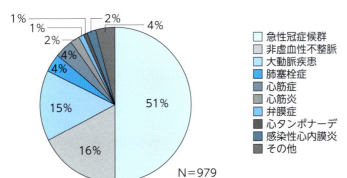

[図1] 心原性ショックの原疾患

[表1] SCAI ショックステージチェックリスト

SCAI ショックステージ	説明	身体所見	生化学マーカー	血行動態指標	院内死亡率 (＋A 修飾子)
ステージ A (At risk, リスク状態)	現在 CS の徴候や症状を示していないが，発症リスクがある	□正常な頸静脈圧 □末梢が温かい □強い末梢脈 □正常な精神状態 □肺の音がクリア	□正常乳酸値 □正常（または基準値範囲内の）腎機能	□SBP>100 mmHg（または基準値） □CI>2.5（急性の場合） □CVP<10 mmHg □PCWP<15 mmHg □PA Sat>65%	—
ステージ B (Beginning, 初期)	血行動態の不安定性の臨床的証拠があり，低灌流はない	□頸静脈圧上昇 □末梢が温かい □強い末梢脈 □正常な意識状態 □肺ラ音	□正常乳酸値 □軽度の急性腎機能障害 □BNP 上昇	□SBP<90 mmHg，または MAP<60 mmHg，または基準値から>30 mmHg の低下 □HR>100 bpm	5%（26%）
ステージ C (Classic, 典型的)	補液を超えて介入（薬物または機械的）が必要な低灌流	□容量過負荷 □意識状態の悪化 □末梢が冷たく湿っている □広範囲のラ音 □尿量<30 mL/時	□乳酸>2 mmol/L □クレアチニン 1.5 倍または GFR>50%減少 □肝機能悪化 □BNP 上昇	□CI<2.2（侵襲的血行動態測定が行われた場合［強く推奨］） □PCWP>15 mmHg	8%（40%）
ステージ D (Deteriorating, 悪化)	初期のサポート戦略が灌流を回復できなかった場合	Stage C のいずれかと，初期治療にもかかわらず低灌流の徴候/症状が悪化（または改善しない）	□C ステージのいずれかと，持続的に乳酸値が上昇（>2 mmol/L） □腎機能悪化 □肝機能悪化 □BNP 上昇	□C ステージのいずれかと，灌流を維持するための血管収縮薬用量増加または数の増加，または MCS デバイスの追加が必要	32%（54%）
ステージ E (Extremis, 極度)	急性または迫りくる循環虚脱	□通常は意識不明ほとんど脈がない心停止複数の除細動	□乳酸>8 mmol/L，CPR，重度のアシドーシス(pH<7.2)	□最大の血行動態サポートにもかかわらず極度の低血圧 □血管収縮薬のボーラス投与が必要	55%（77%）
＋/－修飾子 A (心停止)	低酸素脳障害の懸念がある心停止				

CPR: 心肺蘇生，MCS: 機械的循環補助 （死亡率は Jentzer JC, et al. J Am Coll Cardiol. 2019; 74: 2117-28による）

コー，冠動脈造影の実施を検討し，ステージ C 以上では補助循環装置の導入を考慮する．

■ 心原性ショック合併急性心筋梗塞への介入試験

- 心原性ショック合併急性心筋梗塞に対する主要な介入試験として，早期冠血行再建の効果を示した SHOCK 試験（1999 年）[4]，IABP ルーチン使用の有用性を否定した IABP-SHOCK II 試験（2012 年）[5]，緊急 PCI において責任病変に限定した PCI を支持した CULPRIT-SHOCK 試験 (2017 年)[6]，ECLS (VA-ECMO) ルーチン使用の有用性を否定した ECLS-SHOCK 試験（2023 年）[7]，さらに，IMPELLA 左室補助装置による生命予後改善を示した DanGer-SHOCK 試験（2024 年）[8]が挙げられる．
- 心原性ショック合併急性心筋梗塞では，有効性が示されている上述の治療介入を念頭において初期診療を進める．

◆ 文献

1) Ueki Y, et al. Circ J. 2016; 80: 852-9.
2) Naidu SS, et al. J Soc Cardiovasc Angiograph Interv. 2022; 1: 100008.
3) Jentzer JC, et al. J Am Coll Cardiol. 2019; 74: 2117-28.
4) Hochman JS, et al. N Engl J Med. 1999; 341: 625-34.
5) Thiele H, et al. N Engl J Med. 2012; 367: 1287-96.
6) Thiele H, et al. N Engl J Med. 2017; 377: 2419-32.
7) Thiele H, et al. N Engl J Med. 2023; 389: 1286-97.
8) Møller JE, et al. N Engl J Med. 2024; 390: 1382-93.

〈的場哲哉〉

Ⅰ. ER **4**. ショックの初期評価・治療

3 心タンポナーデ・心囊穿刺

- 心タンポナーデとは心膜液（心囊液）貯留により心膜腔内圧が上昇し，心室の拡張障害をきたし，静脈還流障害から右心系の虚脱が起き，それにより心拍出量が低下した状態である．
- 心膜液貯留の原因は約80％が特発性といわれている．心膜液貯留の原因を**表1**に示す[1]．
- 心タンポナーデの原因としては悪性腫瘍による心膜転移が多い．その他急性心膜炎などの感染症，急性大動脈解離，外傷などが特に救急外来で遭遇することが多い．
- 身体所見の特徴として①頸静脈怒張，②心音低下，③低血圧を認め，Beckの3徴といわれる．血圧低下に伴い頻脈となり，また吸気時に血圧が10 mmHg以上低下する奇脈を認める．
- 心電図では頻脈，低電位，電気的交互脈を認める．急性心膜炎の時は冠動脈支配に一致しない広範なST上昇とPR低下を認める．
- 胸部X線では心陰影拡大を認めることが多いが，急性の場合少量の心膜液貯留でも心タンポナーデとなることがあるので，心陰影拡大がないからといって心タンポナーデは否定できない．
- 心エコーが簡便で速やかに施行できる最も有効な検査である[図1]．心膜液貯留によるecho free spaceとそれによる右心系の虚脱，下大静脈の拡張と呼吸性変動の消失が特徴である．急性心筋梗塞時に心破裂を合併するとecho free spaceを認め，カラードプラで心室からecho free spaceへ血流を認める．また後述する心囊穿刺を行うときも心エコーは必須である．
- 単純/造影CTは心膜液貯留の原因検索（悪性腫瘍，急性大動脈解離，外傷など）に有用である．また心膜液貯留の全体像を把握でき，CT値から心膜液が滲出性か出血性かある程度判断できる．

[表1] 心膜液貯留の原因

感染性	
ウイルス（一般的）	Enteroviruses: coxsackieviruses, echoviruses Herpesviruses: Epstein-Barr virus, cytomegalovirus, human herpesvirus-6 その他
細菌	結核（一般的） その他（稀）: *Coxiella burnetii*, *Borrelia burgdorferi*, *Staphylococcus*, *Streptococcus*, など
真菌（極めて稀）	*Histoplasma*, *Aspergillus*, *Blastomyces*, *Candida*
寄生虫（極めて稀）	*Echinococcus*, *Toxoplasma*
非感染性 1	
自己免疫性（一般的）	全身性エリテマトーデス，シェーグレン症候群，慢性関節リウマチ，強皮症，好酸球性多発血管炎性肉芽腫症，高安病，ベーチェット病，サルコイドーシス，家族性地中海熱，炎症性腸疾患，Still病など
腫瘍	転移性（一般的）: 肺癌，乳癌，リンパ腫など 原発性（稀）: 心膜中皮腫など
代謝性	尿毒症，粘液水腫，神経性食思不振症，甲状腺機能低下症など
外傷性，医原性	胸部外傷，食道穿孔，放射線性，心筋梗塞後症候群，心膜石灰術後，PCI・ペースメーカーリード・アブレーションによる損傷など
薬剤性（稀）	薬剤性ループス: プロカインアミド，ヒドララジン，メチルドパ，イソニアジド，フェニトイン 抗がん剤: ドキソルビシン，ダウノマイシン，Ara-C，5-FU，シクロフォスファミド その他: アミオダロン，メサラジン，ミノキシジル，ダントロレン，サイアザイド，TNF阻害薬など
その他	アミロイドーシス，大動脈解離，肺高血圧症，慢性心不全など

（Adler Y, et al. Eur Heart J. 2015; 36: 2921-64より改変）

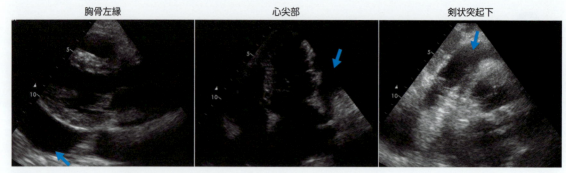

[図1] 心タンポナーデの心エコー（※矢印で心膜液の部分を示す）

- 治療は基本的に心嚢穿刺による心嚢ドレナージを行う．心嚢穿刺の準備ができるまでは補液，カテコラミン投与などで心拍出量を維持する．血管拡張薬や利尿薬投与は状態を悪化させるのですすめられない．陽圧換気は静脈還流をさらに低下させるためこちらもすすめられない．
- echo free space が狭く穿刺による心嚢ドレナージが困難，あるいは心臓や周囲の臓器を穿刺してしまう可能性が高いと判断されれば，速やかに心臓血管外科に心膜切開術を依頼する．
- 急性心筋梗塞になどによる心破裂や急性大動脈解離に伴う心タンポナーデの場合，ドレナージは少量に留めておく．血圧上昇によりさらに出血を助長するため注意が必要である．
- 心嚢穿刺の手技の実際：①心エコーで，心嚢穿刺が可能かの評価を行う．心嚢穿刺は可能な限り心臓カテーテル検査室に移動し，透視を見ながら行うことがすすめられる．CT の冠状断と矢状断をイメージし，正面像と側面像から心陰影を見ながら穿刺を行う．ドレナージキットを使用する際には，透視下でガイドワイヤーやドレナージキットの位置を確認しながら留置する．ベッドサイドで行う場合は，可能であれば 30° 程度の半座位とするとやりやすい．②穿刺部位は主に剣状突起下，胸骨左縁，心尖部から行う．心膜液貯留の状態を心エコー図検査で観察し，最も安全に穿刺できる部位を選択することが重要である．③リアルタイムエコーガイド下で穿刺を行うことで重篤な合併症を予防できる[2,3]．④穿刺による心膜刺激で迷走神経反射をきたし，徐脈や血圧低下などを認めることがあるため，硫酸アトロピンを準備しておく．⑤胸骨左縁アプローチの場合は肋間動脈を損傷しないように肋骨上縁を垂直に穿刺する．心尖部アプローチの場合は穿刺部から心臓までの距離が短く，冠動脈も末梢で細くなるため，心臓合併症が少ないといわれている．いずれのアプローチの場合も気胸，内胸動脈損傷，冠動脈損傷，心筋損傷等に注意する．剣状突起下アプローチは前述した透視像を参考にしやすく選択されることが多い．リアルタイムエコーガイド下穿刺が困難である場合は，剣状突起左縁と左肋骨弓との交点（Larry's point）から，左肩に向け腹壁と 45°程度の角度で穿刺する．冠動脈と心筋損傷に加え肝臓損傷にも注意する．⑥本穿刺に成功したらガイドワイヤーを進め，専用のドレナージキットをガイドワイヤーに添わせて進め心嚢内に留置する．前述したように透視下で行うと，ガイドワイヤーなどの位置を把握しながら手技が安全に行える．心膜液の排液を確認し，ドレナージキットを留置しておく場合は，キットを固定する．
- 心嚢ドレナージはあくまで応急処置である．心膜液の性状を確認すると共に血算，生化学，病理などの各種検査を行い原因疾患検索とその治療をすすめる．

◆ 文献
1) Adler Y, et al. Eur Heart J. 2015; 36: 2921-64.
2) Tsang TS, et al. Mayo Clin Proc. 2002; 77: 429-36.
3) Cho BC, et al. Yonsei Med J. 2004; 45: 462-8.

〈清水勇人〉

I. ER ● ● ● ● 5. 急性冠症候群の初期評価・治療

1 ST上昇型急性冠症候群（STE-ACS）

- 心電図上のST上昇は一般的に心筋の貫壁性虚血（高度虚血）を示唆する所見であり，迅速な判断と対応が必要となる．完全に虚血となってからの心筋細胞の生存時間は約6時間と言われており，可能な限り早期での心筋への血流再開が望まれる．
- STE-ACSの大部分はST上昇型心筋梗塞（STEMI）であるが，たこつぼ症候群や心筋炎なども鑑別に挙がる．しかし，いずれにせよSTEMIではないことを確認するために緊急冠動脈造影検査（CAG）を施行する必要がある．
- 冠動脈の血行再建方法は経皮的冠動脈形成術（PCI）と冠動脈バイパス術（CABG）の2通りあるが，PCIの方が早期に再灌流が達成できるため，STEMIの場合は原則PCIでの治療を第一選択として考える．
- ただし，PCI施行施設から遠隔の地域や離島など，PCIを施行するために必要な時間と血栓溶解療法開始までにかかる時間の差が1時間以上の場合は血栓溶解療法も考慮する．

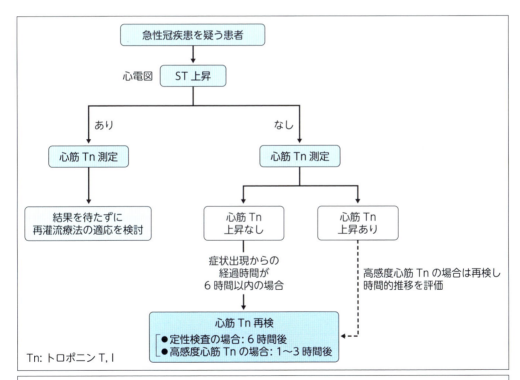

[図1] 急性冠症候群における心筋トロポニン測定のフローチャート
〔日本循環器学. 急性冠症候群ガイドライン（2018年改訂版）. https://www.j-circ.or.jp/cms/wp-content/uploads/2018/11/JCS2018_kimura.pdf（2025年2月閲覧）〕

STEMI患者においては心筋トロポニンの値を確認せずに再灌流療法の適応を検討する

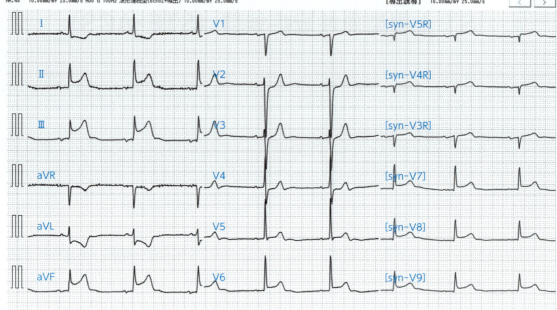

[図2] 急性下後壁患者における導出18誘導心電図
II/III/aVF，V5-6誘導に加えてV7-9誘導およびV3R-V5Rの上昇があり，右室梗塞を合併した急性下後壁心筋梗塞であることが推測される．この症例の責任病変は比較的大きな右冠動脈の近位部完全閉塞であった．

- 血栓溶解療法を先行させることなく，再灌流療法として当初からPCIを選択することを「primary PCI」という．STEMI患者に対するprimary PCIは生命予後を改善させる[1]．
- 一方，血栓溶解療法は発症12時間以内でかつSTEMIの診断から2時間以内にprimary PCIを施行できないときに推奨される．しかし，発症から時間が経過するほど血栓溶解療法の効果は減弱するため発症から3時間以上経過していれば，時間を要してもPCI施行可能な施設へ搬送してprimary PCIを考慮すべきである．
- また，血栓溶解療法後にPCI施行が可能な施設に搬送し，血栓溶解療法後3～24時間にCAGおよびPCIを施行することを「systematic PCI」といい，systematic PCIはprimary PCIとくらべ死亡率に差がないとの報告もあるため，血栓溶解療法後は早期にPCI施行可能な施設への搬送が重要である．
- 心電図上のST上昇は現在進行形での高度な虚血を示唆する一方，心筋バイオマーカーであると心筋トロポニンは発症から上昇するまで約3時間程度の時間がかかる．このためSTE-ACS患者においては心筋トロポニンなどのバイオマーカーを待たず，緊急CAGを判断すべきである［図1］．
- 近年，12誘導心電図に加えて，後壁誘導であるV7-9，右側胸部誘導であるV3R-V5Rが自動的に算出可能な導出18誘導心電図も利用可能となっている．これらを利用することで救急外来での右室梗塞合併症例を含めた梗塞範囲の推測を簡便に行うことができる［図2］．
- STEMI患者の場合，病院到着時から再灌流までの時間（door to balloon time）を90分以内にすることが望ましく，早期の心電図検査からカテーテル室搬送までの準備を含めチーム医療として迅速な対応が望まれる．
- 近年では発症から再灌流までの時間が3時間以内の方が有意に生命予後を改善させることも報告されている[2]．このため，市民への胸痛患者の早期搬送の必要性についての啓蒙や，搬送時間短縮を目的とした病院前救急搬送システムの向上がSTEMI患者の予後を改善させることにつながると考えられる．
- 発症から24時間以上経過し，症状が消失しており血行動態や電気生理学的に安定している患者に対しては

[表 1] P2Y12 受容体拮抗薬の薬理作用の比較

	クロピドグレル	プラスグレル	チカグレロル
受容体の阻害	不可逆的	不可逆的	可逆的
プロドラッグ	Yes	Yes	No
半減期	～6 時間	～7 時間	8～12 時間
結合様式	競合的	競合的	非競合的
服薬用法	1 日 1 回	1 日 1 回	1 日 2 回
効果発現までの時間	2～8 時間	30 分～4 時間	30 分～4 時間
効果消失までの時間	5～7 日	7～10 日	3～5 日
シトクローム P450 との相互作用	CYP2C19	No	CYP3A

プラスグレルはクロピドグレルと比較し効果発現までの時間が短くシトクローム
P2C19 遺伝子多型の影響を受けにくい
(Rollini F, et al. Nat Rev Cardiol. 2016; 13: 11-27)

原則 primary PCI は推奨されない．しかし，準緊急や待機的に血行再建が必要である可能性があり循環器内科と協議し方針を決定すべきであると考える．

● 救急外来における心エコーは梗塞領域の確認や機械的合併症の評価のために必要である．しかし，STEMI 患者の場合は心エコーが再灌流療法を遅らせる要因になってはならない．

● 以前は推奨されていた STEMI 患者へのルーチンの酸素投与は近年の報告では有効性は否定されており[3]，SpO_2 90%以上の患者に対するルーチンの酸素投与は推奨されていない．

● 心筋虚血の症状がある STEMI 患者に対するニトログリセリンの投与は推奨されているが，低血圧（収縮期血圧 90 mHg 未満）や右室梗塞が疑われる患者には投与は控える．

● 持続する胸痛は心筋酸素消費量を増やし梗塞巣の拡大，不整脈を誘発する可能性がある．このため，硝酸薬投与後も胸部症状が持続する患者に対しては塩酸モルヒネの使用は有効である．

● ACS が疑われる場合は可能な限り早い段階でアスピリン（162～200 mg）の咀嚼投与が望ましい．一方，STEMI 患者においては P2Y12 受容体拮抗薬（クロピドグレル，プラスグレルなど）の可及的速やかなローディングも推奨されている．

● 日本人を含むアジア人はシトクローム P2C19 遺伝子多型により約 30%程度でクロピドグレルの効果が減弱する可能性がある．

● 一方で，プラスグレルはシトクローム P2C19 遺伝子多型の影響を受けにくく安定した効果が得られやすくかつ即効性も高いため，P2Y12 受容体拮抗薬未服用の STEMI 患者に対してはプラスグレル 20 mg でのローディングが推奨される．なお，チカグレロルはプラスグレル，クロピドグレルが投与困難な患者のみに使用され，原則は使用されない [表 1]．

◆ 文献
1) Fazel R, et al. J Am Heart Assoc. 2020; 9: e015186.
2) Shiomi H, et al. BMJ. 2012; 344: e3257.
3) Hofmann R, et al. N Engl J Med. 2017; 377: 1240-9.

〈立石和也〉

2 非ST上昇型急性冠症候群（NSTE-ACS）

- 非ST上昇型急性冠症候群（NSTE-ACS）には比較的軽症から重症まで幅広い患者層が含まれており，STE-ACSと比べて治療方針の決定が難しい．NSTE-ACSにおける最も重要なことはリスクの層別化であると考えられ，これを中心に述べる [表1]．

- 一般的に，心電図上のST低下は心内膜下虚血を示唆する所見である．虚血責任病変にかかわらず低下する誘導はV4-6が中心であり，虚血責任病変を推測することは難しい．しかし，ST低下の誘導数が多く，より深く低下しているほど心筋虚血が高度であると判断できる．

- aVR誘導のST上昇は左主幹部や多枝病変による重症虚血を示唆するため，広範なST低下とともにaVR誘導でのST上昇が認められた場合は，これら重篤な疾患を想起する必要がある [図1]．

- NSTE-ACSの原因としては非ST上昇型心筋梗塞（NSTEMI）/不安定狭心症（UA）が主体であるが，冠動脈に閉塞・狭窄が見られないMINOCA（Myocardial Infarction with Non-Obstructive Coronary Arteries）も含まれる．

- MINOCAの原因としては冠攣縮や冠微小循環障害に加え，心筋炎・心筋症，高度貧血や敗血症などに伴う相対的な需要・供給のミスマッチ等が考えられる [図2]．

- メタ解析においてNSTEMI患者全体では来院後早期の侵襲的検査/治療は待機的な侵襲的検査/治療と比較して予後に大きな影響を与えないという報告もある[1]．

- しかし，前述したように幅広い患者層が含まれているため，NSTE-ACS患者において最も重要なことはリスクの層別化であり，高リスク群に対しては即時または早期侵襲的治療戦略を選択すべきである[表1]．

- 薬物治療抵抗性の胸痛が持続している場合，心原性ショックを含めた血行動態が不安定な場合，致死性不整脈が見られる場合に関しては機械的補助循環（MCS）の適応も含め，入院後2時間以内に冠動脈造影検査（CAG）を行う即時侵襲的治療戦略が望ましい [表1]．

[表1] NSTE-ACS における治療戦略選択とその時期

リスク	治療戦略	
高	即時侵襲的治療戦略（2時間以内）	薬物治療抵抗性の胸痛持続または再発 心不全合併 血行動態不安定 致死性不整脈または心停止 機械的合併症（急性僧帽弁逆流など） 一過性のST上昇，反復性の動的ST-T変化
	早期侵襲的治療戦略（24時間以内）	心筋梗塞に合致する心筋トロポニン値の上昇および下降 新たな心電図変化（動的ST-T変化） GRACEリスクスコア>140
中	後期侵襲的治療戦略（72時間以内）	糖尿病 腎機能障害（糸球体濾過量<60 mL/分/1.73 m^2） 低心機能（LVEF<40%） 早期の梗塞後狭心症 冠血行再建の既往（PCI，CABG） GRACEリスクスコア109〜140
低	初期保存的治療戦略	上記の危険因子を有さず，保存的治療が妥当と考えられる場合 GRACEリスクスコア<109

〔日本循環器学会．急性冠症候群ガイドライン（2018年改訂版）．https://www.j-circ.or.jp/cms/wp-content/uploads/2018/11/JCS2018_kimura.pdf（2025年2月閲覧）〕

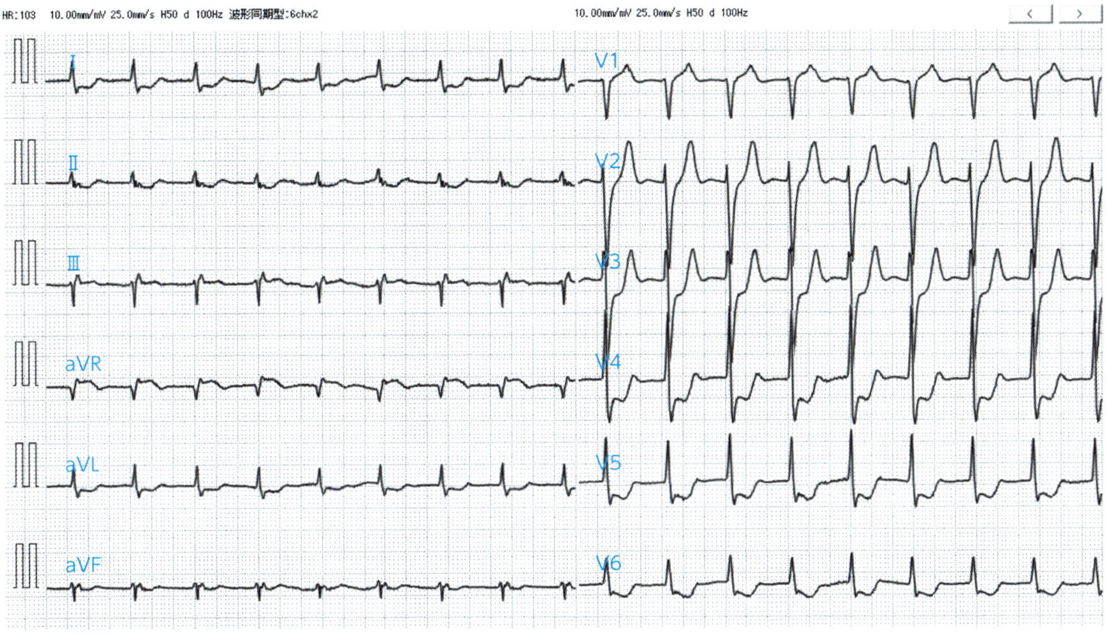

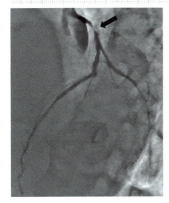

[図1] 左主幹部が culprit であった NSTE-ACS の心電図と CAG 所見（LAO 50°, CRA 30°）

71歳男性．心原性ショックで来院．来院時心電図では aVR の上昇に加えて V3-6 の広範な ST 低下が見られており緊急 CAG を施行したところ左主幹部 99％狭窄がみられた．機械的補助循環下での PCI により救命が得られた．

"Working Diagnosis" としての MINOCA
（トロポニン陽性非閉塞性冠動脈：TP-NOCA）

冠動脈疾患 （確定診断としての MINOCA）	冠動脈疾患以外の心臓疾患	非心臓疾患
・プラーク破綻・びらん ・冠攣縮 ・CMD ・冠微小血管攣縮 ・SCAD ・冠動脈に及ぶ大動脈解離 ・冠動脈塞栓症 ・冠動脈 slow-flow	心筋由来 ・心筋炎 ・たこつぼ症候群 ・心筋症 ・心不全 ・重症大動脈弁狭窄症 ・頻脈，徐脈 ・心外傷 血栓性由来 ・プロテイン C 欠損症 ・プロテイン S 欠損症 ・第 V 因子 Leiden 変異	・腎機能障害 ・肺血栓塞栓症 ・敗血症 ・貧血・出血 ・重度高血圧 ・低血圧, ショック ・薬剤（カテコラミンなど）

[図2] MINOCA の想定される原因疾患

〔日本循環器学会/日本心血管インターベンション治療学会/日本心臓病学会．2023年 JCS/CVIT/JCC ガイドラインフォーカスアップデート版　冠攣縮性狭心症と冠微小循環障害の診断と治療. https://www.j-circ.or.jp/cms/wp-content/uploads/2023/03/JCS2023_hokimoto.pdf（2025年2月閲覧）〕

- ACS患者の包括的リスク評価の一つに GRACE リスクスコアがあり [表2]，特に GRACE リスクスコア＞140 の例においては早期の血行再建の意義が報告されている[2,3]．このため，これら患者に対しては入院後24時間以内に CAG を行う早期の侵襲的検査が望ましい．

- NSTE-ACS 患者においては，高感度心筋トロポニンの再検を行うことが望ましい（前項 I -5-1 の図1参照）．時間的推移も評価し，心筋梗塞に合致する心筋トロポニン値の上昇および下降があれば入院後24時間以内の早期侵襲的治療戦略を考慮する [表1]．

- NSTE-ACS に対する血栓溶解療法は予後を改善せず，出血性合併症や心筋梗塞の発症が高率であったため推奨されていない[4]．

- 十分なエビデンスは確立されていないが，中等度以上のリスクがあり後期侵襲的治療戦略（入院後72時間以内）を選択する NSTE-ACS 患者は CCU またはそれに準ずる病床で管理することが望ましいと考える．

- CAG で責任病変が指摘された NSTE-ACS に関しては血行再建を検討する．血行動態が不安定な場合や薬剤抵抗性の胸痛など ongoing な虚血が示唆される場合は，原則経皮的冠動脈形成術（PCI）での治療が優先される．しかし，薬剤にて状態が安定した患者における PCI または CABG の選択に関しては SYNTAX score などを元に安定冠動脈疾患の治療適応に準じ，ハートチームで議論して決定すべきである．

- NSTE-ACS が強く疑われる時点でアスピリンの咀嚼投与が推奨される．しかし，STE-ACS と異なり NSTE-ACS では有意な冠動脈疾患が見られない場合や PCI 以外の血行再建方法の可能性も考えられるため，プラスグレルをはじめとした P2Y12 受容体拮抗薬の投与は冠動脈病変を確認後に検討すべきである．

[表2] GRACE ACS リスクスコア

		スコア
年齢（歳）	＜40	0
	40～49	18
	50～59	36
	60～69	55
	70～79	73
	≧80	91
心拍数（回/分）	＜70	0
	70～89	7
	90～109	13
	110～149	23
	150～199	36
	≧200	46
収縮期血圧（mmHg）	＜80	63
	80～99	58
	100～119	47
	120～139	37
	140～159	26
	160～199	11
	≧200	0
初期血清クレアチニン（mg/dL）	0～0.39	2
	0.4～0.79	5
	0.8～1.19	8
	1.2～1.59	11
	1.6～1.99	14
	2～3.99	23
	≧4	31
Killip 分類	クラス I	0
	クラス II	21
	クラス III	43
	クラス IV	64
心停止による入院		43
心筋バイオマーカーの上昇		15
ST 部分の偏位		30

〔日本循環器学会. 急性冠症候群ガイドライン（2018年改訂版）. https://www.j-circ.or.jp/cms/wp-content/uploads/2018/11/JCS2018_kimura.pdf（2025年2月閲覧）〕

◆ 文献
1) Kite TA, et al. Eur Heart J. 2022; 43: 3148-61.
2) Mehta SR, et al. N Engl J Med. 2009; 360: 2165-75.
3) Kofoed KF, et al. Circulation. 2018; 138: 2741-50.
4) Bär FW, et al. Circulation. 1992; 86: 131-7.

〈立石和也〉

3 心筋梗塞の機械的合併症

- 心筋梗塞の機械的合併症は，急性期または回復期に，心筋の壊死や組織の脆弱が原因で発生する深刻な合併症である．生命の危険も高く，緊急の治療が必要となることが多い．左室自由壁破裂，心室中隔穿孔（破裂），乳頭筋破裂の3病態を示す[1]ことが多い［図1］．

1. 左室自由壁破裂（left ventricular free wall rupture: LVFWR）

- 発生時期は急性心筋梗塞後7日以内が多い．心筋梗塞により壊死した心筋が外力に耐えられなくなり，心臓壁が破裂する．心嚢内出血を起こし心タンポナーデに至ることが多い．1980年代では，LVFWRは急性心筋梗塞後死亡の10％前後と報告されていたが，経皮的冠動脈形成術（percutaneous coronary intervention: PCI）の普及によって発生率は減少し，貫壁性心筋梗塞の1％以下とされている．

2. 心室中隔穿孔（ventricular septal perforation: VSP）

- 発生率は0.17〜0.31％と低下を認めているが，死亡率は41〜80％と高い．心室中隔が破裂し，左右心室間で異常シャントが発生する．圧の高い左心室から，圧の低い右心室への血液が流れ込み，右心系の容量負担が増加し，急性の右心不全が進行する．

3. 乳頭筋断裂と僧帽弁閉鎖不全（mitral regurgitation due to papillary muscle rupture: PMR）

- PMRの70〜80％は急性心筋梗塞後5日以内に発症する．PMRの発生率は1％以下とされているが，入院治療の開始が遅れた例に合併することが多く，高齢，高血圧の既往，下壁梗塞がリスクとなる．僧帽弁を支える乳頭筋の壊死や機能不全により，僧帽弁閉鎖不全が生じる．乳頭筋の完全断裂例では，重篤な僧帽弁逆流を生じ，急性の心不全や肺水腫が生じる．

4. 左室瘤（left ventricular aneurysm）

- 心筋梗塞後，左心室の壊死した部分が瘤状に膨らみ，心拍出量が低下し，心不全を引き起こすことがある．また，瘤内で血栓が形成されると，脳梗塞や末梢動脈塞栓等のリスクとなる．

5. 心原性ショック（cardiogenic shock）

- 広範な心筋壊死を認めると，心臓のポンプ機能が極端に低下し，全身への血液供給，組織への酸素供給が低下し，多臓器不全を認める．機械的合併症による心原性ショックに対しては，大動脈内バルーンポンプ（intra-aortic balloon pumping: IABP）などの機械的補助循環（mechanical circulatory support: MCS）による血行動態のサポートがすすめられる．

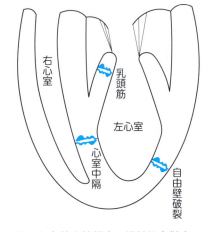

［図1］急性心筋梗塞の機械的合併症

6. 心膜液貯留および心タンポナーデ（pericardial effusion and tamponade）

- 心筋梗塞後に心膜液が貯留し，心タンポナーデを引き起こすこともある．また，LVFWRにより心タンポナーデとなる症例も多い．

■ 発生率

- 2010年に報告されたAPEX-AMIレジストリーでは，ST上昇型急性心筋梗塞患者5,745例のうち，機械的合併症は52例（0.91％）に発生し，LVFWRが0.52％，VSPが0.17％，PMRが0.26％であった[2]．PCIなど急性心筋梗塞の治療の進歩に伴い，機械的合併症の発生率は減少している[3]．

■ 検査

- 心エコーにより機械的合併症を迅速に診断することが重要である．

- 経胸壁心エコーで詳細な評価が難しい場合には，酸素化や循環動態を安定させた上で，経食道心エコー図検査もすすめられる（I-3-8「経食道心エコー」の項参照）.
- 血行動態が比較的安定しており，CT検査がすぐに行える環境であれば，CT検査も有用である．腎機能が良好であれば，造影CT検査も検討する．

■ 治療

- 心筋梗塞後の機械的合併症は重篤となることが多く，迅速な診断と治療が必要となる．
- 特殊な例を除いて外科的治療以外に救命方法はないことから，迅速に心臓外科医にコンサルトを行い，ハートチームで協議しながら治療を行うことが望まれる．
- 一方で，心筋梗塞の機械的合併症は，急激な血行動態の破綻による全身状態の悪化を生じやすく，これまでの報告では外科的治療の成績は良くない．
- 機械的合併症では急速に循環不全が進行するため，確定診断をしながら補助循環を適用しなければならないことも少なくない．
- 機械的デバイスを迅速に使用し，循環を維持して全身状態の悪化を回避し，早期に外科的治療を行うことが治療成績を向上させると考えられる．
  - 酸素療法: 酸素吸入は組織低酸素状態を改善するために必要となる．酸素飽和度を指標に適宜投与量を増減するが，酸素化が不十分な場合には，マスクを用いた非侵襲的陽圧換気療法（NPPV）や気管挿管による呼吸管理を躊躇なく行うことも必要である．
  - 薬物治療: 心不全や血行動態の安定のために，強心薬や血管拡張薬が使われることがあるが，LVFWR，VSP，PMRなどの機械的合併症に基づく血行動態の障害に対しては，薬物治療は無効なことが多い．
  - 機械的補助デバイス: 心臓の後負荷の軽減のため，MCSとしてIABPや補助循環用ポンプカテーテル（IMPELLA）の使用や，一時的な心臓機能のサポートとして体外式膜型人工肺（extra-corporeal membrane oxygenation: ECMO）も考慮する．心原性ショックの症例では，Veno-Arterial（VA）ECMOを含めたMCSの使用を躊躇しない．
  - 外科的治療: LVFWR，VSP，PMR等に対しては外科的修復が必要となる．早期の積極的な外科的治療が必要で，緊急手術となることも多い．
  - 心嚢ドレナージ: LVFWRで心タンポナーデと診断した症例では，心嚢ドレナージを併行することが重要である．経皮的心嚢ドレナージは，心嚢内に血腫が形成されるとその効果が不十分となることもあるため，緊急開胸血腫除去を行う必要もある．

[表1] 心筋梗塞の機械的合併症の種類と治療

種類	治療
左室自由壁破裂	外科的治療（緊急手術），ECMO，IABP，心嚢ドレナージ
心室中隔穿孔	外科的治療（パッチ閉鎖術など）
乳頭筋断裂	外科的治療（僧帽弁置換術など）
左室瘤	抗凝固療法，心不全治療薬，外科的治療
心原性ショック	機械的合併症によるものはIABPなどのMCSが勧められる
心膜液貯留	心膜穿刺

■ 予防と管理

- 心筋梗塞の機械的合併症を予防するためには，PCIや冠動脈バイパス術（coronary artery bypass grafting: CABG）による早期の再灌流療法により，心筋壊死の範囲を最小限に抑えることが重要となる．また，心筋梗塞後も，高血圧症の治療や，β遮断薬などによる心臓の負担を軽減する治療が，機械的合併症の予防にもつながる．機械的合併症は致命的だが，頻脈，血圧やSpO$_2$の低下などのバイタルサインの変化，呼吸困難や四肢冷感などの症状，聴診による新規の心雑音聴取，心エコーなどによる早期発見と，迅速な対応によって，予後が改善される可能性がある．

◆ **文献**　1）日本循環器学会．急性冠症候群ガイドライン（2018年改訂版）.
　　　2）French JK, et al. Am J Cardiol. 2010; 105: 59-63.
　　　3）Figueras J, et al. Circulation. 2008; 118: 2783-9.

〈桑原政成〉

I. ER • • • • 6. 不整脈の初期評価・治療

1 上室性不整脈

■ まずはバイタルチェック

- 基礎疾患によっては，narrow QRS tachycardia であっても，血圧が急激に低下したり意識レベルが低下したりすることもある．血行動態は不安定になった場合には，静脈路を確保し補液した上で，カルディオバージョン（同期電気ショック）を考慮する．

■ 頻拍の鑑別

①QRS が regular か irregular か

- Irregular であれば，心房細動（AF）が最も疑われる［図1］［図2］．P 波の消失に伴う f 波（形がバラバラ）の出現も認められれば診断は容易である．心房頻拍が 2 度房室ブロックを起こしている状況も想定できるが，鑑別できないほどの頻脈であれば，AF に準じて治療して問題ない．

②Regular tachycardia の鑑別

*一般的に頻用される発作性上室頻拍（PSVT）という表現は，広義には今回の narrow QRS の regular tachycardia の総称をさす．また狭義の PSVT としては，通常型房室結節リエントリ性頻拍（AVNRT）と房室リエントリ性頻拍（AVRT）を含んで使用されることがある．

- 頻拍発作時
  - まず，P' 波の有無を確認する［図1］［図2］．P' 波がまったく確認できない場合は，通常型房室結節リエントリ性頻拍（AVNRT）であることがほとんどである．
  - P' 波が確認できる場合，RR 間隔の半分よりも RP' が短いものを short RP' 頻拍，長いものを long RP' 頻拍と分類される［図2］．
  - Short RP' 頻拍なら通常型 AVNRT あるいは房室リエントリ性頻拍（AVRT）の可能性が高く，long RP' 型なら心房頻拍（AT）である可能性が高い［図2］．
  - Long RP' 頻拍には，稀有型 AVNRT（特に fast-slow），減衰伝導特性をもつ slow Kent の AVRT も含まれるが，頻度は稀である．
- 頻拍開始時
  - 通常型 AVNRT では，心房期外収縮が発生し，それにより速伝導路（fast pathway: FP）ではなく遅伝導路（slow pathway: SP）を緩徐に伝導し，FP を逆伝導することでリエントリが発生，頻拍が成立する．
  - FP ではなく SP に乗り換えて伝導することを jump up 現象という．この所見が稀に心電図で認められることがある．その場合，頻拍は AVNRT が疑わしい．少なくとも AT の可能性は低い．
- 頻拍停止時
  - 頻拍が P' 波で停止した場合，AT は否定的である．なぜなら，AT が P' 波で停止するためには，AT 自体が自然に停止すること，房室ブロックの発生，の 2 つの現象が同時に起こらなければならないためである．

■ 頻拍の初期治療

- 上述のように，血行動態が不安定であれば，カルディオバージョンを施行する．血行動態が安定してる場合には，以下の薬剤治療を考慮する．
  - ①AF
    - まずは，病歴を確認し抗凝固療法を内服しているかの確認が必要である．一般的に血栓形成は AF 発

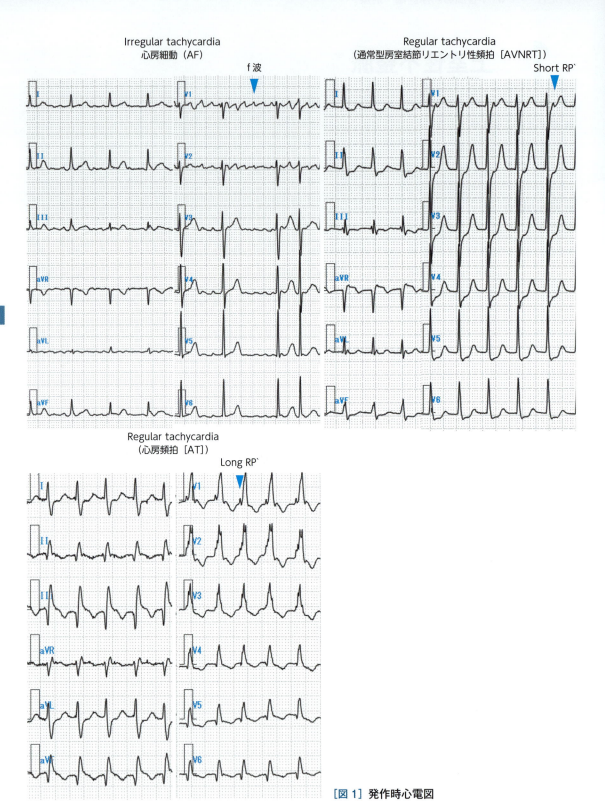

[図1] 発作時心電図

症後48時間以上経過してから生じると言われているが，実際の正確な発症時期が不明なことも多く，長期間持続している可能性がある場合には抗凝固療法を，内服していない場合には治療前に経食道心エコーにて左心耳血栓の有無を確認することが必要である．

Irregular tachycardia

P 波の消失, f 波の出現も診断基準
＊心房頻拍 (心房粗動) の二度房室ブロックの可能性もあり

Regular tachycardia

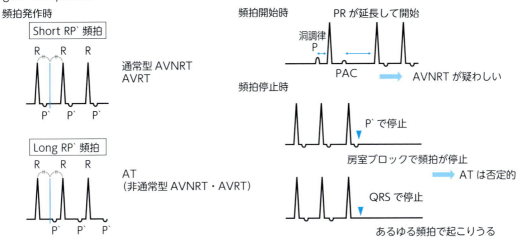

[図 2] Narrow QRS tachycardia の鑑別

- その上で，AF を停止するためにはナトリウムチャネル遮断薬などの抗不整脈薬を使用する．
- 心機能が悪い場合には，ナトリウムチャネル遮断薬による心抑制効果を懸念して，アミオダロンの使用が推奨される．
- 一方で，AF の停止が期待されず症状改善のみを求める場合には，レートコントロール目的でベラパミルなどの非ジヒドロピリジン系 Ca 拮抗薬を使用することが多い．

②Regular tachycardia
- 血行動態が安定している場合，Valsalva 法あるいはアデノシン三リン酸（ATP）製剤やベラパミル静注薬の使用を検討する．
- AVNRT や AVRT では薬物治療まで行えばほとんどの症例で停止できるが，AT は停止しないことが多い．
- ATP 製剤は，急速静注すると一過性の房室ブロックを誘発する．血液中ですぐに分解されるため，急速静注が重要である．頻拍停止様式による頻拍の鑑別も可能であり，AT や心房粗動（AFL）では頻拍は停止せず，P' 波あるいは F 波が残存し鑑別が可能となる．しかし，重症な喘息や，虚血性心疾患の合併がある場合は禁忌となる．現在点鼻治療薬の臨床試験も進行中であり，今後頓服治療としても大きな改善が見られる可能性がある．

- 最終的には，AF や regular tachycardia の多くはカテーテルアブレーションの適応となる．
- 実際の手技に関しては，後述のアブレーションの項（Ⅱ-3「不整脈のインターベンション」）を参考にしていただきたい．

〈川治徹真〉

2 心室性不整脈

- 救急外来やICUでは，患者が"私は心室性不整脈です"と訴えることはない．頻脈性不整脈の患者を診察する際，まずは二次救命処置（advanced cardiovascular life support: ACLS）に準じた初期評価を行う．
- 頻脈性不整脈患者のバイタルサインを確認した後，静脈路を確保し12誘導心電図を記録する．ここで，低血圧，急性意識障害，ショックの徴候，虚血性胸部不快感，急性心不全の症状があれば，鎮静を考慮した上でカルディオバージョン（同期電気ショック）を行う［図1］．
- 頻脈性不整脈下でも循環動態が安定している場合は，QRS幅の確認を行い，"wide QRS tachycardia"であれば心室性不整脈を念頭に対処する．
- "Wide QRS tachycardia"の多くは心室頻拍であるが，変行伝導や脚ブロックを伴う上室性不整脈や副伝導路を介した上室性不整脈も含まれるため，これらの鑑別も重要である．
- 心電図波形を用いた"wide QRS tachycardia"の鑑別ポイントとして，1) 房室解離，2) QRS形態，3) QRS幅，4) 胸部誘導の極性一致，5) QRS軸，6) 心室興奮速度，7) 非頻拍時の心電図との違い，が報告されている[1]．ただし，一貫しない所見を認める場合もあり，心電図診断にこだわりすぎず治療介入も検討すべきである．
- 胸部誘導の極性一致（positive concordant・negative concordant）や特異なQRS軸（北西軸，右脚ブロック＋左軸偏位，左脚ブロック＋右軸偏位）を認めた場合には心室頻拍を強く疑う．
- 器質的心疾患の有無により心室性不整脈の病態生理が異なるため，治療に用いる薬剤が異なる点には注意する．
- 器質的心疾患を伴う心室頻拍には，アミオダロン，ニフェカラント，もしくはプロカインアミドの抗不整脈薬を静脈内投与する（投与方法は表1を参照）．安定した単形性持続性心室頻拍であれば，プロカインアミドが第一選択である[2,3]．なお，アミオダロンやニフェカラントなどの抗不整脈薬が無効で心室頻拍が繰り返す場合はランジオロールやリドカインも選択肢となる．
- 単形性心室頻拍に比べ多形性心室頻拍は心室細動へ移行する可能性が高いため，より迅速な判断と治療が

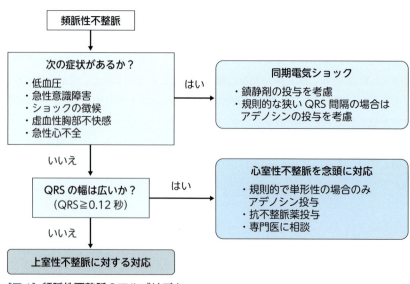

［図1］頻脈性不整脈のアルゴリズム

[表 1] 心室頻拍に対する抗不整脈薬の投与方法

薬剤	投与方法
プロカインアミド	1 分間に 50〜100 mg の速度で静脈内注射し，合計 0.2〜1 g まで
アミオダロン	初期急速投与: 125 mg を 5％ブドウ糖液 100 mL に加え 600 mL/時（10 mL/分）の速度で 10 分間投与 追加投与: 750 mg を 5％ブドウ糖液 500 mL に加え 33 mL/時の速度で 6 時間投与 維持投与: 追加投与と同希釈を 17 mL/時の速度で合計 42 時間投与
ニフェカラント	単回静注: 1 回 0.3 mg/kg を 5 分間かけて投与 維持静注法: 0.4 mg/kg/時（心電図で QT 延長に注意）で持続投与

（薬剤の添付文書より）

求められる．なお，QT 延長を伴わない多形性心室頻拍は，急性虚血に伴い出現することが多い．急性冠症候群の亜急性期に出現する多形性心室頻拍には β 遮断薬が有効な場合がある．

- 心室頻拍が再発を繰り返す（24 時間以内に 3 回以上）場合は，電気的ストームとして集中治療を行う．アミオダロンやニフェカラントを投与するが，効果不十分な場合には β 遮断薬や Na チャネル遮断薬を併用する場合もある．さらに，薬剤抵抗性の心室頻拍には鎮静を行った上で積極的にカテーテルアブレーションを検討する．

- 器質的心疾患を伴わない特発性心室頻拍はいくつかの特徴がある．左脚ブロック＋右軸偏位（下方軸）を示す心室頻拍は，流出路起源が多く短時間の非持続性心室頻拍を繰り返す．治療薬は β 遮断薬やベラパミルである．右脚ブロック＋左軸偏位を示す心室頻拍で QRS 幅が比較的狭い場合，左脚後枝領域のプルキンエ線維を回路に含むリエントリー性頻拍の可能性がある．この場合はベラパミルが有効なことが多い．

- 最後になるが，救急外来や ICU で心室性不整脈に対応する際，血行動態が不安定になり心停止に至る可能性を常に想定しながら診断と治療を行うことが肝要である．

◆ 文献
1) Kashou AH, et al. J Am Heart Assoc. 2020; 9: e016598.
2) Ortiz M, et al. Eur Heart J. 2017; 38: 1329-35.
3) deSouza IS, et al. Emerg Med J. 2015; 32: 161-7.

〈坂本和生〉

3 QT延長・Torsade de pointes（トルサードドポワント）

- Torsade de pointes（TdP，トルサードドポワント）とは1966年にDessertenneが完全房室ブロック患者で認められた特徴的な心電図波形を示す多形性心室頻拍に対して名づけた名称で，QRS波形が次々とねじれるように変わる特徴的な波形に加えて，QT延長を伴う場合に限定して用いられる．
- 頻拍レートは200〜300/分と速いが，通常は自然停止し，めまい，ふらつきや失神（意識消失）発作として自覚される．しかし心室細動に移行することがあり突然死の原因になるため，自然停止せず心室細動に移行した場合は，ただちに心肺蘇生と電気ショックが必要である．
- QT延長症候群（LQTS）は先天性（遺伝性）と二次性（後天性）に分けられる．
  薬剤や電解質異常や徐脈など二次的な要因が原因でQT延長をきたしTdPを発生する場合を後天性QT延長症候群と定義する．最近の研究より，二次性LQTS患者にも先天性と同じ遺伝子異常を有する例が3割近くにのぼることが判明し，LQTSに対する薬物治療は先天性でも二次性でも基本的にほぼ同じとされている．
- 薬物治療は，TdP発生時の急性期治療と，予防的治療に分けられる．

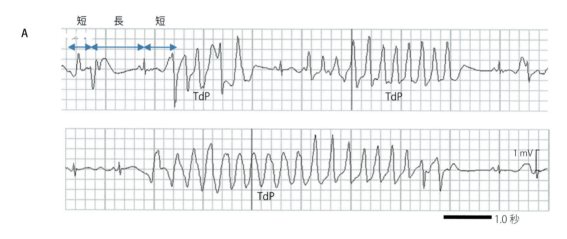

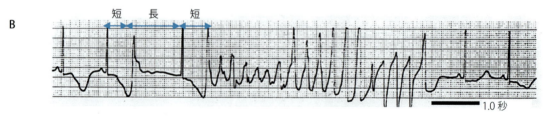

A：先天性QT延長症候群（LQT2型）患者の失神発作時のモニター心電図．Short-long-shortのR-R間隔の変化のあとにQRS軸がねじれるような（矢印）波形が特徴の多形性心室頻拍（TdP）が出現
B：2次性（薬剤性）QT延長によるTdP．ジソピラミド（300 mg/日）内服後に生じたTdP．先天性LQTSと同様にshort-long-shortのR-R間隔変化のあとに発生している

[図1] 多形性心室頻拍（TdP）のモニター心電図
〔日本循環器学会/日本不整脈心電学会合同ガイドライン．2020年改訂版　不整脈薬物治療ガイドライン．https://www.j-circ.or.jp/cms/wp-content/uploads/2020/01/JCS2020_Ono.pdf（2024年11月閲覧）〕

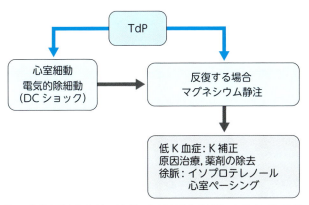

[図2] 先天性または二次性 QT 延長症候群による TdP 急性期の薬物治療
〔日本循環器学会/日本不整脈心電学会合同ガイドライン. 2020年改訂版 不整脈薬物治療ガイドライン. https://www.j-circ.or.jp/cms/wp-content/uploads/2020/01/JCS2020_Ono.pdf（2025年2月閲覧）〕

- 先天性 LQTS の TdP の停止と急性期の再発予防には
  - 硫酸マグネシウム静注（30〜40 mg/kg を5〜10分間で静注，すなわち体重60 kg の成人で硫酸マグネシウム2 g（1 A）を5〜10分間で静注し，さらに効果があれば成人の場合3〜20 mg/分，小児の場合：0.05〜0.3 mg/kg/分の持続点滴）が有効．
  - β遮断薬（プロプラノロール，ランジオロール）の静注も有効であるが，患者によっては抗不整脈薬（リドカインおよびメキシレチン）あるいは Ca 拮抗薬（ベラパミル）が TdP の抑制に有効な場合もある．
  - 徐脈が QT 延長を増悪させ TdP の発生を助長する場合には，一時的ペーシングで心拍数を増加させる．低 K 血症は TdP 発生を助長するので，できるだけ血清 K 値≧4.0 mEq/L を目標に是正する．
- 二次性 QT 延長症候群の治療の原則は，①QT 延長の要因を同定し，これを除去する，②基礎疾患がある場合は原疾患の治療．QT 延長の要因が除去され，TdP のリスクが回避されたと判断されるまで入院管理下で心電図モニタリングが原則．
  - 硫酸マグネシウムを静注〔30〜40 mg/kg を5〜10分間で静注し，さらに効果があれば成人では3〜20 mg/分，小児では1〜5 mg/分（0.05〜0.3 mg/kg/分）の持続点滴〕．
  - 血清 K 値が4.5〜5.0 mEq/mL になるように補正．徐脈や期外収縮による short-long-short シーケンスを認める場合には，一時ペーシングによるオーバードライブペーシング（ペーシングレート≧70/分）を考慮．
  - イソプロテレノールを0.5〜5 μg/分（小児では0.1〜1 μg/kg/分）で静注．持続静注で心拍数100拍/分を目標に投与量を調整．その位置づけはあくまでペーシング治療までのブリッジであり，先天的な背景が疑われる場合には QT 延長をむしろ増悪させる可能性があるため注意が必要．

◆ 文献
1) 日本循環器学会，他．2020年改訂版 不整脈薬物治療ガイドライン．
2) 大江 透．不整脈 ベッドサイド診断から非薬物治療まで．医学書院; 2007. p.446-8.

〈寒川睦子〉

4 徐脈性不整脈

■ 診断

- 徐脈の定義: 心拍数60/分未満. 症候性徐脈としては, 心拍数50/分未満. 徐脈の原因には, 洞不全症候群, 房室ブロック, 徐脈性心房細動, 薬剤, 電解質異常, 心筋梗塞, 心筋症, 感染症（心内膜炎, 心筋炎）, アシドーシスなどがある.
- 心停止の直前に著明な徐脈になることがあり, 心停止前に患者の状態を改善させることは, 心停止後に改善させることに比べてはるかに容易であるため, 徐脈を認識して早急に対応することは非常に重要である.
- 患者の症候（症状と徴候）が徐脈による心拍出量低下で生じているのか, または徐脈とは無関係に併存するほかの原因によって生じているのかを判断する必要がある.
  症状: 意識状態の悪化, 失神, 虚血性胸部不快感（胸痛）, 呼吸困難など
  徴候: 血圧低下, ショックの所見（冷汗, 末梢冷感, 尿量減少, 意識障害）など
- 緊急治療の対象となるのは, 症候があり, その原因が徐脈の場合である. ただし, 3度（完全）房室ブロックおよび高度房室ブロックは例外であり, 症候の有無にかかわらず可及的すみやかにペーシングを施行または考慮すべきであり, その識別が重要である.
- 急性心筋梗塞の患者が徐脈によって血圧が低下した場合, この徐脈は新たな心筋虚血の原因となるので緊急治療の対象になる.
- 徐脈を診たら, アルゴリズム［図1］に示すように対応する.

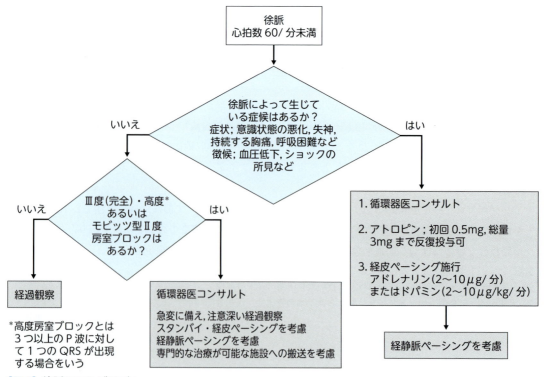

[図1] 徐脈のアルゴリズム
（日本蘇生協議会, 監修. JRC蘇生ガイドライン2015. 医学書院）

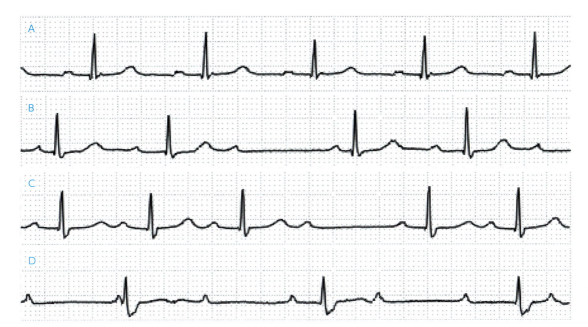

[図2] 房室ブロックの心電図
A：1度房室ブロック
B：2度房室ブロック Mobitz I 型房室ブロック（Wenckebach 型）
C：2度房室ブロック Mobitz II 型房室ブロック
D：3度（完全）房室ブロック

■ 房室ブロックの種類

- 1度房室ブロック：PR 間隔が 0.20 秒を超えて延長しているが 1：1 房室伝導は保たれている．
- 2度房室ブロック：P 波に続く QRS 波が間欠的に脱落する．
  - Mobitz I 型房室ブロック（Wenckebach 型）：P-R 間隔が徐々に延長した後に QRS 波が脱落する［図2A］．
  - Mobitz II 型房室ブロック：P-R 間隔が一定のままで突然 QRS 波が脱落する［図2B］．
- 高度房室ブロック：心房と心室の伝導比が 3：1 以下のもの．
- 3度（完全）房室ブロック：P 波と QRS 波が全く独立した周期で出現する［図2C］．

■ 初期治療

①アトロピン
- 症候性徐脈の初期治療の第一選択は，アトロピンの静脈内投与であり，投与量は，1回 0.5〜1 mg とし，3〜5 分間隔で総量 3 mg まで反復投与してもよい．
- 少量のアトロピン（＜0.5 mg）の静脈内投与では，一過性迷走神経刺激により心拍数がさらに低下することがある．
- Mobitz II 型 2 度または 3 度房室ブロック，広い QRS 幅の補充調律を呈する 3 度房室ブロックの症例では，ブロック部位が房室結節より遠位（His 束以下）の可能性が高く，アトロピンの効果が期待できないばかりか，心房心拍数の上昇によりブロックを悪化させる危険性に注意が必要であり，経皮ペーシングもしくは第二選択薬（アドレナリンもしくはドパミン）を考慮する必要がある[1,2]．
- アトロピンによる心拍数の増加は心筋の酸素需要量を増加し，心筋虚血を悪化させ，梗塞サイズを拡大する可能性があるため，急性冠症候群など虚血性心疾患に伴う徐脈に対してアトロピンを使用するときは，慎重かつ十分な注意を要する．

②経皮ペーシング

- アトロピンを投与しても効果がない場合は，経皮ペーシングを考慮する．
- 3度（完全）房室ブロックや高度房室ブロックに対しては，経皮ペーシングをすみやかに行うべきである．
- 経皮ペーシングは，捕捉閾値が高く，痛みを伴うため，鎮静薬を必要とする場合が多い．
- 心電図のみによる心室捕捉の評価は困難な場合が多く，脈拍または動脈内圧の評価によって確認する必要がある．

③アドレナリンとドパミン

- アトロピンが効果不十分あるいは無効な場合には，アドレナリン（2〜10 μg/分）またはドパミン（2〜10 μg/kg/分）の持続投与を考慮する．

④スタンバイ・ペーシング

- 3度（完全）房室ブロックあるいは高度房室ブロックでは，症候がなくても可及的すみやかに経静脈ペーシングを考慮する．これらは急変する可能性が高いため，経静脈ペーシングが準備できるまでの間に，経皮ペーシングの電極パッドを患者の胸に貼って，状態が不安定になった場合はただちに開始できるよう準備をしておくこと（スタンバイ・ペーシング）が好ましい．

⑤経静脈ペーシング

- アトロピンや経皮ペーシングなどは一時的な緊急治療であり，徐脈が持続する場合は経静脈ペーシングが必要であり，循環器医にコンサルトする．

◆ 文献
1）住吉正孝．順天堂医学．1988; 34: 344-56.
2）中里祐二，他．心臓ペーシング．1987; 3: 355-63.

〈保坂幸男〉

Ⅰ. ER ■■■■ 7. 心不全の初期評価・治療

1 急性心不全

■ 概略

- 心不全パンデミックと称されるように急性心不全症例は全世界，特に日本においても増加の一途をたどっている．さらに日本は他国と比し著しい高齢化社会を迎えており，今後急性心不全が増加することが予測される．
- 従来の日本循環器学会のガイドラインの定義では，急性心不全は「急速に心ポンプ機能の代償機転が破綻し，心室拡張末期圧上昇や主要臓器への灌流不全をきたし，それに基づく症状や徴候が急速に出現，あるいは悪化した病態」とされてきた．
- しかし，明らかな症状や徴候が出る以前からの早期治療介入の有用性が確認されている現在では，“急性”という概念でなく，心不全として定義が記載されている．
- これによると心不全は，「何らかの心臓機能障害，すなわち，心臓に器質的および/あるいは機能的異常が生じて心ポンプ機能の代償機転が破綻した結果，呼吸困難・倦怠感や浮腫が出現し，それに伴い運動耐容能が低下する臨床症候群」と定義されている[1]．
- この定義の変遷からも昨今の高齢化社会で集中治療を要する心不全はいわゆる“急性”発症症例のみでなく，緩徐な経過を経て重症化する心不全症例も多く含まれていることが示唆される．

■ 診断 (図1: 急性・慢性心不全診療ガイドラインフローチャート参考)[1,2]

- まずは，“急性心不全”の診断をすることが重要．どのように？
- 聴診，全身浮腫（下腿浮腫）の有無を評価，そして速やかに胸部X線検査，心エコーを施行．これで，“急性心不全であるか否か”のある程度の判断は速やかにできる．
- 同時に意識状態および呼吸状態を把握，酸素飽和度（SpO_2）の低下のみでなく，動脈血二酸化炭素（$PaCO_2$）貯留による呼吸性アシドーシスの評価も重要である．
- 起坐呼吸時には速やかに非侵襲的陽圧換気マスク（NPPV）を使用．導入時に忍容性が悪い可能性もあるため，意識のある症例では十分な説明が必要．基本的に，純粋な急性心不全はほぼNPPVでの治療が可能．忍容性が悪い際には塩酸モルヒネ1A（10 mg）＋生理食塩水10 mL適宜，静注を第一選択とした鎮静薬の使用を検討する．
- この時点での循環動態，呼吸状態を適切に評価．12誘導心電図検査，心エコーを再度施行し，特殊病態把握，心不全原疾患の推測を行う．早期に判断すべき特殊病態で重要なのは，ST上昇型急性心筋梗塞による心不全であるか否か．また，稀ではあるが，劇症型心筋炎，感染性心内膜炎，急性弁破壊などは治療方針に大きくかかわるため頭の片隅には入れておきたい．

■ 治療 (図2: 急性・慢性心不全診療ガイドライン，急性期病態に応じた治療の基本方針参考)[1,3]

- 救急外来（ER）でまず施行すべき治療法の決定のため，まずその循環動態をしっかり評価する．
- 高血圧緊急症なのか心原性ショックなのかの判断は呼吸状態安定化の後が望ましい．急性心不全の急性期は“著明な呼吸困難による内因性カテコラミン上昇”による急性期のみの“みかけ高血圧”のこともあり，NPPV装着による呼吸状態安定化の後の評価が重要である．
- 来院直後の高血圧に対する安易な血管拡張薬投与は，NPPV装着で呼吸状態が安定化した後の過度な降圧につながることがある．特に大動脈弁狭窄症症例などの，隠れ心原性ショック症例に対しては危険なこともある．
- 血圧保持型心不全に対して血管拡張薬使用の是非を評価するのと同時に重要なのが利尿薬の投与である．

JCOPY 498-16676

75

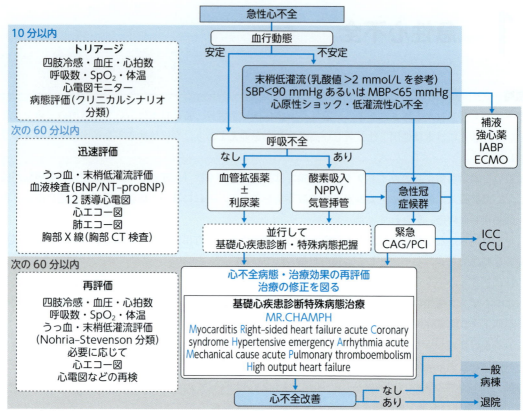

[図1] 急性心不全に対する初期対応から急性期対応のフローチャート
〔日本循環器学会/日本心不全学会合同ガイドライン．急性・慢性心不全診療ガイドライン（2017年改訂版）．https://www.j-circ.or.jp/cms/wp-content/uploads/2017/06/JCS2017_tsutsui_h.pdf（2025年2月閲覧）〕

ERでは一般的にフロセミド20 mg静脈注射による治療を優先するが，慢性腎障害（CKD）症例では用量が不十分なこともあり，適切な薬剤，薬剤量選択のためにも，ここでは，心不全入院歴，治療歴，既往歴などの情報収集が重要である．

- トルバプタン静注による治療も保険導入され，ERからの早期導入も選択肢の一つとなりうる．血圧保持性体液貯留型心不全症例の特に高齢者では急性期からの十分な利尿による早期NPPV離脱，離床→退院期間短縮に向けた取り組みが重要である．
- ショック症例に対しては，まず特殊病態の除外が必要であるが，純粋な急性心不全症例と判断したらすみやかに昇圧薬（ノルアドレナリン持続静注），強心薬（ドブタミン持続静注）の投与を検討する．
- 搬送前に低酸素状態が継続した心不全や特殊病態による心不全では初療中に心停止に至ることもありその際は経皮的心肺補助装置（VA-ECMO）を速やかに導入すべきである．導入後は，大動脈バルーンパンピング（IABP）もしくは補助循環用ポンプカテーテル（IMPELLA）による機械的補助併用を速やかに検討すべきである．
- 急性心不全による心停止に対しての治療は，それまでの心不全入院歴，治療歴，既往歴などの背景が重要でありどこまでの治療介入が適応か冷静に判断する必要がある．

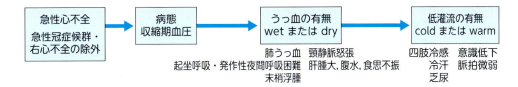

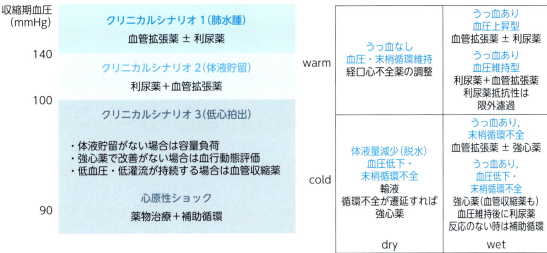

[図2] 急性心不全の初期対応から急性期病態に応じた治療の基本方針
(Mebazaa A, et al. Crit Care Med. 2008; 36: S129-39 より改変)

◆ 文献
1) Tsutsui H, et al. Circ J. 2019; 83: 2084-4.
2) Mebazaa A, et al. Crit Care Med. 2008; 36: S129-39.
3) Mebazaa A, et al. Intensive Care Med. 2016; 42: 147-63.

〈白壁章宏〉

2 閉塞性肥大型心筋症

- 閉塞性肥大型心筋症（hypertrophic obstructive cardiomyopathy: HOCM）は，心筋が異常に肥厚し，特に左心室と大動脈の間の「左室流出路」に閉塞を引き起こす心筋症である．典型的な症状として胸痛，動悸，呼吸困難，失神などがあり，突然死，心不全，心房細動による脳塞栓症が重大な合併症である．

- 閉塞性肥大型心筋症は，常染色体顕性遺伝の形式で家族内に遺伝することが多く，心筋を構成するタンパク質に関連する遺伝子の変異が関与している．具体的には，心筋の収縮に関わるタンパク質（サルコメア）の構成要素に影響を及ぼす遺伝子の変異が原因となる．

- 左室壁厚の肥大により主に左室流出路で心室内閉塞を起こすが，心室中部や心尖部に閉塞を起こすこともある．左室流出路の閉塞は，僧帽弁が肥大した中隔に向かって収縮期前方運動することによって起こる．

- 肥大型心筋症（HCM）は，心エコーもしくは心臓MRIで15 mm以上の最大左室壁厚で定義される[2]（肥大型心筋症の家族歴がある場合は13 mm以上）．

- 従来，HOCMは安静時に左室流出路圧較差30 mmHg以上存在する病型と定義されてきたが，安静時に優位な圧較差を認められる症例が多いことが報告されてきたため，1) 安静時に30 mmHgの圧較差を認めるものをbasal obstruction，2) 安静時には有意な圧較差は認めないがValsalva負荷や運動負荷によって30 mmHg以上の圧較差が誘発されるものをlabile/provocable obstruction，3) 安静および誘発時に有意な圧較差を認めないものを非閉塞性肥大型心筋症（non-obstructive HCM）と定義されている[2]．

- 経胸壁心エコーが肥大の初期評価に重要であり，まずはMモードと2D画像の傍胸骨長軸像での最大壁厚の評価が必要である［図1］．左室流出路狭窄以外に心室中部閉塞性心筋症や心尖部肥大型心筋症などがあるため，傍胸骨長軸像だけではなく，心尖部像なども含めて心室基部，心尖部の壁厚を計測し，最大壁厚を測ることが重要である．また，左室流出路狭窄の診断は，心尖部で心尖部五腔像ないしは三腔像で連続波ドプラにて左室流出路圧較差を計測することが重要である．確認すべきポイントは，①左室壁厚の計測・肥厚部位，②左室流出路圧較差，③僧帽弁収縮期前方運動・僧帽弁逆流・異常腱索の有無，④心尖部瘤の有無である．

- 心臓MRIでも長軸像や短軸像での壁厚の評価が可能であり，HCMの診断の際には心臓MRI所見も重要である．確認すべきポイントは，①左室壁厚の計測・肥厚部位，②遅延造影（LGE）の評価，③僧帽弁異常の有無，④心尖部瘤の有無である．

- 治療には主に薬物療法と中隔縮小療法（septal reduction therapy: SRT）がある．

- 薬物療法ではβ遮断薬やカルシウム拮抗薬を使用し，左室内圧較差の軽減効果を期待して症状の改善を試みるが，症状が重い場合には中隔縮小術が推奨される．

- Naチャネル阻害薬は，海外ではジソピラミドが，本邦ではジソピラミドより抗コリン作用が少ないことからシベンゾリンが使用されることが多い．ジソピラミドおよびシベンゾリンは運動時だけでなく安静時の圧較差を減少する効果も強いため，β遮断薬およびカルシウム拮抗薬よりも自覚症状軽減効果を有することが知られている．

- HOCMの重症度評価で重要なことは突然死リスクの評価と症状悪化の要因の解明が重要である．つまり，1) 植込み型除細動器（implantable cardioverter defibrillator: ICD）適応の有無，2) 薬物治療に抵抗性があり，左室流出路狭窄に対するSRTの必要性，について検討する必要がある．

- ICD適応は，図3に示すフローチャートに従って行う．画像診断における評価が必要なものとしては，主要リスク因子のうち左室壁厚30 mm以上の著明な肥大，修飾因子である左室流出路狭窄，広範なLGE，

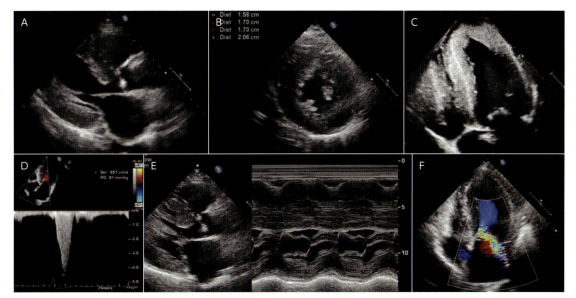

[図1] HOCMにおける心エコー
A:傍胸骨長軸像.
B:傍胸骨短軸像.最大壁厚の評価が重要.
C:心尖部肥大型心筋症(心尖部四腔像).心尖部に著明な肥大を認める.
D:左室流出路連続波ドプラ.81 mmHg の左室流出路圧較差を認める.
E:傍胸骨長軸像 M モードによる僧帽弁収縮期前方運動(SAM)の評価.
F:心尖部四腔像カラードプラ.SAM に伴う中等度僧帽弁逆流を認める.
(時田祐吉.Heart View.2022; 26: 682-7)

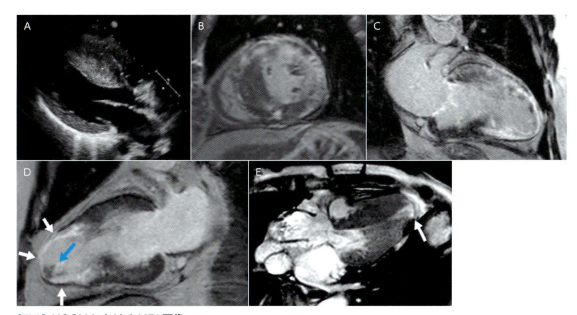

[図2] HOCMにおけるMRI画像
A:左室壁厚30 mm 以上の著明な肥大(心エコー傍胸骨長軸像).
B,C:広範なLGE(心臓MRI).
D:心尖部瘤(心臓MRI).LGE(白矢印),瘤内血栓(赤矢印)を認める.
E:心尖部瘤(白矢印).心臓MRIでは,心エコーで描出困難な心尖部瘤も検出可能.
(時田祐吉.Heart View.2022; 26: 682-7)

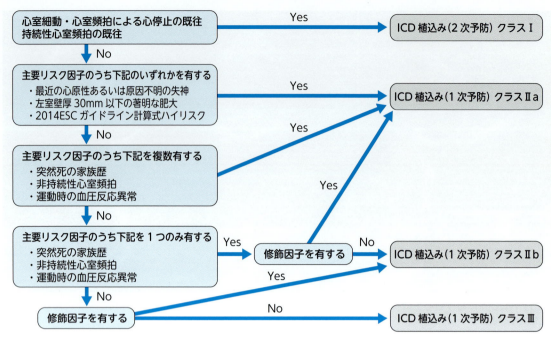

[図3] 肥大型心筋症患者のICD植込み適応フローチャート
註: 第1度近親者の突然死の家族歴は，2011年 ACCF/AHA ガイドラインでは，とくにリスクの高い因子としている．本ガイドラインにおける取扱いには議論があった．日本人の肥大型心筋症の予後の報告において，突然死の家族歴がとくにリスクの高い因子であるか結果が一致しなかったため，本ガイドラインでは，本リスク単独では ICD 植込み適応とはしなかった．
〔日本循環器学会/日本心不全学会合同ガイドライン．心筋症診療ガイドライン（2018年改訂版）．https://www.j-circ.or.jp/cms/wp-content/uploads/2018/08/JCS2018_tsutsui_kitaoka.pdf（2025年2月閲覧）〕

拡張相肥大型心筋症，心室瘤が挙げられる．左室全容積の 15% 以上を占める広範な LGE は突然死のリスクとなることが知られている[3]．
- 左室流出路狭窄に対する SRT には，外科的心筋切除術と経皮的中隔心筋焼灼術（percutaneous transluminal septal myocardial ablation: PTSMA）があり，治療適応となるのは，1）安静時ないしは負荷によって 50 mmHg 以上の左室内圧較差を認める場合，2）薬物療法抵抗性，3）症候性，の3つすべてを満たす場合である．

また，β遮断薬やシベンゾリンによる薬物療法下でも症状があり，安静時経胸壁心エコーで 50 mmHg 以上の圧較差が存在する場合は SRT の適応である．薬物療法下で安静時圧較差は 50 mmHg 未満だが，症状が持続している場合には運動負荷心エコーを行い，50 mmHg 以上の圧較差が誘発される場合は SRT の適応となる．

◆ 文献
1) Elliott PM, et al. Eur Heart J. 2014; 35: 2733-99.
2) Ommen SR, et al. Circulation. 2020; 142: e558-631.
3) Veselka J, et al. Lancet. 2017; 389: 1253-67.

〈木内一貴〉

3 大動脈弁狭窄症

■ 病態
- 大動脈弁狭窄症（AS）は，種々の要因から弁に開放制限が生じ，左室から大動脈への流出制限が惹起された病態である．これにより左室には慢性的な圧負荷がかかるため，代償性の左室肥大が生じ，線維化の亢進を経て左室機能障害を呈し，最終的に血行動態の破綻に至る．成人弁膜症疾患の中で最も頻度の高い common disease である．

■ 病因
- 石灰化: 加齢に伴って進行する石灰化により弁の可動性が低下し，開放制限に至る．先進国での AS の主要な成因[1]であり，75歳以上では 13% とも報告される[2]．末期 CKD 患者では進行速度が早い．
- 先天性: 一尖弁，二尖弁，四尖弁が存在するが，二尖弁が最多であり有病率は 0.5〜2% とされ，男女比は 3:1 で男性に多い．遭遇する機会は多く，70歳未満の AVR を施行された AS 患者では三尖弁よりも二尖弁の患者の方が多かったとの報告もある[3]．
- リウマチ性: かつては大多数を占めたが，近年のリウマチ熱に対する治療の普及により現在では稀である．弁交連部に癒合が起こることが特徴であり，僧帽弁狭窄症の合併が多い．

■ 症状
- 本症に特異的な症状はない．長期の無症状期を経て，非代償化に伴い胸痛，失神，心不全の三大症状が出現する．

■ 診断
- 本症の診断と重症度評価は心エコーによって行われることに議論の余地はないが，診察時に収縮期雑音を聴診し，まず病態を"疑う"，"気づく"ことが重要である．なお，重症化に伴い雑音は減弱するため，雑音の強弱で重症度を評価すべきではない．
- 心エコーによる重症度判定: 心エコーにおいても，左室長軸像で大動脈弁の肥厚・石灰化や開放制限，カラードプラでの加速血流の存在により，まず AS に"気づいた"後で，重症度評価を行う．逆に言えば，左室長軸・短軸像で大動脈弁の明瞭な開放が見られれば本症を否定できるため測定は不要である．重症度評価に必要な計測値は大動脈弁最大血流速度（Vmax），左室-大動脈間平均圧較差（mPG）大動脈弁口面積（AVA）の3項目である［図1］．
  - 大動脈弁最大血流速度（Vmax）: カラードプラガイド下に，連続波ドプラを用いて左室-大動脈の血流速

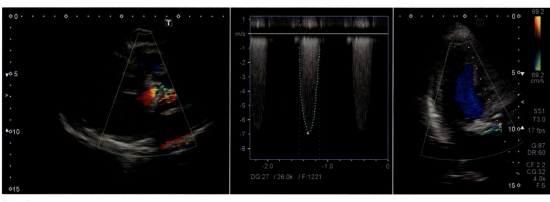

[図1]

[表1] 心エコー検査による AS 重症度評価

	大動脈弁硬化	軽症 AS	中等症 AS	重症 AS	超重症 AS
Vmax（m/秒）	≦2.5	2.6〜2.9	3.0〜3.9	≧4.0	≧5.0
mPG（mmHg）	―	<20	20〜39	≧40	≧60
AVA（cm²）	―	>1.5	1.0〜1.5	<1.0	<0.6
AVAI（cm²/m²）	―	>0.85	0.60〜0.85	<0.6	―
Velocity ratio	―	>0.50	0.25〜0.50	<0.25	―

AVAI: AVA index, Vmax: 大動脈弁最大血流速度, Velocity ratio: 左室流出路血流速と弁通過過血流速の比
〔日本循環器学会/日本胸部外科学会/日本血管外科学会/日本心臓血管外科学会合同ガイドライン. 2020 年改訂版 弁膜症治療のガイドライン. https://www.j-circ.or.jp/cms/wp-content/uploads/2020/04/JCS2020_Izumi_Eishi.pdf（2025 年 2 月閲覧）〕

度を測定する. 上行大動脈に加速血流が明瞭に描出される断面を選択し, なるべく血流と超音波ビームが平行になるように測定する. 心尖部長軸像や心尖部五腔像で計測されることが多いが, 右側臥位で最高血流速度を計測できる場合も多く, 複数方向から撮像し過小評価を避けることが重要である.

- 左室-大動脈間平均圧較差（mPG）: 上記で得られた速度時間積分値（VTIav）をトレースすることで算出できる.
- 大動脈弁口面積（AVA）: 上記の VTIav に加え, 左室流出路の速度時間積分値（VTILVOT）と左室流出路径を測定することで, 連続の式により AVA を算出できる. また, 大動脈弁短軸断面で, 弁口を直接トレースするプラニメトリー法でも計測は可能であるが, この際弁尖先端のレベルで計測を行うことに注意する. しかし, 本法では石灰化により弁の画像描出が困難な場合には断念せざるを得ないことも多い.
- 低流量低圧較差 AS: 前述の通り, AS の重症度は Vmax, mPG, AVA の 3 項目で評価されるが, 3 所見が合致しないことも多い. 血流速度や圧較差は血行動態に依存するため, 一回拍出量が低下している場合には圧較差は増大しないことが一因であり, このような病態を低流量低圧較差 AS（LFLG AS: Low-Flow Low-Gradient AS）と呼ぶ. 同病態は LVEF が 50%未満へ低下した典型的な LFLG AS と, LVEF が 50%以上に保持された奇異性低流量 AS に大別され, 詳細な鑑別はさらに多岐にわたり, 精査のためには負荷心エコーや CT を要す. 詳細は他書を参考にされたい.

■ 初期治療

- AS に対する直接的な内科治療は存在しないため, ここでは非代償性化し, 急性心不全を発症した際の初期治療について述べる.
- AS による急性心不全に対する治療は, 基本的にはその他の心不全と変わりはないが, 硝酸薬の使用については致命的な血圧低下を引き起こすことがあるため, 注意が必要である. 本症では常に後負荷が上昇しているため, 前負荷に依存した血行動態となっている. このため, 静脈系優位の血管拡張作用を有する硝酸薬の使用は, 急激な前負荷減少から過度な動脈圧低下を惹起する危険性がある.
- また, 本症は冠動脈疾患との合併も多く, ショックなど循環不全を伴って搬送される症例もあり, そのような場合には大動脈バルーンパンピング挿入や緊急での血行再建や弁への介入が必要となることもあり, 迅速な判断が要求される.

◆ 文献

1) Rajamannan NM, et al. Heart. 2003; 89: 801-5.
2) De Sciscio P, et al. Circ Cardiovasc Qual Outcomes. 2017; 10: e003287.
3) Krepp JM, et al. Congenit Heart Dis. 2017; 12: 740-5.

〈西郡 卓〉

Ⅰ. ER ●●●● 7. 心不全の初期評価・治療

4 大動脈弁閉鎖不全症

■ 病態

- 大動脈弁閉鎖不全症（AR）は，何かしらの原因により大動脈弁が拡張期に完全に閉鎖しないため，大動脈から左室へ血液が逆流する病態であるが，逆流が慢性あるいは急性のいずれかによってその病態生理も著しく異なる．

- 慢性 AR の場合，逆流による左室拡張末期容量の増大により左室収縮力も増加し一回拍出量は増大する．そして一回心拍出量の増加に伴い，収縮期大動脈圧および平均大動脈圧が上昇するため，左室に対する後負荷（圧負荷）も増大する．この左室に対する「容量」ならびに「圧」負荷が同時に生じることが慢性 AR における血行力学の特徴である．左室は拡大と肥大により代償するが，その代償機転が破綻すると左室拡張末期容積はさらに増大し，左室心筋の過伸展に伴う心筋収縮不全と相まって左室拡張末期圧，左房圧，肺動脈楔入圧が上昇し肺うっ血をきたし非代償性心不全を発症する．

- それに対して急性 AR の場合，感染性心内膜炎や大動脈解離などにより急性，かつ大量に大動脈弁逆流を生じると左室壁や心膜はその容量負荷に応じた伸展が得られないため左室拡張末期圧は急激に上昇し，左房圧を凌駕することで重篤な肺水腫を招来する．逆流量が多ければ前方心拍出が著しく低下し急激に心原性ショックに陥る．

■ 診断

- AR の存在診断は経胸壁心エコー（TTE）で行う[1]．エコーで重度の AR を認めた場合，極論ではあるが「左室が拡大していれば慢性 AR」「左室拡大を認めず急激に血行動態が悪化しているなら急性 AR」と考えられる [表1]．

- AR の重症度に関して，定性評価として AR ジェットの幅と左室におけるジェット到達距離をカラードプラ法で評価する方法が簡便である．しかし偏位性ジェットの場合は評価が難しく，また左室到達距離についても左室圧が上昇している症例では過小評価されるなどの問題点を認識しておく必要がある．また半定量評価として AR ジェットの縮流部幅の計測や左室流出路の幅や面積と比較する方法，さらに定量評価としての PISA 法や volumetric 法もあるが，いずれも計測の難しさや熟練度によって結果が異なる．特に急性 AR の場合はカラードプラの逆流シグナルが小さく，左室拡大がないことも多いため重症度の判断が難しい．

- 急性 AR の場合は手術療法が必要となることも多いため，弁性状の観察も重要になる．詳細な弁尖，逆流口や大動脈基部形態の評価には経食道心エコー（TEE）が推奨されるが，急性 AR の多くの症例で重篤な肺水腫を伴っているため，TEE は気管挿管後に行うことが多い．

■ 治療

- 慢性 AR が破綻した場合，その病態は左室容量負荷および代償性高心拍出を伴う圧負荷であるため，基本戦略は利尿薬による除水と血管拡張による後負荷減少となる．

- 利尿薬はループ利尿薬が第一選択となる．エビデンスはないものの，腎不全症例や効果不十分な症例ではボーラス投与より持続静注が有効な場合がある．また，近年トルバプタンの急性心不全に対する効果も報告されており，腎不全，低 Na 血症およびループ利尿薬では効果不十分の症例などは良い適応と考えられる[2]．

- 血管拡張薬は半減期が短く静脈拡張による静脈還流減少も狙える硝酸薬が選択させることが多い．発症初期には呼吸困難による内因性カテコラミン上昇で血圧が上昇していることも多いので，血管拡張薬使用時

[表1] 各種検査による AR 重症度の判定

			軽症	中等症	重症
TTE	構造的評価	大動脈弁葉形態	正常または軽度異常	正常または軽度異常	異常/flail. または幅広い接合不良
		左室サイズ	正常	正常または拡大	拡大（急性 AR は除く）
	定性評価	AR ジェット幅（カラードプラ法）	幅が狭いセントラルジェット	中間	幅が広いセントラルジェット（偏位ジェットの場合，幅が狭くても重症の場合あり）
		AR ジェットの吸い込み血流（カラードプラ法）	無し，または非常に小さい	中間	大きい
		ジェット密度（連続波ドプラ法）	薄い	濃い	
		ジェット PHT（連続波ドプラ法），PHT（ミリ秒）	＞500	500〜200	＜ 200
		拡張期逆行波（下行大動脈）（パルスドプラ法）	わずかな拡張早期逆行のみ	中間	明らかな全拡張期逆行
	半定量評価	縮流部幅（cm）	＜0.3	0.3〜0.6	＞0.6
		ジェット幅/左室流出路径（%）（セントラルジェットの場合のみ）	＜ 25	25〜64	≧65
		ジェット面積/左室流出路面積（短軸）（%）（セントラルジェットの場合のみ）	＜ 5	5〜59	≧60
	定量評価	逆流量（mL/beat）：volumetric または PISA 法	＜ 30	30〜59	≧60
		逆流率（%）：volumetric 法	＜ 30	30〜49	≧50
		EROA（cm^2）：PISA 法	＜0.10	0.10〜0.29	≧0.30
TEE	半定量評価	縮流部幅（cm）	＜0.3	0.3〜0.6	＞0.6
心臓 MRI 検査		逆流率（%）：位相コントラスト法	＜ 30	30〜49	≧50
心臓カテーテル検査	大動脈造影検査	Sellers 分類	I	II	III〜IV

〔日本循環器学会/日本胸部外科学会/日本血管外科学会/日本心臓血管外科学会合同ガイドライン．2020 年改訂版　弁膜症治療のガイドライン．https://www.j-circ.or.jp/cms/wp-content/uploads/2020/04/JCS2020_Izumi_Eishi.pdf（2025 年 2 月閲覧）〕

は呼吸状態改善後の過降圧に留意する必要がある．

● 一方，急性 AR の場合は左室が代償する時間的余裕がなく，大量の左室への逆流による左室拡張末期圧を制御できないため急激に血行動態が破綻しショックに陥る．したがって初期治療で改善が認められなければ躊躇せず機械的補助循環を導入する．教科書的には大動脈内バルーンパンピング（IABP）は禁忌とされているが，実臨床では IABP 単独でも奏効するケースは少なくない．しかし近年では IMPELLA が普及しているため，実施可能な施設なら第一に IMPELLA 挿入を検討する．大腿動脈送血の VA-ECMO（PCPS）の挿入は左室流入血流を助長するため肺水腫の悪化は避けられず，IABP 併用でも血行動態の改善は極めて困難である．その場合は左室減負荷を成し得る IMPELLA や補助人工心臓の導入，あるいは緊急手術を検討する．

◆ 文献
1) 日本循環器学会，他．2020 年改訂版　弁膜症治療のガイドライン．
2) Wang X, et al. BMC Cardiovasc Disord. 2017; 17: 164.

〈岡崎大武〉

5 僧帽弁狭窄症

■ 病態
- 僧帽弁狭窄症（MS）は僧帽弁の硬化・癒着に伴う狭窄により，左房から左室への血液流入が障害された状態である．

■ 病因
- リウマチ性：近年では抗菌薬の普及に伴い先進国においては減少している．交連部の癒合が特徴である．
- 僧帽弁輪石灰化による硬化性：リウマチ性 MS の減少と先進国における高齢化に伴い増加傾向にある[1]．
- 先天性：未分化乳頭筋，パラシュート僧帽弁などの先天性僧帽弁異常に伴うものであり，多くは幼児〜小児期に診断されるため，実臨床での遭遇は稀である．

■ 症状
- 弁狭窄に伴う左室への血液流入障害により，左房圧，さらには肺静脈圧が上昇し，呼吸困難を主体とした症状が出現する．一般に僧帽弁口面積（正常値 4〜6 cm^2）が 1.5 cm^2 になると症状が出現する[2]．頻脈は拡張期を短縮させ，左室流入を悪化させるため，運動，妊娠，甲状腺機能亢進，貧血，感染，心房細動などの頻脈時に症状を自覚することが多い．

■ 診断
- 本症は特徴的な雑音がないため診察時に疑うことが難しく，必然的に心エコー所見によって病態を疑い，診断確定に至る．まず，B モード法やカラードプラなどの直接的な所見を認識することにより僧帽弁狭窄の存在を疑い，重症度評価に進む．
- 直接的所見：左房が大きく，左室は正常〜やや縮小している．リウマチ性 MS では交連部の癒合により弁尖が固定され，弁腹が流出路側に膨らむことにより，傍胸骨長軸断面では前尖にドーミングを認める．同様に，短軸断面では固定された前後の交連により僧帽弁弁口には魚の口様（fish-mouth like）の開口がみられる．一方で，硬化性 MS では僧帽弁後尖基部に弁輪石灰化がみられ，これが弁葉にも進行して本症を発症する．交連部の癒合は通常みられない．いずれの機序によっても血行動態に与える影響は同一であり，カラードプラでは拡張期には左房-左室間に圧較差を反映した加速血流がみられる［図 1］．
- 重症度の評価：
  - 僧帽弁口面積（AVA）：原則として MS の重症度は僧帽弁口面積（AVA）で評価する．本邦のガイドラインでは MVA 1.0 cm^2 未満を重症 MS しているが，AVA 1.0〜1.5 cm^2 の中等症 MS については有症候性であれば治療適応としている．前述の理由により症状が心拍数に依存して出現するため，中等度であっても頻脈下では症状発現がみられるためである．石灰化の強い硬化性 MS では弁口の同定が困難である

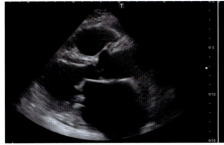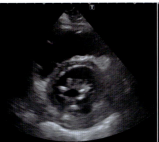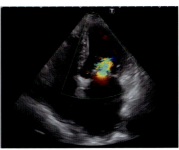

[図 1]

[表1] MS の重症度評価

	軽症	中等症	重症
MVA	1.5〜2.0 cm^2	1.0〜1.5 cm^2	<1.0 cm^2
mPG*	<5 mmHg	5〜10 mmHg	>10 mmHg
拡張期 PHT*	<150 ミリ秒	150〜220 ミリ秒	>220 ミリ秒

*mPG および拡張期 PHT は血行動態の影響を受けるため，参考程度とする.
〔日本循環器学会/日本胸部外科学会/日本血管外科学会/日本心臓血管外科学会合同ガイドライン. 2020 年改訂版　弁膜症治療のガイドライン. https://www.j-circ.or.jp/cms/wp-content/uploads/2020/04/JCS2020_Izumi_Eishi.pdf（2025 年 2 月閲覧）〕

ため，連続の式による MVA が適している.

- 圧半減時間（PHT）: PHT から MVA を算出可能だが，リウマチ性に限られ，硬化性 MS には不適である.
- 平均圧較差（mPG）: MS の重症度と相関するが，血行動態の影響を受けやすいため参考程度とする.
- 運動負荷心エコー: 軽度〜中等度 MS にも関わらず，その他に説明のつかない心不全症状をきたす場合に有用である. 運動時に圧較差が増大し，左房圧や肺動脈圧上昇をきたしている可能性がある. 運動負荷時に mPG≧15 mmHg または収縮期右室圧≧60 mmHg であれば治療介入の適応となり得る [表1].

■ 初期治療

- ここでは急性心不全を発症した際の初期治療について述べる.
- ボリューム管理: 左室への流入制限に伴って上昇した左房圧により肺うっ血をきたしており，ループ利尿薬を中心とした利尿薬投与により前負荷を軽減し，うっ血を解除する.
- 不整脈の管理:
  - 心拍数・調律の管理: 本症による急性心不全では，多くの場合左房負荷により心房細動を合併している. 心房細動による頻脈と左房収縮の喪失は左室流入障害をさらに悪化させるため，β 遮断薬や Ca 遮断薬による心拍数管理を行う. また抗凝固療法中に出現した発作性心房細動で，血行動態が不安定であれば電気ショックによる洞調律化を試してもよい.
  - 抗凝固療法: 本症に伴う心房細動は，その他の心疾患に合併した場合に比べ全身性塞栓症を惹起しやすいとされており，未分画ヘパリンによる抗凝固療法が必須である. また，本邦では本症に対する DOAC の適応はないため，慢性期にはワルファリンへの切り替えが必要である.

◆ 文献

1) Kato N, et al. J Am Coll Cardiol. 2020; 75: 3048-57.
2) Chandrashekhar Y, et al. Lancet. 2009; 374: 1271-83.

〈西郡　卓〉

6 僧帽弁閉鎖不全症

■ 病態・分類

- 僧帽弁閉鎖不全症（mitral regurgitation: MR）はその発生機序により，僧帽弁弁尖や検索の構造的異常による一次性 MR（器質性 MR）と，左房や左室の拡大または機能不全に伴って生じる二次性 MR（機能性 MR）に分類される．急性心不全症例の約半数に二次性 MR を認めるとされる[1]．
- MR の基本病態は左室の前方拍出の低下と左房圧上昇による肺うっ血であるが，MR が慢性経過か急性発症かにより病態生理が大きく異なる．
- 慢性 MR の場合，左室が拡大することで一回拍出量を維持し，左房が拡大することで逆流による左房圧上昇を緩和する．より低圧系の左房に逆流血を駆出するため左室の後負荷は低く，左室駆出率も通常以上に保たれるため前方心拍出量は維持される．この代償により長期間無症候で経過するため，代償限界に達した時点で既に心臓の構造的変化をきたしていることが多い．
- それに対し感染性心内膜炎，腱索断裂，乳頭筋断裂，人工弁機能不全などに合併する急性 MR は，左室・左房が拡大するだけの時間的猶予がなく，左室の前方拍出量の減少に対しては左室が過収縮となることでかろうじて代償を図るが，MR が重度の場合は急速に重篤な心原性ショックに陥る．

■ 診断

- 経胸壁心エコー（TTE）では左室収縮能と左房・左室拡大を評価し，MR の重症度を評価する．重症度判定基準については日本循環器学会の作成したガイドラインを参照されたい[2]［表 1］．
- カラードプラ法にて MR を認めるにもかかわらず，逆流の成因となる弁の器質的変化が認められない場合には二次性 MR の可能性を考える．二次性 MR では左室拡大により外側へ変位した乳頭筋が弁尖を異常に強く牽引しその可動性を低下させることで僧帽弁尖の収縮期閉鎖位置が弁輪よりも心尖方向に変位する，いわゆる「テザリング」を認める．
- 経食道心エコーは TTE に比べ僧帽弁の性状と逆流部位の詳細な観察に優れ，特に僧帽弁逸脱症例やカテーテル治療の適応となり得る症例に有用である．

■ 治療

- MR による急性心不全の治療は，前方拍出の増加を目的とした循環管理と肺水腫に対する呼吸管理が主体となる．
- MR の前方拍出の低下には左室後負荷が大きく関与しているが，それに加えて発症時の呼吸困難から内因性カテコラミンが上昇しこの病態を加速度的に悪化させる．本病態における内因性カテコラミンの最たる弊害は後負荷の上昇であるため，薬物療法の主軸は血管拡張薬となる．
- 血管拡張薬は，静脈拡張による静脈還流量（前負荷）減少，および肺静脈拡張による静水圧低下で肺水腫の改善を期待できる硝酸薬が用いられることが多い．許容限界を超える血圧高値例にはカルシウム拮抗薬を投与することもあるが，前述の通り心不全発症時は呼吸困難により内因性カテコラミンが上昇し過度の血圧上昇を生じている場合が多く，酸素化の改善で内因性カテコラミンが減少したタイミングで過降圧をきたすことがあるので注意が必要である．
- 血管拡張薬を使用できないほどの血圧低下や組織低灌流所見を認める場合はドブタミンを投与する．1〜3 μg/kg/分程度の低用量でも血圧が上昇することもしばしば経験する．ノルアドレナリンは血圧上昇には有効だが前方拍出を低下させる懸念があるため単独使用には注意を要する．薬物治療のみでは低心駆出による循環不全が改善しなければ補助循環（大動脈内バルーンパンピングや IMPELLA）を導入するが，そ

[表 1] 心エコー図検査による MR の重症度評価

	軽症	中等症	重症	備考
心腔の大きさ				
左室や左房の大きさ	正常	—	拡大	急性 MR では，MR が重症でも左室や左房の拡大を伴わないことが多い 機能性 MR よりも慢性器質性 MR の重症度評価に向く
定性評価				
カラードプラ法の下流ジェット面積	小さく細いセントラルジェット，かつ/または持続時間が短い	—	大きなセントラルジェット（＞左房面積の 50%）	偏位して左房壁に沿う場合，ジェット面積からは重症度を過小評価しやすい
カラードプラ法の上流吸い込み血流	みえない，短時間，または小さい	—	収縮期を通して大きい	
連続波ドプラ波形	短時間，または薄い	—	収縮期を通して濃い	
半定量評価				
縮流部幅（cm）	＜0.3	0.3〜0.69	≧0.7	単断面で計測した本指標は機能性 MR の評価には向かない
肺静脈血流	—	—	収縮期陽性波がない，または，収縮期逆流波がある	
左室流入血流速波形	—	—	E 波の増高（＞1.2 m/秒）	
定量評価				
PISA 法による EROA（cm^2）	＜0.20	0.20〜0.39	≧0.40	機能性 MR の評価には向かない（過小評価しやすい）
逆流量（mL）	＜30	30〜59	≧60	左室一回拍出量が少ない機能性 MR 例では逆流率が大きくても逆流量は少なくなり，本指標からは重症度を過小評価しやすい
逆流率（%）	＜30	30〜49	≧50	有意な AR 合併例での評価には向かない

〔日本循環器学会/日本胸部外科学会/日本血管外科学会/日本心臓血管外科学会合同ガイドライン．2020 年改訂版　弁膜症治療のガイドライン．https://www.j-circ.or.jp/cms/wp-content/uploads/2020/04/JCS2020_Izumi_Eishi.pdf（2025 年 2 月閲覧）〕

のような重症例では外科治療あるいはカテーテル治療までを視野に入れた方が良い．

- 体液過剰を認める場合は利尿薬を使用するが，その際はループ利尿薬が第一選択となる．エビデンスはないものの，腎不全症例や効果不十分な症例ではボーラス投与より持続静注が有効な場合がある．また，近年トルバプタンの急性心不全に対する効果も報告されており，腎不全，低 Na 血症およびループ利尿薬のみでは効果不十分の症例などは良い適応と考えられる[3]．
- 非侵襲的陽圧換気（NPPV）は肺胞腔内を陽圧にすることで胸腔内圧が上昇し静脈還流量（前負荷）の減少も期待できるため呼吸のみならず循環動態の改善にも有効である．初期治療で呼吸・循環動態の改善が得られない症例では速やかに気管挿管を行う．MR による呼吸不全の本態は肺水腫による酸素拡散の低下（alveolar-capillary block）が主体のため，循環動態が許す限り高めの PEEP から開始し，自発呼吸を温存する呼吸モードで管理を行う．

◆ 文献

1) Koelling TM, et al. Am Heart J. 2002; 144: 524-9.
2) 日本循環器学会，他．2020 年改訂版 弁膜症治療のガイドライン．
3) Wang X, et al. BMC Cardiovasc Disord. 2017; 17: 164.

〈岡崎大武〉

7 急性心膜炎

- 急性心膜炎は，胸痛で救急外来を受診する患者のうち4〜5％程度を占めるといわれており，しばしば遭遇するので鑑別として挙げる必要がある．
- 胸痛を主訴に来院し，心電図でST変化を認めるため急性冠症候群を疑われることが多く，冠動脈造影で狭窄を認められないことを確認してから急性心膜炎の診断となることも多く見受けられる．
- 急性心膜炎は，①胸痛，②心膜摩擦音，③心電図での広範囲の誘導でST上昇やPR低下［図1］，④心膜液貯留の4項目のうち2項目以上を満たす場合に急性心膜炎と診断する．副次項目として，炎症反応（CRPや赤沈，白血球数）の上昇，CTやMRIでの心膜炎症所見［図2］がある[1]．また，心膜液の定性検査は診断に有用ではないと言われている[1]．
- 急性心膜炎は心膜に炎症が及ぶ病態であり，先進国においてその原因は80〜90％が特発性とされており，その多くはウイルス性であると考えられている．特にコクサッキーウイルスやインフルエンザウイルスが

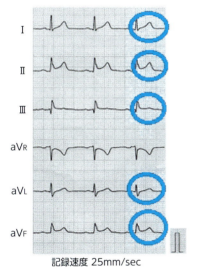
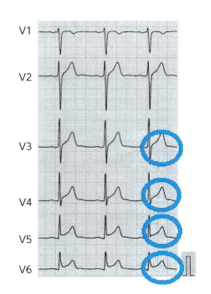

［図1］急性心膜炎心電図（一例）
広範囲の誘導でST上昇を認める

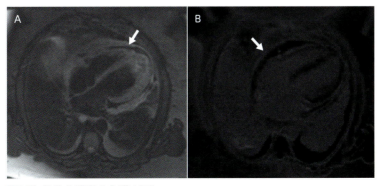

［図2］急性心膜炎の心臓MRI
A：T2強調画像で，急性に炎症を起こした心膜が高信号として描出．
B：炎症を起こした心膜に遅延造影

[表 1]

薬	投与量	投与期間	減量間隔
アスピリン	750〜1000 mg/8 時間毎	1〜2 週間	1〜2 週間毎に 250〜500 mg 減量
イブプロフェン	600 mg/8 時間毎	1〜2 週間	1〜2 週間毎に 250〜500 mg 減量
コルヒチン	0.5 mg/日（〜70 Kg） 0.5 mg×2/日（70 kg〜）	3 か月	減量不要 （1 日おきに投与するという減量方法もある）

最も一般的な誘因である.

- 感染性のものはウイルス性，結核を含めた細菌性があり，まれに真菌や寄生虫も心膜炎の原因になると考えられている.
- 非感染性のものとしては，悪性腫瘍（肺癌，リンパ腫，乳癌など）や自己免疫性疾患（SLE，関節リウマチ，シェーグレン症候群などの膠原病）があげられる[1]．心筋梗塞後に発症するケースも認められる.
- 先進国では心臓手術（特に冠動脈バイパス術），ペースメーカ挿入術，経カテーテル大動脈弁植込み術などの手技に関連する心膜炎も増加している[3].
- 特発性やウイルス性では，発症の 1〜2 週間前に発熱や咳などの感冒薬様症状がしばしば見受けられる.
- 心膜炎自体の予後は良好であり，数週間で自然治癒することや，精査しても原因が特定できないことが多く，原因精査は重要ではないといわれている[1].
- 急性心膜炎の治療は，安静と対症療法で問題にならないことがほとんどだが，発熱（>38℃），亜急性発症，心膜液貯留，心タンポナーデ，抗炎症療法を 1 週間投与しても奏効しないことは予後不良と関連しているといわれている[3]．心タンポナーデが生じた場合は，直ちに心囊穿刺あるいは心囊ドレナージが必要になる.
- 対症療法に関しては NSAIDs の投与が推奨されており，ESC のガイドラインでは**表 1** に示す投与が推奨されている．しかし，アスピリン，イブプロフェンの投与量は，日本の添付文書に記載されている用量と比べるとかなり多く設定されている．そのため，アスピリンを 1 日 100 mg，もしくは，イブプロフェンを 1 日 600 mg 処方するのが現実的には妥当な選択肢と考えられる.
- 低用量のコルヒチンの使用は，心膜炎再発のリスクを低下させることが知られているため，標準治療に併用し，3 か月間継続することが推奨されている．約 20%が数か月以内に再発する場合があるので最低半年から 1 年は外来での経過観察が必要になる.
- 原疾患が特定された場合には原疾患の治療を行うことが必要であり，自己免疫性疾患が関与している場合などはコルチコステロイドの使用を検討する場合もある.

◆ **文献**
1) Adler Y, et al. Eur Heart J. 2015; 36: 2921-64.
2) Ismail TF, et al. Clin Med（Lond）. 2020; 20: 48-51.
3) Chiabrando JG, et al. JACC. 2020; 75: 76-92.

〈木内一貴〉

8 急性心筋炎

- ウイルス感染（パルボウイルス B19，ヒトヘルペスウイルス-6，アデノウイルス，コクサッキーウイルスB3，SARS コロナウイルスなど），薬剤，自己免疫疾患などを原因として発症し，発症から 30 日未満で心筋生検にて炎症細胞浸潤や心筋細胞傷害を認めるものを急性心筋炎と定義する．
- 急性心筋炎の多くは自然軽快するが，高度な心機能障害や致死性不整脈により不良な転帰をたどることもある．急性心筋炎の 8.6％が心原性ショックを呈し，院内死亡率は 2.7％との報告がある[1]．また，若年突然死の剖検例において 6〜10％に心筋炎を認める．
- 血行動態の破綻をきたす症例は劇症型心筋炎と定義される．
- 急性心筋炎の診断アルゴリズムを図 1 に示す．症状としては胸痛（32〜95％），呼吸困難（19〜72％），失神（6〜25％）などがある．
- 以下のような検査所見により診断を行う．
  - 血液検査: トロポニンやクレアチンキナーゼ（CK，CK-MB）などの心筋バイオマーカーはスクリーニング検査として有用である．心筋傷害マーカーの高値や上昇傾向が持続する症例は劇症化リスクや院内死亡リスクが高い．
  - 心電図: 最も頻度が高い所見は ST 上昇で，凹状 ST 上昇や冠動脈支配に一致しない ST 上昇が急性冠症候群との鑑別となる．
  - 心エコー: 左室駆出率（LVEF）の低下は強力な予後規定因子である．その他左室壁厚の増大や心膜液貯留などが診断の手がかりとなる．
  - 心臓 MRI: 心臓 MRI で心筋浮腫，心筋壊死，心筋線維化を反映した画像所見を，T1 および T2 で各 1項目以上認めれば急性心筋炎を強く示唆される．
  - 心筋生検: 組織学的分類評価が可能であり，鑑別診断や治療方針の決定，予後予測に有用である．軽症例では心筋生検の代替として MRI による診断も提唱されているが，重症例や重症化リスクが高い場合は早期の心筋生検施行が必須である．
- 心機能低下や心室性不整脈を認めない症例は一般的に予後良好である．心機能低下や心不全徴候があれば一般的な心不全治療を行い，心保護薬（β遮断薬や RAAS 抑制薬）を導入する．
- 血行動態が不安定な場合には図 2 で示したフローチャートに従って機械的循環補助（MCS）を検討する．強心薬を開始した時点で MCS が必要となる可能性を念頭におき，治療反応性が悪い場合には導入をためらわないことが重要である．
- MCS には，大動脈バルーンパンピング（IABP），補助循環用ポンプカテーテル（IMPELLA），経皮的心肺補助装置（VA-ECMO）がある．
- IMPELLA は左室内腔が狭小化している心筋炎症例ではサッキングや血栓に注意する．また右心不全症例や自己肺の酸素化不良例，心室性不整脈合併例では IMPELLA 単独での補助は困難で，VA-ECMO との併用が必要となる．
- VA-ECMO が劇症型心筋炎における中心的な循環補助装置となる．IMPELLA の併用は VA-ECMO による左室後負荷を軽減する効果が期待されるが，自己肺の酸素化不良例では冠血流や脳血流の低酸素に注意を要する．
- 重症化が予想される際は，IABP や IMPELLA よりも VA-ECMO 導入を優先する．重症化予測因子として，①左室壁厚の増大，②心筋傷害マーカーの持続的上昇，③リズム異常の合併，が挙げられる．

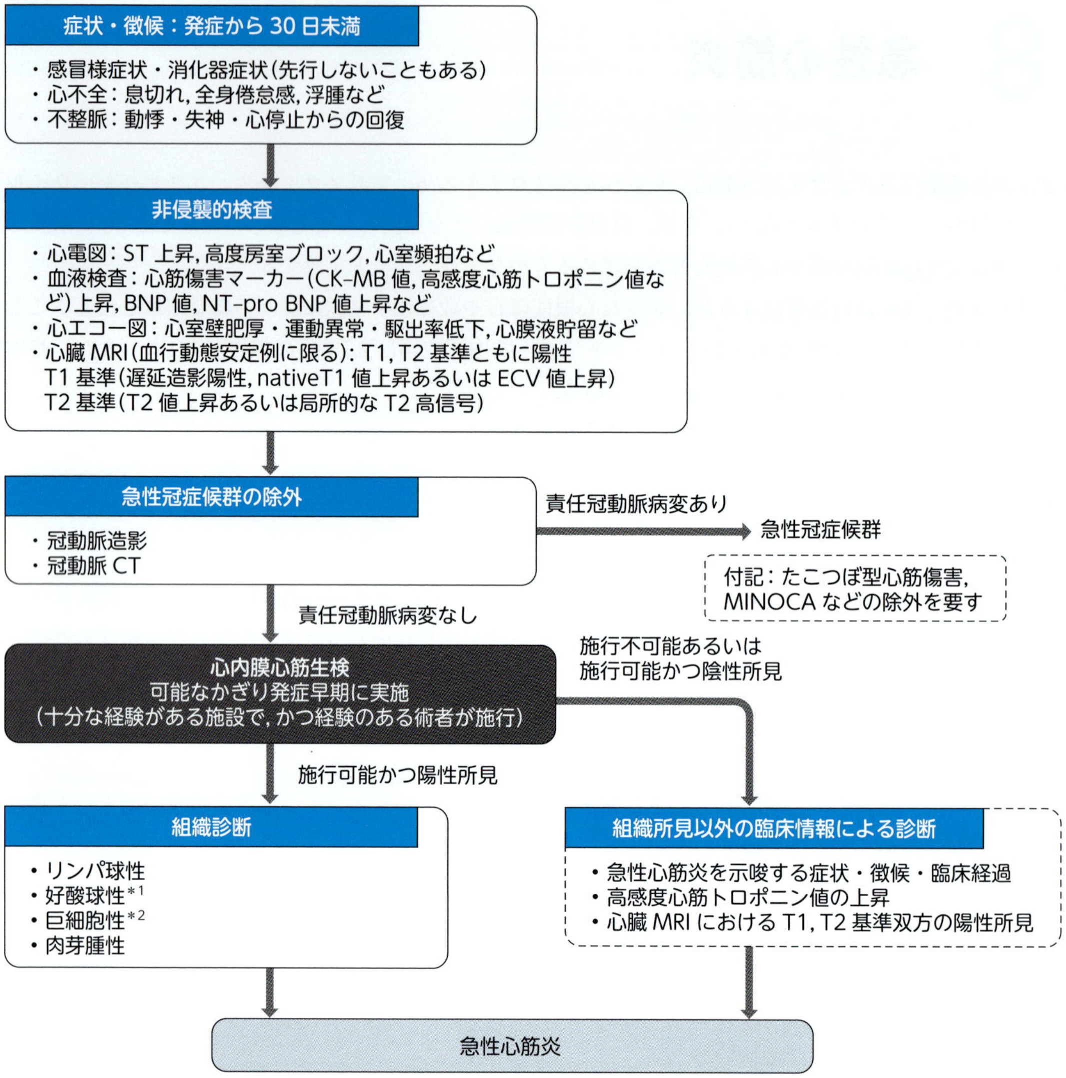

```
┌─────────────────────────────────────────┐
│        症状・徴候：発症から 30 日未満        │
├─────────────────────────────────────────┤
│ ・感冒様症状・消化器症状（先行しないこともある）│
│ ・心不全：息切れ，全身倦怠感，浮腫など        │
│ ・不整脈：動悸・失神・心停止からの回復        │
└─────────────────────────────────────────┘
```

非侵襲的検査
- 心電図：ST 上昇，高度房室ブロック，心室頻拍など
- 血液検査：心筋傷害マーカー（CK–MB 値，高感度心筋トロポニン値など）上昇，BNP 値，NT–pro BNP 値上昇など
- 心エコー図：心室壁肥厚・運動異常・駆出率低下，心膜液貯留など
- 心臓 MRI（血行動態安定例に限る）：T1，T2 基準ともに陽性
  T1 基準（遅延造影陽性，nativeT1 値上昇あるいは ECV 値上昇）
  T2 基準（T2 値上昇あるいは局所的な T2 高信号）

急性冠症候群の除外
- 冠動脈造影
- 冠動脈 CT

責任冠動脈病変あり → 急性冠症候群

付記：たこつぼ型心筋傷害，MINOCA などの除外を要す

責任冠動脈病変なし

心内膜心筋生検
可能なかぎり発症早期に実施
（十分な経験がある施設で，かつ経験のある術者が施行）

施行不可能あるいは施行可能かつ陰性所見

施行可能かつ陽性所見

組織診断
- リンパ球性
- 好酸球性[*1]
- 巨細胞性[*2]
- 肉芽腫性

組織所見以外の臨床情報による診断
- 急性心筋炎を示唆する症状・徴候・臨床経過
- 高感度心筋トロポニン値の上昇
- 心臓 MRI における T1，T2 基準双方の陽性所見

急性心筋炎

[図 1] 急性心筋炎の診断アルゴリズム
MINOCA: myocardial infarction with non–obstructive coronary arteries
*1: 詳細はガイドライン第 6 章 1.3 診断, *2: 詳細はガイドライン第 6 章 2.3 診断を参照.
〔日本循環器学会. 2023 年改訂版 心筋炎の診断・治療に関するガイドライン. https://www.j-circ.or.jp/cms/wp-content/uploads/2023/03/JCS2023_nagai.pdf（2025 年 2 月閲覧）〕

- VA-ECMO において，穿刺部出血や下肢阻血の合併症で管理継続が困難な場合や，血管径の問題などで十分な補助流量が得られない場合，もしくは心機能の改善が見られず補助循環が長期化する場合には central ECMO を考慮する．開胸下に右房に脱血カニューレ，上行大動脈に送血カニューレを装着する[2].
- 組織病型や病因によって，ステロイド投与や免疫抑制療法を検討する（詳細は別項目Ⅳ-5-3 を参照）．巨細胞性心筋炎や免疫チェックポイント阻害薬関連心筋炎は予後不良であり，迅速な診断と治療介入が重要である．
- 急性心筋炎の多くは 2〜4 週間の経過で自然軽快するが，約 30％で心機能障害が残存する．
- 劇症型心筋炎は死亡率が約 30％，MCS の離脱が困難となり植込み型補助人工心臓（VAD）や心臓移植が必要となる症例が 10〜15％と言われる[3].

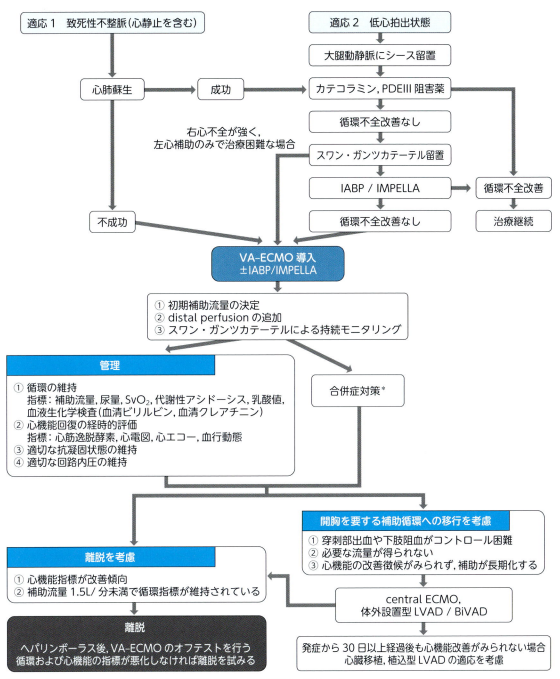

[図2] 劇症型心筋炎における VA-ECMO 運用・管理フローチャート
*: ガイドライン表28参照〔日本循環器学会. 2023年改訂版 心筋炎の診断・治療に関するガイドライン. https://www.j-circ.or.jp/cms/wp-content/uploads/2023/03/JCS2023_nagai.pdf（2025年2月閲覧）〕

◆ 文献　1) Ammirati E, et al. Circulation. 2018; 138: 1088-99.
　　　　2) Pavlushkov E, et al. Ann Transl Med. 2017; 5: 70.
　　　　3) Ammirati E, et al. Circulation. 2017; 136: 529-45.

〈松下誠人〉

I. ER ●●●● 7. 心不全の初期評価・治療

9 感染性心内膜炎

- 感染性心内膜炎（infective endocarditis: IE）は，心臓内膜や弁に細菌が付着し疣贅（vegitation）を形成する細菌感染症である．

- IE は何らかの基礎心疾患を有する患者に発症する場合が多い．基礎心疾患を有する患者が菌血症に至る細菌感染症（尿路感染症や蜂窩織炎，肺炎など）や，小処置（歯科治療や切開など）を受けることで誘発される．まれではあるが静脈薬物中毒患者も IE を発症しうる．

- リスクの高い基礎心疾患としては，人工弁置換術後や IE の既往，先天性心疾患，逆流を伴う僧帽弁逸脱症，閉塞性肥大型心筋症などが挙げられる．

- 人工弁感染性心内膜炎（prosthetic valve endocarditis: PVE）は IE に罹患するリスクが高いだけではなく死亡率も高い．

- 症状は多彩であり，急激な弁破壊による急性心不全で救急搬送になる場合や，心不全症状は軽微であるが食欲不振や体重減少，全身倦怠感などの慢性炎症による症状で救急搬送になる症例もある．

- 多彩な臨床経過の原因の 1 つに起因菌の違いがあげられる．レンサ球菌または黄色ブドウ球菌（*Staphylococcus aureus*）によるものが多数を占めており，それ以外では腸球菌，グラム陰性桿菌，HACEK 群，および真菌が想定される．

- IE は診断が難しく，まずは疑うことが重要である．Janeway 疹や Osler 結節，Roth 斑など特徴的な身体所見を有するが，所見を認めないことも多く初期診察時に気づかないことも多い．

- ほとんどの症例で発熱（90％）と心雑音（80％）を認める．不明熱の患者や，炎症反応が上昇している心不全患者では IE を考慮する．原因不明の塞栓症で救急搬送になった患者で発熱，炎症反応の上昇を伴う場合も常に IE を考慮する．

■ 診断

- 修正 Duke 診断基準を用いて診断を行う ［表 1］．

- 大基準である血液培養と心エコーの所見が重要である．

- IE は持続的な菌血症の証明が重要であり，複数回の血液培養で同一菌種が検出されることで診断となる．血液培養は 3 セット以上を取得する．

- 抗菌薬投与後の血液培養陽性率は大幅に低下する．IE を疑った場合，初療時から積極的な血液培養の取得を行う．

- 心エコーでは疣贅の確認，大きさ，可動性を観察する．経胸壁心エコーでは疣贅の確認が困難な場合が多い．不明熱患者で逆流性弁膜症が確認された場合は経食道心エコーを考慮する．特に逆流 jet が偏位している場合は積極的に IE を疑う ［図 1］．

- 経食道心エコーは感度特異度ともに高く，診断に有用である ［図 2］．

- 感染性心内膜炎と診断した場合，全身の塞栓症を検索する．

■ 治療

- 原因菌を死滅させるために高用量で長期間の抗菌薬治療を行う．

- 抗菌薬の選択は原因菌の種類と弁の種類（自己弁か人工弁）にもとづき抗菌薬を選択するが，血液培養の結果が判明する前からエンピリックに抗菌薬投与を行う．血液培養の結果を確認し適切な抗菌薬に変更する．抗菌薬は日本循環器学会のガイドラインを参照．

- 抗菌薬治療後 72 時間を目安に効果判定を行う．発熱が持続する場合や心不全のコントロールが不十分な場

[表 1] IE の診断基準（修正 Duke 診断基準）

【確診】
病理学的基準 　　(1) 培養，または疣腫，塞栓を起こした疣腫，心内膿瘍の組織検査により病原微生物が検出されること，または 　　(2) 疣腫や心内膿瘍において組織学的に活動性心内膜炎が証明されること 臨床的基準a) 　　(1) 大基準 2 つ，または 　　(2) 大基準 1 つおよび小基準 3 つ，または 　　(3) 小基準 5 つ

【可能性】
(1) 大基準 1 つおよび小基準 1 つ，または 　　(2) 小基準 3 つ

【否定的】
(1) IE 症状を説明する別の確実な診断，または 　　(2) IE 症状が 4 日以内の抗菌薬投与により消退，または 　　(3) 4 日以内の抗菌薬投与後の手術時または剖検時に IE の病理学的所見を認めない，または 　　(4) 上記「可能性」基準にあてはまらない

a)基準の定義

[大基準]
● IE を裏づける血液培養陽性 　▶ 2 回の血液培養で IE に典型的な以下の病原微生物のいずれかが認められた場合 　　・*Streptococcus viridans*，*Streptococcus bovis*（*Streptococcus gallolyticus*），HACEK グループ，*Staphylococcus aureus*，または他に感染巣がない状況での市中感染型 *Enterococcus* 　▶ 血液培養が IE に矛盾しない病原微生物で持続的に陽性 　　・12 時間以上間隔をあけて採取した血液検体の培養が 2 回以上陽性，または 　　・3 回の血液培養のすべて，または 4 回以上施行した血液培養の大半が陽性（最初と最後の採血間隔が 1 時間以上あいていること） 　▶ 1 回の血液培養でも *Coxiella burnetii* が検出された場合，または抗 I 相菌 IgG 抗体価 800 倍以上 ● 心内膜障害所見 　▶ IE の心エコー所見（人工弁置換術後，IE 可能性例，弁輪部膿瘍合併例では TEE が推奨される．その他の例ではまず TTE を行う．） 　　・弁あるいはその支持組織の上，または逆流ジェット通路，または人工物の上にみられる解剖学的に説明のできない振動性の心臓内腫瘤，または 　　・膿瘍，または 　　・人工弁の新たな部分的裂開 　▶ 新規の弁逆流（既存の雑音の悪化または変化のみでは十分でない）

[小基準]
● 素因: 素因となる心疾患または静注薬物常用 ● 発熱: 38.0℃以上 ● 血管現象: 主要血管塞栓，敗血症性梗塞，感染性動脈瘤，頭蓋内出血，結膜出血，Janeway 発疹 ● 免疫学的現象: 糸球体腎炎，Osler 結節，Roth 斑，リウマチ因子 ● 微生物学的所見: 血液培養陽性であるが上記の大基準を満たさない場合b)，または IE として矛盾のない活動性炎症の血清学的証拠 　　b)コアグラーゼ陰性ブドウ球菌や IE の原因菌とならない病原微生物が 1 回のみ検出された場合は除く

IE: 感染性心内膜炎　TEE: 経食道心エコー　TTE: 経胸壁心エコー

（Li JS, et al. Clin Infect Dis. 2000; 30: 633-8）

合は早期の外科手術を考慮する．

● 疣贅による塞栓症のリスクが高い場合も外科手術を考慮する．

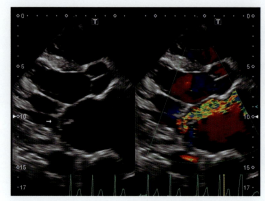 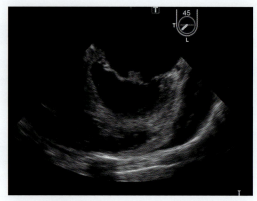

[図1] 僧帽弁の感染性心内膜炎の経胸壁心エコー　　[図2] 僧帽弁の感染性心内膜炎の経食道心エコー

◆文献
1) Baddour LM, et al. Circulation. 2015; 132: 1435-86.
2) 日本循環器学会. 感染性心内膜炎の予防と治療に関するガイドライン（2017年改訂版）.

〈柴田祐作〉

I. ER ■■■■ **8. 肺循環疾患の初期評価・治療**

1 急性肺血栓塞栓症

- 下肢や骨盤内の深部静脈血栓が遊離，肺動脈を閉塞し発症する．
- 肺血管床の減少から肺高血圧や低酸素血症が認められ，重症例では急性右心不全からショック（閉塞性ショック），心停止をきたす．
- Virchow の 3 徴，血流うっ滞，血管内皮障害および凝固能亢進が血栓形成の原因となるため，これらの血栓形成因子を参考に問診，診察を進める．一方で臨床的に原因が明らかでない場合も少なくない．
- 特異的な症状はないが，主な症状や徴候は呼吸困難，胸痛や頻呼吸，頻脈である．
- 失神は重要な症候で，中枢肺動脈の一過性閉塞に伴って起きる．
- 原因となる下肢深部静脈血栓症に伴う下肢の疼痛や腫脹，把握痛は約半数に認められるのみであり留意が必要である．
- 特異的な所見はないが，スクリーニングとして血液検査（D ダイマー，PT/APTT，心筋トロポニン，BNP/NT-proBNP 含む），動脈血ガス分析，心電図，胸部 X 線，心エコーを行う．
- 病歴や危険因子，診察所見から検査前臨床的確率を推定し [表1]，臨床的確率が高い場合あるいは低いか中等度で D ダイマーが上昇している場合に造影 CT を行う[1][図1]．
- D ダイマーは陰性的中率が非常に高く，正常範囲であれば本症の可能性は極めて低い．D ダイマーの評価において，50 歳以上では D ダイマー＝年齢×10（μg/L）を上昇としても感度は保たれる[1]．
- 動脈血ガス分析では，低酸素血症，低炭酸ガス血症，呼吸性アルカローシスがみられる．
- 心臓バイオマーカーでは，心筋トロポニンが右室の微小梗塞，BNP あるいは NT-proBNP が右室の伸展を反映して上昇する．

[表1] 簡略化された PTE 検査前臨床的確率の評価法

Wells スコア		ジュネーブ・スコア		改訂ジュネーブ・スコア	
PTE あるいは DVT の既往	+1	PTE あるいは DVT の既往	+2	66 歳以上	+1
最近の手術あるいは長期臥床	+1	心拍数＞100/分	+1	PTE あるいは DVT の既往	+1
癌	+1	最近の手術	+3	1 ヶ月以内の手術，骨折	+1
DVT の臨床的徴候	+1	年齢（歳）		活動性の癌	+1
心拍数＞100/分	+1	60～79	+1	一側の下肢痛	+1
PTE 以外の可能性が低い	+1	80 以上	+2	下肢深部静脈の触診による	+1
血痰	+1	$PaCO_2$		痛みと片側性浮腫	
		＜36 mmHg	+2	心拍数	
		36～38.9 mmHg	+1	75～94/分	+1
		PaO_2		95/分以上	+2
		＜48.7 mmHg	+4	血痰	+1
		48.7～59.9 mmHg	+3		
		60～71.2 mmHg	+2		
		71.3～82.4 mmHg	+1		
		無気肺	+1		
		一側の横隔膜挙上	+1		
臨床的確率		**臨床的確率**		**臨床的確率**	
合計スコア	0～1　低い	合計スコア	0～4　低い	合計スコア	0～1　低い
	2 以上　高い		5～8　中等度		2～4　中等度
			9 以上　高い		5 以上　高い

Wells スコア・改訂ジュネーブ・スコアは単純化スコア
〔日本循環器学会．肺血栓塞栓症および深部静脈血栓症の診断，治療，予防に関するガイドライン（2017 年改訂版）．https://www.j-circ.or.jp/cms/wp-content/uploads/2017/09/JCS2017_ito_h.pdf（2025 年 2 月閲覧）〕

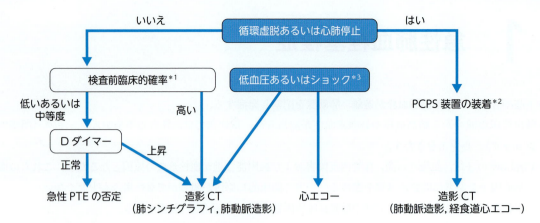

PTEを疑った時点でヘパリンを投与する．DVTも同時に探索する．
*1：スクリーニング検査として胸部 X 線，心電図，動脈血ガス分析，経胸壁心エコー，血液生化学検査を行う．
*2：PCPS 装置が利用できない場合には胸骨圧迫，昇圧薬により循環管理を行う．
*3：低血圧あるいはショックでは，造影 CT が可能なら施行するが，施行が難しい場合には心エコーの結果のみで血栓溶解療法などを考慮してよい．

[図1] 急性 PTE の診断手順
（佐久間聖仁，他．Ther Res. 2009; 30: 744-7 より改変）

- 心電図では，右側胸部誘導の陰性 T 波，SIQⅢTⅢ（Ⅰ誘導に S 波，Ⅲ誘導に Q 波，陰性 T 波），右脚ブロック，非特異的 ST-T 異常などが認められる．
- 胸部 X 線では，肺野の透過性亢進，末梢の楔形陰影（肺梗塞），右下行肺動脈の拡大などがみられる．
- 心エコーでは，右室拡大，心室中隔の扁平化（D shape）や McConnell sign（心尖部の壁運動は保たれるが右室自由壁運動が低下）などの右心負荷がみられる．心エコーは本症の診断における感度，特異度とも高くないが，血行動態不良例においては感度，特異度とも高く，とくにショックの鑑別診断には有用性が高い[1]．
- 軽症例ではスクリーニング検査が異常を示さないこともある．
- 確定診断は胸部造影 CT が基本である．他疾患との鑑別に有効であるほか，右室拡大や肺梗塞の有無も評価できる．血行動態安定例では，静脈相で深部静脈血栓の評価も行う．
- 経食道心エコーは，右心負荷に加え，肺動脈分岐部，右主肺動脈，左主肺動脈の血栓を検出でき，血行動態が不安定で CT 検査室まで移動できない場合に有用である．
- 早期の予後リスクに基づいて初期治療方針を決定する[1] [図2]．
- 本症が疑われた時点で，ヘパリンを 80 単位/kg あるいは 5000 単位を単回静脈投与する．
- ショック患者では高リスクと認識し，血栓溶解療法を行う．出血リスクが高い場合には，外科的血栓摘除術を行う．
- 非高リスク患者には抗凝固療法を第一選択とする．画像的右室機能不全があり心臓バイオマーカーも上昇している患者では，病態の悪化に備えてモニタリング下でヘパリン静注による抗凝固療法を開始する．
- 呼吸管理は，SpO₂ 90% 以上を目標とした酸素吸入を行い，酸素化の維持が困難な場合は人工呼吸器管理を行う．しかし，人工呼吸器管理で介入できる部分は少ないため，血栓溶解療法等の再灌流療法や補助循環の確立を優先させる．
- 気管挿管の際には，鎮静による血圧低下，陽圧換気による前負荷減少と右心系の後負荷である肺血管抵抗の上昇などにより急激に右心不全を悪化させ，ショック進展，心停止への移行を加速させる可能性に留意する．

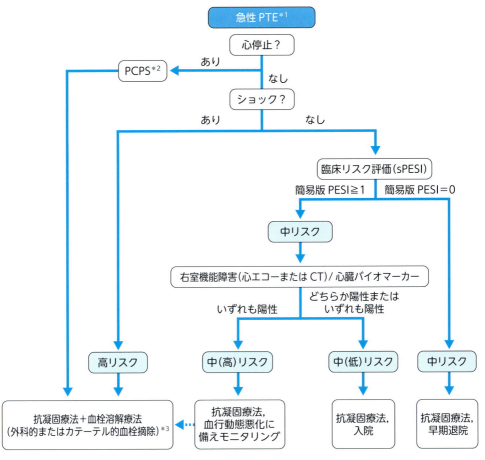

*1: 診断されしだい，抗凝固療法を開始する．高度な出血のリスクがある場合など，抗凝固療法が禁忌の場合には下大静脈フィルター留置を考慮する．
*2: 施設の設備や患者の状態により，装着するか否かを検討する．
*3: 施設の状況や患者の状態により，治療法を選択する．

[図2] 急性PTEのリスクレベルと治療アプローチ
(Konstantinides SV, et al. Eur Heart J. 2014; 35: 3033-69 より改変)

- 循環管理において，右室への容量負荷が心室相互干渉により左室の圧排を助長する可能性があり，過剰輸液に注意する．中心静脈圧が低い例には，控えめな（≦500 mL）輸液チャレンジが心係数を上昇させる可能性がある[2]．昇圧剤はノルアドレナリンを選択する[2]．
- 蘇生困難な心停止例や，不安定な呼吸循環動態例には速やかにVA-ECMOを導入する[1]．

◆ 文献
1) 肺血栓塞栓症および深部静脈血栓症の診断，治療，予防に関するガイドライン（2017年改訂版）．
2) Konstantinides SV, et al. Eur Heart J. 2020; 41: 543-603.

〈山本　剛〉

I . ER ● ● ● ● 8. 肺循環疾患の初期評価・治療

2 深部静脈血栓症

- 深部静脈血栓のほとんどは骨盤内および下肢の深部静脈で形成される．発生部位は血流うっ滞をきたしやすいヒラメ筋や腓腹筋の下腿静脈に多い．手術，外傷，骨盤内腫瘍，腸骨静脈圧迫，鼠径部からのカテーテルの穿刺や留置などに起因する場合，腸骨や大腿静脈の近位側から発生することもある．

- 頸部，上肢系では中心静脈カテーテル穿刺・留置部位，悪性腫瘍による圧迫（例えば肺癌や縦郭腫瘍による上大静脈圧迫）が血栓の好発部位である．

- 下肢の深部静脈血栓症（deep vein thrombosis: DVT）では，血栓中枢端が膝窩静脈より中枢側の場合を中枢型，末梢側の場合を末梢型（遠位型，下腿型）に分類する．

- Virchow の3徴，血流うっ滞，血管内皮障害および凝固能亢進が血栓形成の原因となるため，これらの血栓形成因子を参考に問診，診察を進める．一方で臨床的に原因が明らかでない場合も少なくない．

- 典型的な症状，徴候は片側下肢の疼痛，腫脹，色調変化である．しかし，いずれも診断精度は高くない．

- 診断はDVT用のWellsスコア[表1]などで検査前臨床的確率を推定し，低・中確率であればDダイマーによる除外診断を行い，高確率の場合に画像診断を実施する[1][図1]．

- 画像診断は，下肢静脈超音波検査を第一選択とする．総大腿静脈や膝窩静脈部の血栓は簡便に診断できる．超音波プローブで静脈を圧迫し，完全に圧排されるかどうかを判断する静脈圧迫法を基本に行う．血栓がある場合，静脈は圧排されない．血流描出が可能なカラードプラ法を適宜併用する．

- 骨盤内やさらに中枢側の血栓が疑われる場合は造影CT検査を考慮する．

- 中枢型DVTは抗凝固療法が第一選択である．一方で末梢型DVTには画一的に抗凝固療法を施行しない[1]．

- 有痛性青股腫は，深部静脈のみならず皮静脈などほとんどすべての静脈が閉塞し静脈血行が完全に遮断された状態である．二次的に動脈血行も阻止されるため下肢は高度な血行障害とチアノーゼを呈し，進行すると静脈性壊死に至ることもある．

- 中枢型で動脈虚血を伴う重症の急性腸骨型DVTにはカテーテル的治療（CDT，カテーテル血栓溶解療法）を行う．発症早期で症状が強く出血リスクが低い急性腸骨大腿型DVTもCDTを考慮する．他のよい適応条件として，症状発現から14日未満の急性血栓，良好な身体機能，1年以上の生命予後，がある．

- 末梢型DVTへの抗凝固療法の効果は明らかでなく，出血性合併症が増加する報告があるため，ルーチンでの抗凝固療法は推奨されない[1]．リスクの少ない末梢型DVTには抗凝固療法を施行せず，7～14日後の超音波検査での経過観察を行い，中枢型への伸展や高リスク群についてのみ抗凝固療法を施行することが

[表1] Wells スコア（DVT 用）

臨床的特徴	点数
活動性の癌（6か月以内治療や緩和的治療を含む）	1
下肢の完全麻痺，不全麻痺あるいは最近のギプス装着による固定	1
臥床安静3日以上または12週以内の全身あるいは部分麻酔を伴う大手術	1
下肢深部静脈分布に沿った圧痛	1
下肢全体の腫脹	1
腓腹部（脛骨粗面の10cm下方）の左右差＞3cm	1
症状のある下肢の圧痕性浮腫	1
表在静脈の側副血行路の発達（静脈瘤ではない）	1
DVTの既往	1
DVTと同じくらい可能性のある他の診断がある	−2

検査前臨床的確率	総点数
低確率	0
中確率	1～2
高確率	≧3

(Wells PS, et al. JAMA. 2006; 295: 199-207)

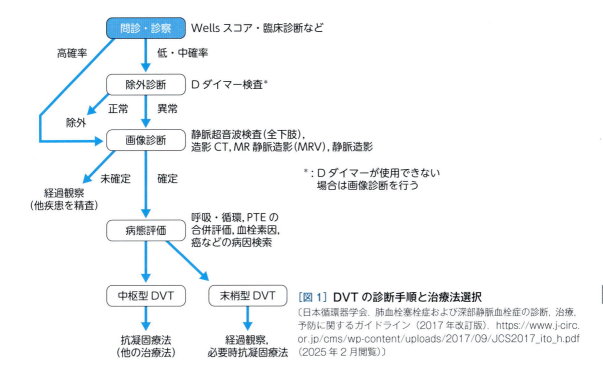

[図1] DVTの診断手順と治療法選択
〔日本循環器学会. 肺血栓塞栓症および深部静脈血栓症の診断, 治療, 予防に関するガイドライン (2017年改訂版). https://www.j-circ.or.jp/cms/wp-content/uploads/2017/09/JCS2017_ito_h.pdf (2025年2月閲覧)〕

[表2] 末梢型DVTにおける再発リスクの要因

低リスク要因	高リスク要因
・ギプス固定, 不動, 外傷, エコノミークラス症候群などで発症し完全離床が可能 ・経口避妊薬やホルモン療法中に発症（治療は中断）	・VTE既往　・遺伝的血栓性素因　・血栓惹起性疾患の合併 ・50歳以上　・男性　　　　　　　　（炎症性腸疾患など） ・血栓症の誘因なし　・活動性癌　・後脛骨や腓腹静脈 ・膝窩3分岐にかかる　・不動が持続　　（ヒラメや腓腹静脈より） ・両側性　・2つ以上の静脈

推奨されている.

- 北米のガイドラインupdate版では[2], 中枢伸展のリスク要因として, Dダイマー陽性, 膝窩静脈に近い血栓あるいは血栓分布が広い, 血栓症の誘因がない, 活動性癌, 静脈血栓塞栓症 (venous thromboembolism: VTE) の既往, 入院中, 新型コロナ感染症例, 強い症状, 繰り返しの下肢超音波検査を避けたい患者, などを挙げ, これらの例では抗凝固療法が望ましいとしている. 一方でリスクが低く経時的な下肢超音波検査サーベイランスが望ましい背景として, ヒラメや腓腹静脈内血栓, 出血リスクが高いか中等度, 患者が抗凝固療法を敬遠している場合を挙げている.
- リスクの低い末梢型は日常の生活下 (下腿筋の運動) で, 生体の線溶作用により, 血栓は縮小あるいは消失するとされる.
- 最近, 末梢型DVTの再発率は中枢型と比較して低リスク患者では低いが, 高リスク患者では同等であることが報告され, 2022年の欧州心臓病学会のコンセンサスドキュメント[3]ではリスクに応じた個別管理を推奨している. 表2に末梢型DVTのリスク要因を示した. 高リスク因子保有例には中枢型と同等の抗凝固療法を3か月間行う. 低リスク因子保有例には短期間あるいは低用量での抗凝固療法, 抗凝固療法は行わず経時的な下肢超音波検査サーベイランスのいずれかを選択する.

◆ 文献　1) 日本循環器学会. 肺血栓塞栓症および深部静脈血栓症の診断, 治療, 予防に関するガイドライン (2017年改訂版).
2) Stevens SM, et al. Chest. 2021; 160: e545-608.
3) Mazzolai L, et al. Eur J Prev Cardiol. 2022; 29: 1248-63.

〈山本　剛〉

3 肺高血圧症

- 肺高血圧症では種々の原因による肺血管抵抗の上昇から右心不全を呈する.
- 肺高血圧症の定義は，右心カテーテル検査での安静時平均肺動脈圧が 20 mmHg を超える場合である[1].
- 原因に応じて5つの群に分類される [表1].
- 特異的な症候はないが，症状は労作時の息切れが最も多く，動悸，易疲労，下腿浮腫などがある.
- 身体所見や検査所見から肺高血圧症を疑う所見は，身体所見では，II音の肺動脈成分の亢進，右心性III音，三尖弁逆流や肺動脈弁逆流の心雑音，右心拍動，頸静脈怒張，下腿浮腫，腹水，肝腫大など，心電図では，肺性P波，右軸偏位，右室肥大，右室ストレインパターンなど，胸部X線では，肺動脈幹（左第2弓）の突出，両側肺動脈近位部の拡張，右室拡大（左第4弓突出），右房拡大（右第2弓）など，が認められる.
- 心エコーでは，右室拡大，心室中隔扁平化など右室負荷所見が観察でき，連続ドプラを用いた三尖弁逆流速度から肺動脈収縮期圧が推定できる.三尖弁逆流速度ピーク＞2.8 m/s の場合に肺高血圧が疑われる.
- 心エコーで肺高血圧症の可能性が高い場合，図1 の診断手順に沿って鑑別診断を行う[2].
- 肺高血圧症患者における右心不全増悪の誘因として，感染，不整脈，肺塞栓，心筋梗塞，低酸素血症，高炭酸ガス血症，アシドーシス，貧血（とくに鉄欠乏），甲状腺機能異常，脱水を伴う下痢，妊娠，肺高血圧治療薬や利尿薬の中断などがあり[3]，増悪の可能性に留意しながらフォローする.
- 肺高血圧症患者では心肺予備能が低いため，さらなる増悪や急変は致死的イベントに繋がるため，表2 に示した肺高血圧の増悪に寄与する要因については周術期以外においても留意して診療にあたる.
- 右心不全が増悪した場合，集中治療管理として[3,4]，①誘因の治療と支持療法の適正化，②適切な体液管理，③右室後負荷の低減（NO吸入療法など），④心拍出量の適正化，⑤適切な血圧管理，を行う.

[表1] 肺高血圧症の臨床分類と原因，病態

分類	名称	原因／病態
第1群	肺動脈性肺高血圧症	・特発性，遺伝性，原因あり（結合組織病・HIV感染・門脈圧亢進，先天性心疾患など） ・末梢肺動脈の壁肥厚（リモデリング）の進行
第2群	左心性心疾患に伴う肺高血圧症	・左心不全（pEF, mrEF, rEF），弁膜症が原因 ・両心不全をきたす
第3群	肺疾患および/または低酸素血症に伴う肺高血圧症	・慢性閉塞性肺疾患や間質性肺炎，低換気，慢性の高地低酸素曝露などが原因
第4群	慢性血栓塞栓性肺高血圧症	・肺動脈内の器質化血栓が原因，急性から移行する場合もあるが少ない
第5群	詳細不明な多因子のメカニズムに伴う肺高血圧症	・慢性溶血性貧血，サルコイドーシス，糖原病，人工透析などに関連

[表2] 周術期に肺高血圧の増悪に寄与する要因

術前の肺高血圧 交感神経緊張（痛み，気道操作，外科手技など） 低体温 低酸素 高炭酸ガス，アシドーシス 虚血再灌流障害 前負荷	輸液過負荷 陽圧換気 左室収縮不全，拡張不全 塞栓: 血栓塞栓，炭酸ガス塞栓，空気塞栓，羊水塞栓 急性肺傷害，ARDS 血管床減少（肺） 薬剤: プロタミン

(Minai OA, et al. Chest. 2013; 144: 329-40)

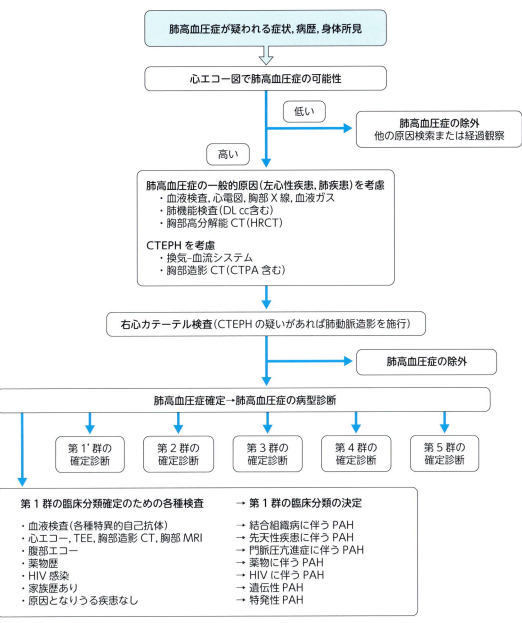

[図1] 肺高血圧症の診断手順
〔日本循環器学会. 肺高血圧症治療ガイドライン（2017年改訂版）. https://www.j-circ.or.jp/cms/wp-content/uploads/2017/10/JCS2017_fukuda_h.pdf（2025年2月閲覧）〕

◆ 文献
1) Humbert M, et al. Eur Heart J. 2022; 43: 3618-731.
2) 日本循環器学会. 肺高血圧症治療ガイドライン（2017年改訂版）.
3) Olsson KM, et al. Int J Cardiol. 2018; 272S: 46-52.
4) Minai OA, et al. Chest. 2013; 144: 329-40.

〈山本　剛〉

1 急性大動脈解離

- 迅速な診断が必要であり，特に非典型例に対し本症を疑って画像検査を行うことが課題となる．
- 超急性期の安定化には，β遮断薬とオピオイドの静注が基本となる．
- 適応症例に対して早期に手術を行うためには多診療科と多職種間，および施設間の円滑な連携が必要である．

■ 診断 [図1]

- わが国は欧米に比べて大動脈解離の発生頻度が高いことが知られており，救急診療において本疾患を想起する重要性は高い．
- 突然の張り裂けるような胸痛や背部痛など，典型的な症状を訴える症例では本疾患を想起するのは容易であり，速やかに画像検査を行う．
- ACSと紛らわしい症例においては，再灌流療法を急ぐあまり十分な検索がなされる前に抗血栓薬投与や心臓カテーテル検査が行われることがあり，注意が必要である．
- 失神や意識障害，片麻痺や失語などの巣症状，呼吸困難，原因不明のショックなどを主訴とすることがあり，これらの症例に対して本疾患を鑑別診断の一つに挙げることがきわめて重要である．この場合，経胸壁心エコー，Dダイマー，胸部X線のうち一つでも本症を疑わせる所見があれば積極的に画像検査を行って本症を確実に否定することが推奨されている[1]．
- 確定診断には造影CTが最も適しており，他に経食道心エコー，MRIも可能である．造影CTは，単純と造影早期相および後期相を撮像する．解離の存在診断に加えて進展範囲，偽腔血流の有無，エントリー/リエントリーの同定，さらに破裂や臓器虚血などの合併症の有無を確認する．

■ 急性期管理 [図2]

- 手術治療，内科的治療どちらが選択されるとしても，超急性期における状態の安定化がきわめて重要であり，降圧と徐拍化，鎮痛，安静が必要である．
- 降圧の目標は100〜120 mmHgとされている．第一選択はβ遮断薬であり，血圧値だけでなく心拍数と血圧の立ち上がり速度を低下させることにより大動脈壁へのストレスを軽減し，解離の進展や破裂を予防する[2]．ただし高度の大動脈弁閉鎖不全を合併している例ではβ遮断薬は代償性の頻脈を抑えて心不全を助

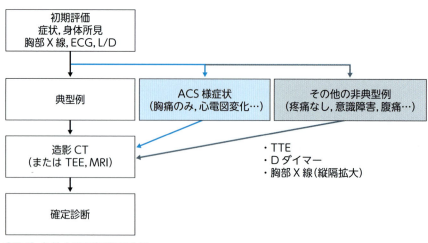

[図1] 急性大動脈解離の診断

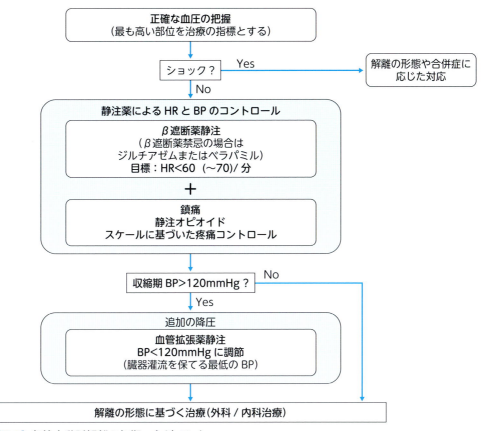

[図2] 急性大動脈解離の初期マネジメント
(Hiratzka LF, et al. Circulation. 2010; 121: e266-369 を参考に作成)

長するため注意する．
- 持続する痛みに対してはオピオイドを用いて早期に鎮痛を図るべきであり，これは降圧にも寄与する[1,2]．
- 目標血圧まで降圧するためには多くの場合β遮断薬に加えて，ニカルジピン，ニトログリセリン，ジルチアゼムなどの持続静注が必要となる[1,2]．
- ショック状態の場合は即座に心臓血管外科医に連絡するとともに，ショックの原因（破裂，心タンポナーデ，心筋虚血など）検索とそれに基づいた対応を行う．ここで重要なのは血圧を上げすぎないことであり，平均血圧70 mmHg程度を目標とする．
- 心タンポナーデでは心囊穿刺よりも早期の手術を優先すべきであるが，心囊穿刺を行わざるを得ない場合は，血圧をモニタリングしながら少量（数mL）ずつ排液する．
- 救急室や手術室への入室直後，CT検査時の造影剤注入直後における急変は多く，血圧や疼痛管理に注意する．

■ 治療法の選択[3]

- 原則:
    - Stanford A 偽腔開存型: 緊急手術の適応である．内膜破綻のある上行大動脈の置換が行われ，必要に応じて弓部大動脈置換や弁輪部の修復術が追加される．
    - Stanford B 型: 内科治療が選択される．ただし，破裂や切迫破裂，下肢虚血および臓器虚血をきたした症例では外科治療が必要である．この場合は，ステントグラフト留置によるエントリー閉鎖を行うことが多い．

- 特殊な例:
  - Stanford A 偽腔閉塞型: 定まった見解はない．大動脈弁閉鎖不全症や心タンポナーデ合併例では緊急手術が行われる．また，ULP（ulcer-like projection，偽腔の一部に造影で見られる小突出所見）を有する例，大動脈径が 50 mm 以上あるいは偽腔の径が 11 mm を超える例では準緊急の手術が考慮される．
  - 胸部下行大動脈に内膜破綻を有する Stanford A 型逆行解離: 上行大動脈の血栓化が認められる例では内科的治療となる場合がある．
  - 脳虚血合併例，超高齢者: 手術適応はケースバイケースで決定される．

■ 連携とチームアプローチ

- 本症に対して迅速な診断，初期安定化と根本治療を行うためには，救急部門，心臓血管部門，手術麻酔部門，集中治療部門，放射線部門などの円滑でシームレスな連携が必要である．
- 緊急手術可能な施設が限られることから，地域における二次・三次医療施設間の協力体制を構築しておくことも重要である．

◆ 文献
1) Erbel R, et al. Eur Heart J. 2014; 35: 2873-926.
2) Hiratzka LF, et al. Circulation. 2010; 121: e266-369.
3) 日本循環器学会，他．2020 年改訂版　大動脈瘤・大動脈解離診療ガイドライン．

〈今村　浩〉

2 大動脈瘤破裂・切迫破裂

- 発症と同時にショックに陥ることが多く，発症から緊急手術までの「分」の単位の差が生死を分ける．救命のためには心臓血管外科医をはじめとした多部門との迅速・円滑な連携が必要である．
- 低血圧を許容した管理が必要であり，収縮期血圧 70〜90 mmHg を目標とする．
- 循環が安定している症例でも，初期治療中の急変リスクは極めて高い．特に造影 CT 時には注意が必要である．
- 胸部大動脈瘤と腹部大動脈瘤では破裂時の臨床像や対応に若干の違いがあるため，本項では両者を分けて解説する．

■ 胸部・腹部共通の事項

- 真性大動脈瘤は時に軽い痛みや隣接臓器の圧迫症状をきたすことがあるが，通常は破裂しない限り無症状である．
- 突然の痛みが生じた場合，それが大動脈瘤に起因したものであれば，多くは破裂（動脈壁が破綻し，血管外へ血液が漏出する状態）している．稀に，動脈壁の破綻がないにもかかわらず痛みを生ずることがあり（切迫破裂），破裂の前兆と考えられる．
- 胸腔，腹腔などへ破裂すれば，急激に出血性ショックに陥る（open rupture）．一方，破裂により生じた血

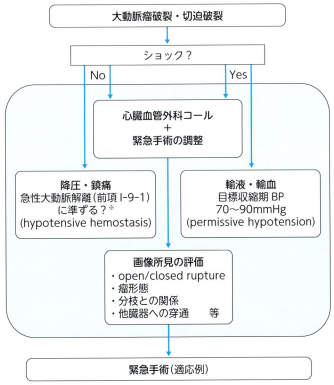

[図1] **大動脈瘤破裂・切迫破裂の初期マネジメント**
※腹部大動脈瘤破裂に対し硝酸薬を用いて収縮期 BP 50〜100 mHg を目標に降圧することの有用性を示した研究はあるものの，現時点で大動脈瘤破裂症例に対する薬物による降圧の有用性，安全性や目標血圧は不明である[2]．

腫が周囲組織により被覆されている場合は，一時的に血行動態が安定することがある．この状態は closed（または contained, sealed）rupture などと呼ばれるが，用語に若干の混乱があり，本項では closed rupture に統一して記載する．

- ショック例では細胞外液の投与や輸血を行うが，正常血圧までの昇圧は有害であり，橈骨動脈が触れ，意識が保たれる程度の血圧（収縮期血圧 70〜90 mmHg）を維持する[1,2]．できれば晶質液の投与は少量にとどめ，赤血球と血漿製剤を 1:1 の比率で投与するのが望ましい．
- いかに優れた循環管理を行ったとしても内科治療による救命は困難であり，根本治療は手術である．発症から緊急手術までの「分」の単位の差が生死を分ける．

■ 胸部大動脈瘤破裂

- 胸腔等への open rupture の症例はほとんどがすぐに心停止となる．一方，血腫が縦隔内に留まる closed rupture の場合は生存来院が可能であり，通常は激しい胸痛やショックが主訴となる[1]．
- Closed rupture の場合も血行動態は一般に不安定であり，血腫が胸腔などへ穿破すれば速やかに死に至る．心嚢腔への破裂では心タンポナーデをきたす[1]．
- 時に失神や意識障害，原因不明の胸水貯留などを訴えて来院する例がある．また，食道や肺への出血により吐血や喀血を主訴とする例もある．このような例は診断が遅れがちになるため，本症を想起して必要な画像診断を行うことが重要である[3]．
- X 線写真では縦隔拡大，血胸などが見られる．確定診断には造影 CT を行い，動脈瘤の存在と周囲の血腫が診断の決め手になる．大動脈解離を想定して CT を行うことが多いため，真性大動脈瘤の破裂（大動脈内に flap などの異常所見が認められない）の認識が遅れることがあり，注意が必要である．
- 本症と診断したら即座に心臓血管外科医をコールするとともに，院内外の医療リソースを考慮して緊急手術（開胸手術または胸部ステントグラフト内挿術）に向けた調整を始める（手術室の準備や転院の手配など）．

■ 腹部大動脈瘤破裂

- 後腹膜腔へ破裂して後腹膜血腫を形成した後，腹腔内へ穿破することが多い．
- 約半数の症例は，激しい腹痛，ショック，腹部の拍動性腫瘤の典型的な三徴を示す[1]．
- Closed rupture の場合は来院時に血行動態が安定していることがある．特に腸骨動脈瘤破裂の場合は，腹部膨満がはっきりせずエコーも描出困難のため見落とされやすく，注意が必要である．
- 腹部大動脈瘤を有し腹痛，腰痛を訴えている患者の診療には注意が必要である．緊急性の点からまずは破裂を考慮することが最も重要であり，除外されるまではバイタルサインの変化のみならず診察時の体位にも注意を払う．一方破裂していない例では，切迫破裂の可能性について慎重な判断が要求されるが，大動脈瘤以外に疼痛の原因があることが多いため，急性腹症としての検索も十分に行うべきである．
- 時に下大静脈への穿通による高拍出性心不全や，消化管への穿通による吐下血などを生ずることがある．
- Open rupture の場合はエコーにより腹腔内の血液，拡大した大動脈を確認することで診断は容易である．この段階で意識障害や収縮期血圧＜80 mmHg など循環が不安定であれば直ちに手術室へ搬送し緊急手術を行う[2]．
- 血行動態が安定した closed rupture の場合は CT 検査により診断を確定する．
- 緊急手術の術式には開腹手術とステントグラフト内挿術（endovascular aortic repair: EVAR）がある．近年多くのガイドラインにおいて，形態的に適していれば EVAR が第一選択として推奨されるようになり[2,3]，緊急 EVAR 可能な施設ではその施行が増加傾向にある．
- 造影 CT は大動脈の形態と周囲の状況を把握でき，EVAR を行う際に必須の情報を提供できるため，EVAR 施行が増加した近年では極力行うことが推奨されている[2]．一方，既に破裂した状態で行う造影は

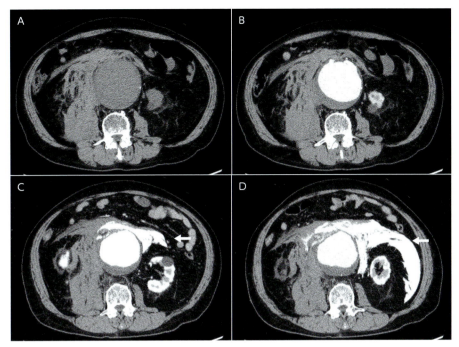

[図2] 造影 CT 後に closed rupture から open rupture へ移行した症例

激しい腹痛のため救急搬送．来院時血圧 110/70 mmHg．A: 来院 25 分後単純 CT 施行し，腹部大動脈瘤破裂と診断．後腹膜に血腫が形成された closed rupture の状態．B: 造影早期動脈相．C: 造影後期動脈相．後腹膜への造影剤血管外漏出と，血腫の左方への拡大が認められる（矢印）．D: 腹腔内へ穿破して（矢印）open rupture の状態となり，この後患者は一時心肺停止となる．急速輸液等により心拍再開し，緊急手術が行われ軽快退院．

リスクを伴うため，造影の可否については施設の心臓血管外科医と相談するとともに，造影前後の血圧や疼痛のコントロールには細心の注意を払うべきである［図2］．

◆ 文献
1) Erbel R, et al. Eur Heart J. 2014; 35: 2873-926.
2) Wanhainen A, et al. Eur J Vasc Endovasc Surg. 2019; 57: 8-93.
3) 日本循環器学会，他．2020 年改訂版　大動脈瘤・大動脈解離診療ガイドライン．

〈今村　浩〉

3 急性動脈閉塞症

- 急性下肢動脈閉塞症（acute limb ischemia: ALI）は急性心筋梗塞と並ぶ迅速な診断，治療が必要な疾患であり，それらの遅れが生命予後不良となるためERでおさえておかなければならない疾患である．
- 急性動脈閉塞症の原疾患として，塞栓症，血栓症の鑑別が重要である．特に心内血栓は残存する血栓の飛散がさらなる塞栓症を引き起こす可能性がある．
- 発症からの時間，下肢の理学所見により治療法が異なるため［表1］［図1］[1]，ERでの迅速な病歴聴取，エコーを含めた診察が求められる．

[表1] 急性下肢虚血の臨床分類

カテゴリー	予後	所見 感覚消失	所見 筋力低下	ドプラ信号* 動脈	ドプラ信号* 静脈
Ⅰ．救肢可能	即時性なし	なし	なし	聴取可能	聴取可能
Ⅱ．危機的					
a．境界型	ただちに治療すれば救肢可能	軽度（足趾のみ）またはなし	なし	（しばしば）聴取不能	聴取可能
b．即時型	即時の血行再建により救肢可能	足趾以外にも，安静時疼痛を伴う	軽度〜中等度	（通常は）聴取不能	聴取可能
Ⅲ．不可逆性	広範囲な組織欠損または恒久的な神経障害が不可避	重度〜感覚消失	重度〜麻痺（硬直）	聴取不能	聴取不能

*重症例では罹患した動脈の血流速度が非常に遅いため，ドプラ音を検出できない場合がある．動脈と静脈の血流信号の見分けが肝要である．動脈の血流信号は律動音（心拍動と同期）であるのに対して，静脈の信号はより一定で，呼吸運動に影響されたり末梢のミルキングで増強したりする（ドプラプローベで血管を圧迫しないように注意が必要）．
(Rutherford RB, et al. J Vasc Surg. 1997; 26: 517-38., Tasc Ⅱ Working Group, 日本脈管学会，編訳．下肢閉塞性動脈硬化症の診断・治療指針Ⅱ．メディカルトリビューン; 2007 より)

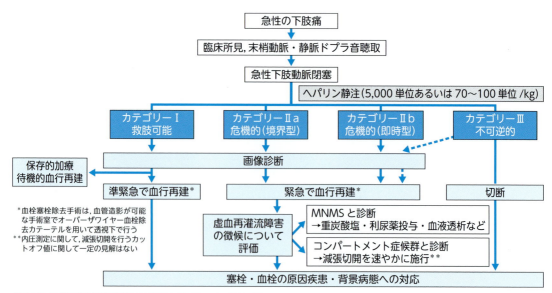

[図1] 急性下肢動脈閉塞の診断と治療アルゴリズム
〔日本循環器学会/日本血管外科学会合同ガイドライン．2022年改訂版　末梢動脈疾患ガイドライン．https://www.j-circ.or.jp/cms/wp-content/uploads/2022/03/JCS2022_Azuma.pdf（2025年2月閲覧）〕

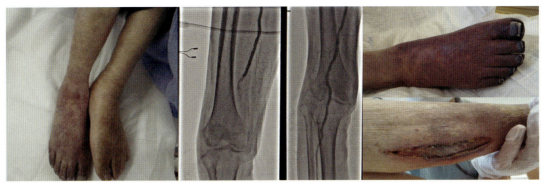

[図2] 症例1

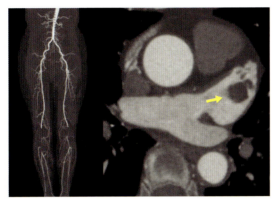

[図3] 症例2

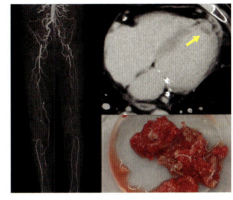

[図4] 症例3

- 治療は基本的には外科的な血栓除去術が第一選択となる．再灌流後の合併症としてコンパートメント症候群，筋腎代謝症候群（myonephropathic metabolic syndrome: MNMS）があり，減張切開や，腎代替療法の導入が必要な場合があるため集中治療室での管理が求められる．
- 症例1は発症5時間で来院された下肢の所見[図2]．健側に比べ色調が青紫に変化しており，冷感が強い．患側の疼痛を訴えており軽度の筋力低下を認めた．表1よりカテゴリーⅡaの診断で緊急造影検査を施行したところ浅大腿動脈の閉塞を認めたため，図1から即時血行再建の適応と判断され，Fogartyカテーテルによる血栓回収術を施行した．再灌流は得たが術後コンパートメント症候群を合併し減張切開を施行した．
- 一般的に発症4時間から6時間以内が血行再建のタイミングとされるが，意思疎通困難な高齢者の施設入所中，心房細動は指摘されているが出血リスクから抗凝固薬が処方されておらず，下肢の色調変化を職員が発見し来院時はすでに治療適応時間外という患者が少なくない．
- 症例2，3は数日前からの下肢痛で来院された患者の下肢造影CT所見 [図3] [図4]．症例2は両側の膝窩動脈が閉塞，症例3は両側腸骨動脈以下が閉塞しているがどちらも良好な側副血行路が発達しており，カテゴリーⅠの診断で保存的加療と判断された．しかしながらこの際の造影CTで左心内に血栓が指摘された．症例2は心電図で心房細動を認め左心房内からの血栓塞栓（図3，矢印），症例3は陳旧性心筋梗塞の既往があり左室内血栓（図4，矢印）と診断された．いずれも下肢の血行再建に先立ち，心臓外科へコンサルトし心内血栓除去が施行された．当院ではALIの診断の際，造影CTは塞栓源精査のために心臓レベルから撮像するようにしている．

◆ 文献

1) 日本循環器学会, 他. 2022年改訂版 末梢動脈疾患ガイドライン.

〈米田秀一〉

Chapter
II

カテーテル室

II. カテーテル室 ■■■ 1. 機械的循環補助の導入

1 大動脈バルーンパンピング（IABP）

- ECMO や IMPELLA と並び，経皮的に留置可能な機械的補助循環（MCS）で，わが国では年間約 20,000 症例に使用されている［図1］.
- MCS の使用においては，左心機能，右心機能，呼吸機能のいずれのサポートが必要かを判断する．IABP は左心の圧補助作用を有し，自己心拍出量の 10％程度（0.3〜0.5 L/分）を補助する．
- IABP の主な役割は①systolic unloading（後負荷軽減による心筋酸素消費量減少，肺動脈楔入圧低下，心拍出量増加）と②diastolic augmentation（拡張期圧上昇による冠動脈血流量増加，平均動脈圧維持）である［図2］.
- バルーンの駆動ガスは不活化ガスであるヘリウムガスが使用される．分子量が小さいため粘性抵抗が少なく，カテーテル内で過剰な熱産生なく，心拍追従することができる．

■ 適応

- 日本循環器学会の急性冠症候群ガイドライン（2018年改訂版）では，機械的合併症による心原性ショック

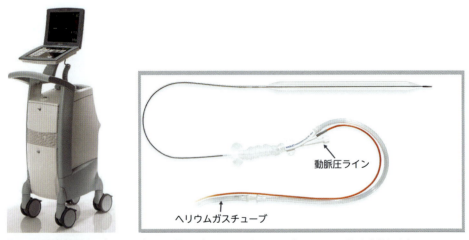

［図1］駆動装置とバルーンカテーテル（ゲティンゲグループ・ジャパン株式会社提供）

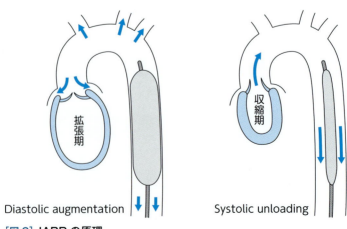

［図2］IABP の原理

患者に対しての使用は class Ⅰ，治療抵抗性の心原性ショック患者や再灌流療法後にも心筋虚血が遷延する患者に対しての使用は class Ⅱa である一方，心原性ショック患者に対するルーチンの使用は推奨されていない（class Ⅲ）[1]．その他に，ハイリスク心臓手術の周術期，冠動脈インターベンション（PCI）中あるいは PCI 後の血行動態安定化，難治性心室性不整脈などに対して使用されることがある．

- 上記の心原性ショック患者においては，SCAI shock 分類の stage C，D で使用が考慮され，stage E では ECMO 下の後負荷増大による肺うっ血や大動脈弁閉鎖症例に対して併用されることがある．

- IABP-SHOCK Ⅱ trial では，急性心筋梗塞による心原性ショックに対する IABP 使用は，非使用群に対して死亡率を改善しなかった[2]．一方で CRISP-AMI trial では，急性心筋梗塞の非ショック患者でのサブ解析において，大きな梗塞巣や心筋虚血の持続例では IABP 使用により 6 か月死亡率が改善した[3]．

- 実臨床では，しばしば IABP 導入により systolic unloading で期待される以上の循環改善を得られる患者に遭遇し，また diastolic augmentation による冠血流量増加が重要な患者層は存在すると考えられる．

- IABP は IMPELLA 非認定施設でも使用可能であり，重度大動脈弁狭窄症・大動脈弁位機械弁置換術後，末梢動脈狭窄症や左室内腔狭小例などの IMPELLA 留置困難例でも留置可能である．また IMPELLA や ECMO に比べ，下肢虚血や出血・溶血のリスクが低いというメリットがある．

■ 禁忌

- 絶対的禁忌には，重度大動脈弁閉鎖不全（大動脈弁逆流増大），大動脈瘤・大動脈解離（機械的ストレスにより瘤の破裂や解離の進展）がある．

- 相対的禁忌には，高度の粥状硬化，腸骨動脈の高度狭窄や蛇行があり，使用困難となることがあるが，動脈の狭窄に関しては IMPELLA（12 Fr 以上）や ECMO（15 Fr 以上）に比較するとバルーンカテーテルは細径（6〜8 Fr）である点は有利である．不整脈や高度の頻脈を伴う際は補助循環の効果が減弱することがあり，著しい血圧低下を伴う場合は有効でないことがある．自己心拍出に対する圧補助のみのため，心肺停止例への単独使用は適応ではない．

■ 挿入手技

① 事前に両側総大腿動脈の拍動，CT（血管の蛇行や，穿刺部血管の石灰化・壁在血栓）や足関節上腕血圧比が確認できる状況であれば，左右どちらを選択するかの参考とする．

② 局所麻酔後，可能であればエコーガイド下に総大腿動脈直上の皮膚から穿刺し，30〜45°の穿刺角度で総大腿動脈前壁に刺入する．複数回穿刺，側壁穿刺，血管貫通による後壁穿刺は，その後の出血や仮性動脈瘤のリスクを上げる．また浅大腿動脈からの留置は下肢虚血のリスクとなるため避ける．

③ セルジンガー法でガイドワイヤーを進める．原則的に透視下に行うべきだが，状況によりポータブル X 線写真や開心術中であれば経食道心エコーなどで先端位置を確認し，ガイドワイヤー迷入を検知する．

④ IABP 用シースを留置し，シースからバルーンカテーテルを進め，カテーテル先端を左鎖骨下動脈から 2 cm 末梢（第 2-3 肋間レベル）に置き，ガイドワイヤーを抜去する．

⑤ IABP を作動し，透視下にバルーンの動作と，先端・下端の位置を確認する．シースを皮膚に固定する．

■ 合併症

- バルーン留置側の下肢虚血，穿刺やガイドワイヤー操作による動脈損傷，バルーン下端が低位になることによる腹部大動脈分枝の血行障害，感染，バルーンの損傷・破裂，出血・貧血などがある．事前の評価や丁寧な手技により，合併症は減らすことができる．

◆ 文献

1) 日本循環器学会．急性冠症候群ガイドライン（2018 年改訂版）．
2) Thiele H, et al. N Engl J Med. 2012; 367: 1287-96.
3) Patel MR, et al. JAMA. 2011; 306: 1329-37.

〈松村宣寿　遠藤智之〉

II. カテーテル室 ■■■■ 1. 機械的循環補助の導入

2 静動脈体外式膜型人工肺（VA-ECMO）について

■ 適応

- VA-ECMO の目的は一時的な循環補助により心機能の回復，もしくは補助人工心臓や心臓移植への移行を可能にすることである．よって，適応は回復見込みのある難治性心原性ショックである．
- 成人心疾患患者の ELSO ガイドラインにおける VA-ECMO の推奨を**表1**に示す[1]．
- わが国の急性・慢性心不全診療ガイドライン（2017年改訂版）では"末梢低灌流（乳酸値>2 mmol/L）で収縮期血圧<90 mmHg，あるいは平均血圧<65 mmHg の心原性ショック・低灌流性心不全例"をきたした症例は"補液・強心薬・IABP・ECMO を検討する"との記載がある[2]．
- 2023年のアップデート版でも INTERMACS/J-MACS profile 1（静注強心薬の増量や機械的補助循環を行っても血行動態の破綻と末梢循環不全をきたしている状態），または profile 2（静注強心薬の投与によっても腎機能や栄養状態，うっ血徴候が増悪しつつあり，強心薬の増量が余儀なくされる状態）に対して，IABP とともに ECMO が考慮される[3]．
- 心原性ショックのみならず閉塞性ショック（肺血栓塞栓症，心タンポナーデ），血液分布異常性ショック（治療抵抗性の急性薬物中毒・アナフィラキシーショックなど）も適応と考えられる．
- VA-ECMO の適応疾患を**表2**にまとめる．
- 難治性心原性心停止の症例においては VA-ECMO を用いた心肺蘇生法である体外循環式心肺蘇生法（extracorporeal cardiopulmonary resuscitation: ECPR）が考慮される[4-7]．

■ 禁忌

- 絶対的禁忌と合併症に関連した相対的禁忌があり，ELSO ガイドラインの記載を**表3**に示す[1]．

①絶対的禁忌

- 制御困難な出血性合併症がある場合は，十分な ECMO 流量の確保が困難になる可能性，塞栓症の懸念により，抗凝固療法の完全な中止が困難であることから禁忌と考える．
- 移植待機例を除いて回復が見込めない不可逆的な臓器障害（心・肺・中枢神経疾患）を有している場合も禁忌と考えられる．

②相対的禁忌

- 末梢性血管疾患（閉塞性動脈硬化症など）を有する症例はカニューラ留置が困難で相対的な禁忌と捉えられる．そのような症例では鎖骨下動脈への送血カニューラの留置が選択肢となる．

[表1] VA-ECMO の推奨

以下の内容を満たす心原性ショック
・発症6時間以内
・適切な血管内容量の確保，かつ十分な薬剤投与を行うも治療抵抗性の病態である（収縮期血圧<90 mmHg，尿量<30 mL/時，乳酸値>2 mmol/L，SvO₂<60%，意識変容）
・可逆性の病態である
・心臓補助装置，または移植の適応がある

(Lorusso R, et al. ASAIO J. 2021; 67: 827-44)

[表2] 適応疾患

心原性ショック
・急性心筋梗塞
・難治性致死的不整脈
・劇症型心筋炎
・心臓外科手術周術期（人工心肺離脱困難）
・心移植直後の拒絶反応
閉塞性ショック
・肺血栓塞栓症
・心タンポナーデ
血液分布異常性ショック
・急性薬物中毒（心原性ショックの場合もあり）
・アナフィラキシー

* 全て治療抵抗性ショックの場合

- 急性大動脈解離や重症大動脈弁閉鎖不全症は逆行性送血により病態の増悪を引き起こす可能性があり，適応は慎重な検討を要する．

■ カニュレーション手技

- カニュレーションは経皮的アプローチと外科的アプローチ（カットダウンによる直視下穿刺，または経胸的（central ECMO）に分けられる．
- VA-ECMO は緊急導入が多く，大腿部からの経皮的アプローチが第一選択となる．一般的な経皮的アプローチによるカニュレーション手技のフローを図 1 に，推奨されるカニューレサイズを表 4 に示す．

■ 合併症

- VA-ECMO の合併症には出血など患者側に発生する患者関連合併症と人工肺不全や回路内血栓などの機械関連合併症に分けられる．
- 合併症はカニュレーションに伴うものが圧倒的に多い[8]．本項では ECMO 導入時に生じ得る患者関連合併症について述べる．

① カニューレ刺入部出血
- ECMO 確立は緊急的に行われるため，カニュレーション時による出血合併症が多く，血管損傷と合わせると発生率は 30〜50% になるとも報告されている[8,9]．
- 複数回の穿刺や血管側面から不適切なカニューラ刺入，また患者の不意な体動などが原因となる．予防には超音波を併用した穿刺が推奨される．

② 下肢虚血
- 送血カニューラ留置による下肢虚血に対しては予防的な distal perfusion cannula（DPC）の留置が推奨されている[1]．
- 下肢虚血は単独でも死亡率が上昇するが[10]，DPC の留置により回避できることが報告されている[11]．

③ 血管損傷
- ガイドワイヤー操作やカニューラ挿入時の分枝血管への迷入による損傷が原因とされている．発症時は修復術を要するが，大動静脈や腸骨動静脈の損傷は致命的になり得る．
- 超音波や透視を併用したガイドワイヤー操作，カニューラ挿入が推奨される．

[表 3] 禁忌

絶対的禁忌
・制御不良な活動性出血
・抗凝固療法が禁忌
・回復が困難と思われる不可逆的な臓器障害（心臓・肺・中枢神経疾患）
・多臓器不全

相対的禁忌
・高齢
・肝不全（Child-Pugh 分類 B or C）
・重症末梢血管疾患
・急性大動脈解離
・重症大動脈弁閉鎖不全症

（Lorusso R, et al. ASAIO J. 2021; 67: 827-44）

◆ 文献

1) Lorusso R, et al. ASAIO J. 2021; 67: 827-44.
2) 日本循環器学会，他．急性・慢性心不全診療ガイドライン（2017 年改訂版）．
3) 日本循環器学会，他．2023 年 JCS/JSCVS/JCC/CVIT ガイドライン フォーカスアップデート版 PCPS/ECMO/循環補助用心内留置型　ポンプカテーテルの適応・操作．
4) Yannopoulos D, et al. Lancet. 2020; 396: 1807-16.
5) Belohlavek J, et al. JAMA. 2022; 327: 737-47.
6) Suverein MM, N Engl J Med. 2023; 388: 299-309.
7) Inoue A, et al. Crit Care. 2022; 26: 129.
8) Mazzeffi M, et al. Ann Thorac Surg. 2016; 101: 682-9.
9) Sklar MC, et al. Ann Am Thorac Soc. 2016; 13: 2242-50.
10) Tanaka D, et al. Ann Thorac Surg. 2016; 101: 1729-34.
11) Juo YY, et al. Artif Organs. 2017; 41: E263-73.

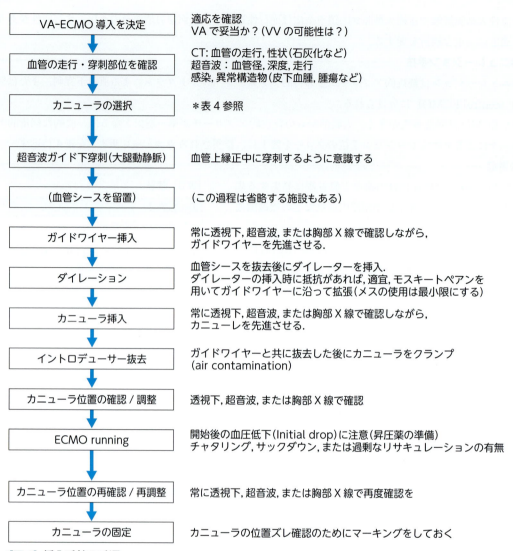

[図1] 挿入手技の手順

[表4] カニューラのサイズによる流量の違い（L/分）

送血管(Fr) \ 脱血管(Fr)	15	17	19	21	23
15	3.8	4.6	5.4	6.5	8.0
17	4.3	5.1	5.9	7.0	8.5
19	5.0	5.8	6.3	7.7	8.2
21	5.8	6.6	7.4	8.5	10.0
23	6.8	7.6	8.4	9.5	11.0

（日本蘇生協議会. PCAS トレーニングマニュアル: 追補. 学樹書院; 2017. p.15）

〈伊集院真一　井上明彦〉

Ⅱ. カテーテル室 ■ ■ ■ 1. 機械的循環補助の導入

3 IMPELLA

- IMPELLA は，大腿動脈または腋窩動脈/鎖骨下動脈から左心室内に挿入・留置，左心室から直接脱血し上行大動脈に送血することにより体循環を補助するカテーテル式の血液ポンプである．現在，わが国では IMPELLA CP と 5.5 が使用されている．

- わが国および米国での IMPELLA の適応を表1に示す．わが国では IMPELLA CP/5.5 ともに"心原性ショック等の薬物療法抵抗性の急性心不全"がその適応である．一方で米国では，既存治療に不応の"心原性ショック"に対する適応のみならず，ハートチームによって至適と判断された高リスク PCI に対しても適応が認められている（IMPELLA CP）．IMPELLA の使用が禁忌とされる患者は，大動脈弁に機械式人工心臓弁を植込んだ患者や中等度以上の大動脈弁閉鎖不全が挙げられる．また，自己心拍再開を認めていない症例や，低酸素性脳症が強く疑われ予後が極めて不良と想定される症例や離脱が見込めない症例は不適とされている[1]．

- 実際の挿入手技は，①十分な血管径があるか CT や血管造影による評価を行い，②同梱のピールアウェイ式イントロデューサを通して pigtail カテーテルを左室内に挿入，④透視を用いて適切な位置に pigtail カテーテルがあるかを確認した後，⑤同梱の専用ワイヤーを左室内に挿入，⑥IMPELLA カテーテルに専用ワイヤーをバックロードし，左室内に留置する．最後に RAO/LAO view で IMPELLA が左室内構造物との干渉のない適切な位置であることを最終確認する［図1］．

- IMPELLA 挿入手技に関する主な合併症として，①出血，②アクセス血管トラブル，③IMPELLA CP 使用時の下肢阻血，④留置位置の異常，⑤弁膜症が挙げられる［図2］．

  ①出血: IMPELLA 作動中は，IMPELLA に封入されたモータへの血液の侵入と凝血を防止するために制御装置に搭載されたインフュージョンポンプから，ヘパリンを添加した5%ブドウ糖液（パージ液）が自動でカテーテル内に送られる．IMPELLA 挿入時は活性化凝固時間（ACT）を 250 秒以上，補助開始

[表1] IMPELLA カテーテルの比較

カテーテルタイプ	IMPELLA 2.5	IMPELLA CP IMPELLA CP SmartAssist	IMPELLA 5.0	IMPELLA 5.5 SmartAssist
サポート対象	左室			
アクセス方法	経皮的（穿刺法）　＊部位によりカットダウン		外科的（カットダウン法）	
アクセス部位	腋窩・鎖骨下・大腿動脈		腋窩・鎖骨下・大腿動脈	腋窩・鎖骨下動脈
最大ポンプ拍出量	2.5 L/分	3.7 L/分	5.0 L/分	5.5 L/分
カテーテル径（最大）	12 Fr	14 Fr	21 Fr	21 Fr
最大回転数	51000 rpm	46000 rpm	33000 rpm	33000 rpm
米国での適応	ハートチームによって至適と判断された高リスク PCI		既存治療に不応の心原性ショック	既存治療に不応の心原性ショック
	既存治療に不応の心原性ショック			
わが国における承認適応病名	心原性ショック等の薬物療法抵抗性の急性心不全			

PCI: 経皮的冠動脈インターベンション

＊2022 年の段階で IMPELLA 2.5，CP および 5.0 は，新しいセンサーテクノロジーとして光学センサーを採用した CP SmartAssist および 5.5 SmartAssist に移行が開始された．

〔日本循環器学会/日本心臓血管外科学会/日本心臓病学会/日本心血管インターベンション治療学会. 2023年 JCS/JSCVS/JCC/CVIT ガイドラインフォーカスアップデート版. PCPS/ECMO/循環補助用心内留置型ポンプカテーテルの適応・操作. https://www.j-circ. or.jp/cms/wp-content/uploads/2023/03/JCS2023_nishimura.pdf（2025 年 2 月閲覧）〕

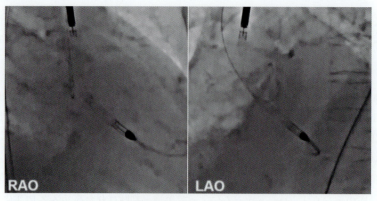

[図1] IMPELLA CP 挿入後の RAO/LAO view の一例

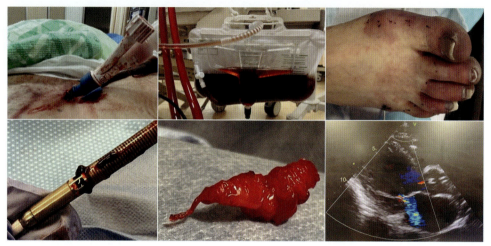

[図2] 穿刺部周囲血腫（上段左），溶血尿（上段中），下肢阻血（上段右）
シャフト付着血栓（下段左，下段中），IMPELLA 挿入後僧帽弁逆流症（下段右）
※全て自施設での症例による

後は160〜180秒で維持管理する．この IMPELLA 導入・管理に必須の抗凝固療法に加え，急性冠症候群（ACS）であれば抗血小板薬2剤服用が必要となること，あるいは心停止症例の体外循環式心肺蘇生（ECPR）後の肋間動脈や内胸動脈損傷等が起こり，出血が持続し播種性出血性凝固症候群（DIC）をきたすことがある．また，IMPELLA CP 留置用シースは下肢阻血のリスクを低減するため同梱のピールアウェイ式イントロデューサより小径となっており，血管刺入部でわずかな口径差が生じることによる穿刺部出血のコントロールが難しいことがある．対策としては，適切な抗凝固療法管理，IMPELLA 刺入角度に合わせた固定，出血源の同定・止血，血液製剤投与を含めた DIC 管理が重要である．また，穿刺部出血の予防のために，IMPELLA CP 同梱の 14 Fr ピールアウェイ式イントロデューサの代わりに市販の 16 Fr シースを用いる施設もある．

②アクセス血管トラブル：IMPELLA CP はポンプ径 14 Fr（5.05 mm），IMPELLA 5.5 はポンプ径/カニューラ径 19/21 F（6.74 mm）であり，挿入に際しアクセル血管が各々 5.0 mm，7.0 mm 以上であることが推奨されている．アクセス血管が十分な径がない場合には，挿入時に血管解離が生じ得る．IMPELLA 5.5 を腋窩・鎖骨下動脈アクセスで挿入する際には，血管に端側吻合されたウーブンポリエステル人工血管（直径 9/10 mm）を通し挿入する．その際，人工血管と腋窩・鎖骨下動脈の血管径のミスマッチや，十分な斜角（45〜60°）が付いてないとポンプ部分が血管内に誘導できず，吻合部が緩み，吻合部からの出

血や破綻が生じる可能性がある．また，IMPELLA CP 挿入時の腸骨動脈・胸腹部大動脈の蛇行が強い場合には，カテーテルシャフトがたわみ血管内を先進できず，左室への留置が困難となる．対策としては，事前にエコーおよび CT や透視下血管造影での血管径の評価を行い，適切な血管アクセスを検討する．腸骨動脈の蛇行が強い場合には，同梱のショート（13 cm）シースではなくロング（25 cm）シースを用いる．胸部・腹部大動脈の蛇行が強い場合には，大動脈内にスティッフワイヤーを挿入することで蛇行の改善が得られ，先進できることがある．

③下肢阻血: IMPELLA CP 使用時の下肢阻血の原因として，腸骨・大腿動脈が小径または閉塞・狭窄病変を有する場合や，浅/深大腿動脈の分岐部での低位穿刺が挙げられる．対策としては，IMPELLA 留置前の CT/血管造影による閉塞・狭窄病変の有無に確認，穿刺時のエコーガイドによる適切な位置での穿刺・シース留置，患肢足底温度やパルスドプラおよび阻血症状出現の経時的評価を行う．阻血が疑われた場合には，不必要な血管作動薬の減量・中止や血管拡張薬の使用を検討し，改善が得られない場合には順行性シースの追加留置を行い対側からのバイパス路を通しての送血，アクセス血管の変更を検討し，改善がない場合はデバイスの抜去も考慮する．

④留置位置の異常: IMPELLA CP 挿入時には先端 pigtail からカニューラを通し吐出部小弯側の側孔にガイドワイヤー誘導チューブが留置されている．一方で IMPELLA 5.5 は先端に pigtail がなく，挿入時には吸入部からカニューラを通し吐出部小弯側の側孔にガイドワイヤーを用手的に誘導する必要がある．このことによりカテーテルシャフトとカニューラが捻れることなく一直線となり，左室内の適切な位置に誘導ができる．アンギオ上の適切な留置位置の判断として，カニューラ中央に位置する不透過マーカーが大動脈弁位置にあることが指標になる．また，事前の左室造影や心エコーガイドを用いて左室腔の大きさや奥行きならびに左室内構造物を把握することも有用である．

⑤弁膜症: IMPELLA 挿入時に腱索や乳頭筋断裂を生じたり，IMPELLA の pigtail 先端が後壁側に位置し僧帽弁腱索に干渉してしまうことで，僧帽弁逆流症を生じることがある．また，IMPELLA が大動脈弁尖と干渉し大動脈弁逆流症（AR）も生じうる．挿入および抜去の際に大動脈弁を損傷した場合は，制御困難な AR が出現することがある．挿入中の経胸壁心エコーにおいてアーチファクトの影響で弁膜症の評価が難しい場合には，経食道心エコーにて確認する．

- 急性心筋梗塞による心原性ショックに対する各機械的補助循環治療と標準薬物治療との非盲検無作為化比較試験において，IABP[2]，ECMO[3] の使用は死亡率や総死亡は不変という結果であった．一方で，2024 年に発表された DanGer Shock trial では，標準薬物治療に対し IMPELLA CP の使用は 180 日時点での死亡率が有意に改善した〔Hazard ratio 0.74（95% CI，0.55-0.99，P＝0.04）〕[4]．一方で，中等度以上の出血，下肢虚血，腎代替療法，脳卒中，敗血症などの有害事象は IMPELLA CP 群で有意に増加したと報告されており，IMPELLA 補助中の管理には注意が必要である．IMPELLA CP の想定使用期間は数日であり，長期の補助が想定される場合には IMPELLA 5.5 や補助人工心臓（VAD）へのアップグレードおよび心臓移植を念頭に置いた長期戦略を練る必要がある．IMPELLA 5.5 は，IMPELLA CP に比べより高流量での補助が可能であり，鎖骨下動脈からの留置を行うことで座位での管理が可能となる．ICU-acquired weakness（AW）予防や心臓リハビリテーションが可能となり，至適薬物療法（optimal medical therapy: OMT）導入による bridge therapy としても重要な意義をもつ．

◆ 文献
1) 補助人工心臓治療関連学会協議会．インペラ部会．IMPELLA 適正使用指針　第 6 版．2024.
2) Thiele H, et al. N Engl J Med. 2012; 367: 1287-96.
3) Thiele H, et al. N Engl J Med. 2023; 389: 1286-97.
4) Møller J, et al. N Engl J Med. 2024; 390: 1382-93.

〈中田　亮　中田　淳〉

4 ECPELLA

- 心停止および遷延した心原性ショックに対し全身の臓器灌流を補助する目的にVA-ECMOを導入すると，右房脱血による自己心の前負荷軽減，逆行性送血による後負荷増大が起こる．VA-ECMOは，補助流量の増加に伴い右房圧（right artery pressure: RAP）を低下させ，右心をバイパスすることにより右心補助を行う一方で，左心に対しては左室拡張末期圧（left ventricular end-diastolic pressure: LVEDP）を上昇させ，左室拡大，左房圧の上昇を引き起こす．通常，心停止および遷延した心原性ショック時には，自己心拍出は極めて低下している．例えば，急性心筋梗塞等の左心系疾患では，左室後負荷増大による心筋酸素需要量増大・心筋リモデリング促進，肺高血圧による酸素化不良増悪が常につきまとうリスクとなる．また，心停止後症候群（post cardiac arrest syndrome: PCAS）後の両心不全等では，右心機能の改善が得られるまでVA-ECMOによる右心補助が必要となる．すなわち，左室収縮能が高度に低下し両心不全を呈している症例，右心補助目的にVA-ECMOの高流量補助をしばらくの間必要とする症例では，全身の末梢臓器への十分な流量補助を行いながら，左室内圧を下げ，その後の心不全増悪を回避するための左室補助デバイスを併用し管理する必要がある．VA-ECMOの持つ全身の流量補助効果とIMPELLAの持つ強力な心臓後負荷増大に対する左室補助・除荷（アンロード）効果とを併用し行う治療をECPELLA（欧州ではECMELLAと呼ばれることもある）治療と呼ぶ［図1］．

- 左室収縮能の低下と共に右心機能の低下による両心不全を呈する，あるいは重度の心原性ショック・心停止後にVA-ECMOを導入し，左室後負荷増大の所見が顕著である場合等にECPELLA療法の適応となる．わが国のガイドラインにおいては，米国心血管インターベンション学会（SCAI）の心原性ショックステージ分類のstage C，Dにおいて，臓器低灌流の持続，LVEDP上昇（≧15 mmHg）を認める時にはIMPELLAの適応となり，さらに右心機能低下を認める場合にはVA-ECMO導入と明記されている［図2］．また，stage Eにおいては，持続性VT/VF/心肺蘇生を要する心停止/重度の心原性ショックではVA-ECMOの適応となり，さらに臓器低灌流の持続，LVEDP上昇（≧15 mmHg）を認める時

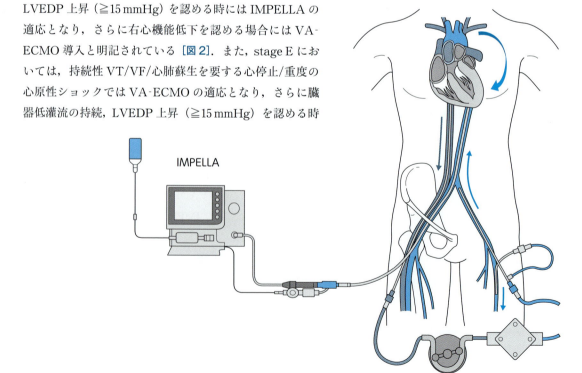

［図1］VA-ECMO＋IMPELLA（ECPELLA）治療

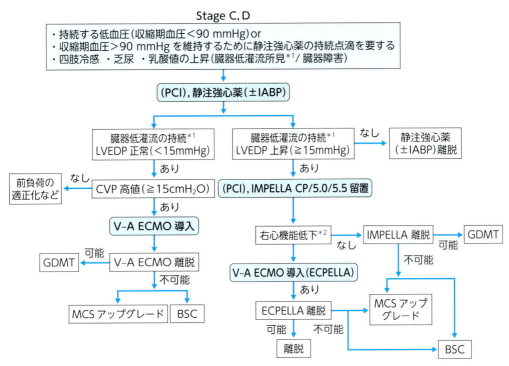

[図2] SCAI Shock Stage C, D における対応
PCI: 経皮的冠動脈インターベンション, IABP: 大動脈内バルーンパンピング, LVEDP: 左室拡張末期圧, CVP: 中心静脈圧, GDMT: ガイドラインに基づく標準的治療, MCS: 機械的循環補助, BSC: ベストサポーティブケア, SvO₂: 混合静脈血酸素飽和度, MAP: 平均血圧, CI: 心係数
*1 SvO₂<60%, MAP<60 mmHg, Lac≧2.0 mmol/L, CI<2.2 L/min/m², cardiac power output<0.6
*2 右室一回仕事係数低値（<5 g/m）, 右房圧/肺動脈楔入圧高値（>0.6）, pulmonary artery pulsatility index 低値（<0.9）
〔日本循環器学会/日本心臓血管外科学会/日本心臓病学会/日本心血管インターベンション治療学会. 2023年 JCS/JSCVS/JCC/CVIT ガイドラインフォーカスアップデート版. PCPS/ECMO/循環補助用心内留置型ポンプカテーテルの適応・操作. https://www.j-circ.or.jp/cms/wp-content/uploads/2023/03/JCS2023_nishimura.pdf（2025年2月閲覧）〕

には IMPELLA の適応と明記されている³⁾ [図3].
- ECPELLA 治療における禁忌は、VA-ECMO および IMPELLA 各々のデバイス治療の禁忌と同様であるが、留意すべきポイントとして、mixing point が挙げられる．ECPELLA 治療において自己心からの拍出がない状態では、VA-ECMO が全身の循環を代行し，人工肺で酸素化された血液が大動脈弓部から上行大動脈まで逆行性に送血され全身の各臓器を灌流する．一方で、自己心からの拍出が低下した状態では、自己肺-左室経由の順行性血流と VA-ECMO 経由の逆行性血流が大動脈内でぶつかり、混合血が各臓器を灌流する．この自己肺-左室経由の順行性血流と VA-ECMO 経由の逆行性血流が大動脈内でぶつかる点を mixing point と呼び、自己心拍出量および IMPELLA 補助流量と VA-ECMO の流量のバランスによって決まる．Mixing point が上行大動脈に存在する場合には、全身から脳血流に至るまで VA-ECMO の人工肺の血液で灌流され酸素化は担保されるが、mixing point が大動脈弓部遠位に存在する場合には、脳血流は自己肺で灌流される．一方で、VA-ECMO 導入後の ECMO lung と呼ばれる重度のうっ血性肺水腫や肺炎・無気肺等による酸素化不良を認める場合には、IMPELLA 補助追加により mixing point が大動脈弓部遠位に移動することで、酸素化が不十分な血流が右手から脳への灌流の主体となり、脳を含めた上半身のみが低酸素に陥る differential hypoxia が起こる可能性がある．そのため、VA-ECMO 治療中の IMPELLA 追加導入時に、自己肺の重度の酸素化不良が疑われる場合には、両デバイスの補助流量のバランスを保ち、脳を含めた酸素化と VA-ECMO の流量増加による左心不全増悪のリスクを踏まえた両デバイスの流量調整を行う必要がある．

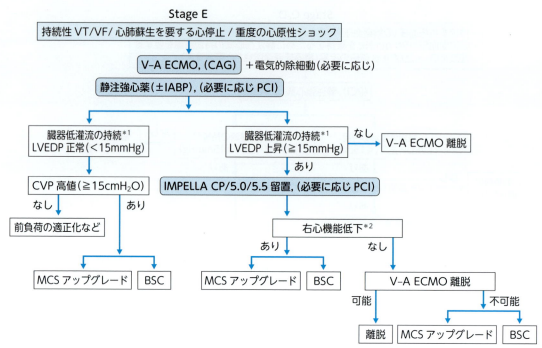

[図3] SCAI Shock Stage E における対応
VT: 心室頻拍，VF: 心細動，CAG: 冠動脈造影，IABP: 大動脈内バルーンパンピング，PCI: 経皮的冠動脈インターベンション，LVEDP: 左室拡張末期圧，CVP: 中心静脈圧，MCS: 機械的循環補助，BSC: ベストサポーティブケア，SvO$_2$: 混合静脈血酸素飽和度，MAP: 平均血圧，CI: 心係数
*1 SvO$_2$<60％，MAP<60 mmHg，Lac≧2.0 mmol/L，CI<2.2 L/min/m^2，cardiac power output<0.6
*2 右室一回仕事係数低値（<5 g/m），右房圧/肺動脈楔入圧高値（>0.6），pulmonary artery pulsatility index 低値（<0.9）
〔日本循環器学会/日本心臓血管外科学会/日本心臓病学会/日本心血管インターベンション治療学会. 2023年 JCS/JSCVS/JCC/CVIT ガイドラインフォーカスアップデート版．PCPS/ECMO/循環補助用心内留置型ポンプカテーテルの適応・操作．https://www.j-circ.or.jp/cms/wp-content/uploads/2023/03/JCS2023_nishimura.pdf（2025 年 2 月閲覧）〕

- ECPELLA 挿入に関する合併症は，前項で述べた"VA-ECMO および IMPELLA 挿入に関する合併症"と同様であるが，ECPELLA は出血合併症が VA-ECMO および IMPELLA 単独治療より高率となる可能性について，注意が必要である．実際，ECPELLA と VA-ECMO を比較した試験[4]では出血合併症率（脳卒中は除く）が ECPELLA 群で有意に増加しており，ECPELLA と ECMO＋IABP を比較した試験[5]でも出血合併症率（脳卒中は除く）が ECPELLA 群で有意に増加していた．また，心停止後の ECPELLA 導入症例では，外因内因系凝固反応の亢進に続き，過剰な線溶系亢進が起こるため，DIC をきたしやすい．また，VA-ECMO 使用により後天性フォンウィルブランド因子の欠乏が起きるともいわれている[6]．このように出血を生じやすい血液凝固能異常に加え，大口径シース（ECMO 送血管：16～18 Fr，IMPELLA CP：14 Fr）による穿刺部出血や心肺蘇生（cardio pulmonary resuscitation: CPR）による肋間動脈，内胸動脈の損傷等が生じることもあり，出血合併症が増加するリスクがあることから，導入の際にはリスク・ベネフィットを十分に考慮し判断する必要がある．

◆ 文献
1) Braunwald E. J Am Coll Cardiol. 1999 1; 34: 1365-8.
2) Nakata J, et al. J Inteinve Care. 2023; 11: 64.
3) 日本循環器学会，他．2023 年 JCS/JSCVS/JCC/CVIT ガイドラインフォーカスアップデート版．PCPS/ECMO/循環補助用心内留置型ポンプカテーテルの適応・操作．
4) Schrage B, et al. Circulation. 2020; 142: 2095-106.
5) Grandin EW, et al. J Am Coll Cardiol. 2022; 79: 1239-50
6) Malfertheiner M, et al. Crit Care Med. 2017; 19: 45-52.

〈中田 亮　中田 淳〉

II. カテーテル室 ●●●● **1. 機械的循環補助の導入**

5 機械的循環補助の escalation/de-escalation

- 原疾患に関わらず，機械的循環補助の治療目的は，組織灌流の維持とうっ血の改善である．この目標が達成できた時点で de-escalation が考慮され，達成困難もしくは長期留置が予想される場合に escalation が検討される．

- 各補助循環装置の適応と管理方法については前項までに概説されているが，そのモニタリングにおいてポイントとなるのは組織灌流とうっ血に関する指標の変化，強心薬使用量，右心不全の併発の有無である．機械的循環補助留置中に利用可能な各モニタリング指標と escalation/de-escalation のプロトコルを示す [図 1]（前項 II-1-4 の図 2, 3）[1,2]．

- 緊急時には大腿動脈より経皮的アプローチで左心補助デバイス（IABP もしくは IMEPLLA 2.5/CP®）が留置されるケースが多い．これらの補助下でも臓器低灌流もしくは左室拡張末期圧の上昇が持続する場合は，腋窩/鎖骨下動脈アプローチによる IMPELLA 5.0/5.5® への escalation が検討される．これにより左心不全に対するより完全な循環補助が実現できるだけではなく，患者離床と心筋回復の評価をする橋渡し期間を得ることができる．心筋回復が得られず，長期のサポートが必要な場合には植込み型補助人工心臓（LVAD）への escalation が検討される．IMPELLA が使用できない場合には体外設置型 VAD を介した LVAD への移行が検討される．

- 右心不全，重度の低酸素血症，致死的不整脈の頻発が伴う場合には VA-ECMO の追加が必要となる．VA-ECMO 補助下でも治療目標が達成できない場合には心臓移植や DT の適応も視野に入れた central ECMO や体外設置型両心補助装置（BiVAD）への escalation が検討される．

- 右心不全の診断は血行動態指標 [表 1] および心エコー（三尖弁輪収縮期移動距離: TAPSE<17 mm，三尖弁輪収縮期最大移動速度: S'<9.5 cm/秒など）によって行う．また，右心不全の鑑別診断として肺合併症

```
┌─────────────────────────────────────┐
│ ・基礎疾患への治療介入                  │
│ ・臓器障害の改善                       │
│ ・強心薬や昇圧薬の十分な減量ができている  │
└─────────────────────────────────────┘
                  ↓
```

機械的補助循環装置の Weaning を考慮する包括的な評価指標

血行動態指標	身体所見または検査所見	心エコー
MAP ≧ 65mmHg RAP < 10-15mmHg PAWP ≦ 18mmHg 脈圧 > 20-30mmHg CPO > 0.6W CI >2.2 L/分/m² PAPi > 1-1.85	乳酸値 < 2.0mmmol/L SvO_2 > 70% 尿量 > 30mL/時 四肢の網状皮斑や冷感の改善 PaO_2/FiO_2 > 200 (ECMO の場合)	LVEF > 20-25% LV/RV の拡大の改善 LVOT-VTI > 10cm 右心機能の低下がないこと

```
                  ↓
┌─────────────────────────────────────────────┐
│ デバイスごとの最低の補助レベルまで 2-4h 毎に Weaning を施行 │
│ IABP 最低補助レベル: 1:4 or 1:8（機器の種類による）       │
│ IMPELLA 2.5/CP/5.5 最低補助レベル: P2 レベル, Weaning は P1-2 程度ずつ行う │
│ VA-ECMO: 最低流量 1-2L/分, Weaning は 0.5〜1.0L/分ずつ減量 │
└─────────────────────────────────────────────┘
```

[図 1] 機械的循環補助留置中に利用可能な各モニタリング指標と escalation/de-escalation のプロトコル
(Geller BJ, et al. Circulation. 2022; 146: e50-68 より改変)

[表1] 血行動態指標

非侵襲的モニタリング指標		
心エコー ・左心および右心機能評価 ・弁膜症評価 ・左房圧，肺高血圧評価	モニター評価 ・心拍数　調律 ・平均血圧，脈圧，呼吸数変動 ・SpO$_2$，呼吸数	呼吸器 ・自己肺の呼吸状態 ・PaO$_2$/FiO$_2$ ・肺コンプライアンスなど
血液検査 ・血液ガス所見，乳酸値 ・混合静脈血酸素飽和度（SvO$_2$） ・臓器障害の指標	身体所見 ・意識レベル ・四肢の冷感，網状皮斑など ・尿量	補助循環装置プラットフォーム ・血行動態指標の表示

侵襲的モニタリング指標		
指標	**計算式**	**カットオフ値**
cardiac index（CI）	cardiac output（CO）/体表面積	≦2.2 L/分/m^2
cardiac power output（CPO）	平均血圧（MAP）×CO/451	<0.6 W
脈圧	収縮期血圧−拡張期血圧	<25 mmHg
末梢血管抵抗	[MAP−中心静脈圧（CVP）]/CO×80	
右心機能指標	**計算式**	**カットオフ値**
右心圧（RAP）		>15 mmHg
RAP/肺動脈楔入圧（PAWP）		>0.86（急性心筋梗塞） >0.63（LVAD 留置中）
pulmonary artery pulsatility index（PAPi）	[肺動脈収縮期圧（PASP）−肺動脈拡張期（PADP）]/RAP	≦0.9（急性心筋梗塞） <1.85（LVAD 留置中）
右室一回仕事係数（RVSWI）	0.0136×一回拍出量係数（SVi）×(mPAP−RAP)	<5 g/m

(Geller BJ, et al. Circulation. 2022; 146: e50-68 より改変)

（気胸，胸水，無気肺），肺塞栓，心タンポナーデ，左室補助デバイスの位置不良，アシドーシスまたは高炭酸ガス血症を除外する．左心不全に伴う二次性右心不全の場合は左心補助デバイスの強化を行うが，一次性右心不全の場合は右心補助デバイスの追加が必要となる．

- VA-ECMO が先行して留置されたケースでは，逆行性送血による LVEDP の上昇に対して左室補助デバイスが用いられる．近年では IMPELLA の併用による左室負荷軽減が予後を改善することが示されており，ECPELLA 管理が行われている．

- 機械的循環補助治療中の患者の血行動態は刻一刻と変化しており，繰り返す血行動態評価とその結果に応じた治療介入が重要である．また，心血管疾患に対するアプローチのみならず，全身状態の管理（呼吸管理，体液組成の是正，感染の制御，アシドーシスの補正）を並行して行うことが重要である．

- VA-ECMO は留置期間が長期になる程生存率が低下するとの報告もあり，de-escalation は ECMO の離脱から検討する．各機械的補助循環装置に明確な離脱基準はないが，カテコラミンが十分減量できている状況でデバイスの補助量を漸減していき，血行動態を評価する．最低の補助流量でも臓器灌流とうっ血の指標が維持されていることを確認し，離脱を行う．ECMO の場合は自己肺の酸素化と右心機能が維持されていることも併せて確認する必要がある[2,3]．

◆ 文献

1) 2023 年 JCS/JSCVS/JCC/CVIT ガイドラインフォーカスアップデート版．
   PCPS/ECMO/循環補助用心内留置型ポンプカテーテルの適応・操作．
2) Geller BJ, et al. Circulation. 2022; 146: e50-68.
3) Bertoldi LF, et al. Eur Heart J Suppl. 2021; 23: A35-40.

〈中野宏己〉

II. カテーテル室　2. 急性冠症候群のインターベンション

1　冠動脈造影・左室造影

- 侵襲的冠動脈造影（CAG）は，冠動脈の解剖学的構造や狭窄度を客観的に評価する検査である．ST 上昇型心筋梗塞では，速やかに CAG を実施し，動脈硬化を背景とした閉塞・高度狭窄病変に対して血行再建術を行う．一方，非 ST 上昇型心筋梗塞では，リスクの層別化により CAG と血行再建術の至適時期を決定する．Very high risk は不安定な血行動態，薬剤抵抗性の虚血症状，虚血に伴う急性心不全，電気的不安定性，機械的合併症を認める場合で迅速な介入を要する．High risk は心筋バイオマーカーの経時的上昇，GRACE スコア＞140，経時的な ST-T 変化などを認める場合で 24 時間以内の介入を行う[1]．
- 心停止蘇生後では，ST 上昇を認める場合，または ST 上昇がなくてもショック状態，電気的不安定性，重篤な心筋障害，進行性の心筋虚血のいずれかを認める場合には緊急 CAG の適応となる[2]．
- 重症心筋虚血（左冠動脈主幹部や三枝病変など），重症弁膜症，心原性ショックが疑われる症例では，CAG 時の一時的な虚血により血行動態が破綻する可能性があるため，手技のリスク評価を行い，事前に機械的循環補助の導入や大腿動静脈へのシース確保などを積極的に考慮する．
- CAG を評価するためには冠動脈解剖を理解することが大切である．冠動脈主要枝は，心臓における 2 つの直行する面（心室中隔と房室弁の平面）を走行する．左冠動脈の前下行枝と後下行枝は心室中隔の平面にあり前室間溝-後室間溝を走行し，左冠動脈回旋枝と右冠動脈は房室弁の平面にあり左房室間溝-右房室間溝を走行する［図 1］．
- 冠動脈の命名法は AHA 分類が広く普及しており，左右冠動脈を 15 のセグメントに分割して病変の局在部位を示す．実臨床において，狭窄の程度は，0〜100％を 7 段階に分けて評価する［図 1］．
- CAG 時には正確な狭窄度を評価するために一般的に硝酸薬を投与する．しかし，重症の大動脈弁狭窄症，閉塞性肥大型心筋症，硝酸薬により過度の血圧低下をきたす症例などでは血管拡張作用からショック状態

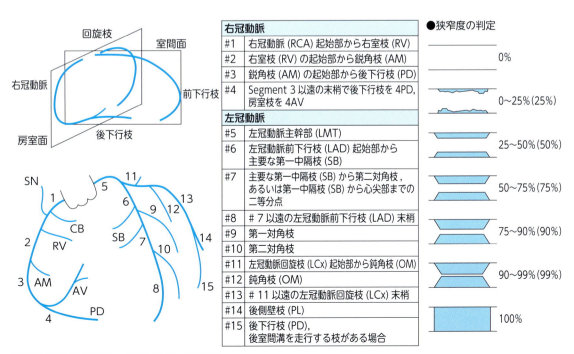

[図 1] 冠動脈の走行，AHA 分類，狭窄度

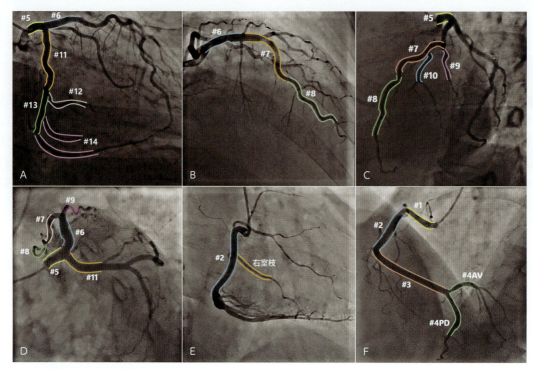

[図2] 冠動脈造影の撮影方向と評価
A 左冠動脈: RAO 30°CAU 30°　主に左冠動脈主幹部（#5），左前下行枝近位部（#6），左回旋枝（#11-15）を評価する
B 左冠動脈: RAO 30°CRA 30°　主に左冠動脈前下行枝全体（#6-8）を評価する
C 左冠動脈: LAO 55°CRA 25°　主に左冠動脈主幹部（#5），左前下行枝中間部（#7）～遠位部（#8），対角枝（#9，10）を評価する
D 左冠動脈: LAO 50°CAU 30°　主に左冠動脈主幹部（#5），左前下行枝近位部（#6），左回旋枝近位部（#11）を評価する
E 右冠動脈: RAO 30°　主に右冠動脈中間部（#2），右室枝を評価する
F 右冠動脈: LAO 55°CRA25°　主に右冠動脈全体（#1-#4AV，PD）を評価する
心臓カテーテルの撮影の向き: RAO 右側から，LAO: 左側から，CAU: 尾側から，CRA: 頭側から．

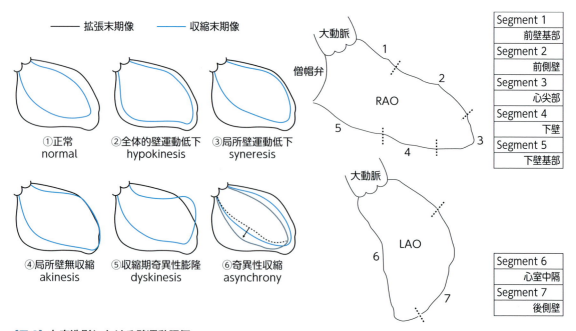

[図3] 左室造影における壁運動評価

を引き起こす可能性があり禁忌となる．また硝酸薬は心外膜側冠血管を拡張するが，より末梢の細小血管（細動脈）の拡張を要する no-reflow 現象のような状況では，ニトロプルシド，ニコランジルを使用する．

- CAG の合併症は，重篤なものとして心筋梗塞，冠動脈解離・血腫，脳梗塞，血栓塞栓症，致死的不整脈などが挙げられる．その他に，造影剤アレルギー，腎機能障害，穿刺部関連合併症（血腫，動静脈瘻，動脈瘤など）などがある．死亡を含む重大な合併症は年々減少しているが，重症心不全，多枝病変，腎不全などのリスク要因が存在すると，重大合併症の頻度が増加することに留意する．

- 左室造影では，左室機能（左室圧，壁運動，左室拡張末期/収縮末期容積，左室駆出率），僧帽弁閉鎖不全症の重症度を評価する．心室造影は主に pigtail カテーテルを用いて行う．壁運動評価は，AHA 分類［図2］により左室壁を 7 分画に区分し，各分画の壁運動を Herman の分類［図3］により評価する．合併症は，①不整脈（心室性不整脈，伝導ブロック），②心不全増悪，③血栓塞栓症，④造影剤アレルギー，⑤心筋内注入などが挙げられる．左室内血栓を認める場合は血栓塞栓症を誘発するリスク，高度の左室機能障害や左室拡張末期圧 25 mmHg 以上の場合は肺うっ血をきたすリスクに留意し，ほかの非侵襲的検査（心エコー，MRI など）を用いて評価する．

◆ 文献
1) Byrne RA, et al. Eur Heart J. 2023; 44: 3720-826.
2) Perman SM, Circulation. 2024; 149: e254-73.

〈大田一青　澤田賢一郎〉

II. カテーテル室　2. 急性冠症候群のインターベンション

2　経皮的冠動脈インターベンション（PCI）

- 急性冠症候群において，経皮的冠動脈インターベンション（PCI）は迅速かつ低侵襲に冠動脈の再灌流を達成できる治療として確立している．血栓溶解療法を先行させることなく，再灌流療法として当初からPCIを選択することをprimary PCIという．
- Primary PCIは症状緩和，血行動態の安定，心収縮力の保護，機械的合併症発症のリスク軽減の効果がある．また急性冠症候群は安定型冠動脈疾患と異なり，プラーク破綻やびらん，石灰化結節などが原因となる血栓性病変が多い．
- PCIのアクセスルートは橈骨動脈アプローチが推奨クラスIである[1]．ガイディングカテーテルを冠動脈入口部にかけ，ガイドワイヤを末梢まで通過させ，血栓吸引カテーテル，バルーンカテーテル，冠動脈ステントなど治療デバイスを病変部まで運ぶ［図1］．カテーテルは6〜7 Frを使用することが多い．
- 血栓吸引療法は末梢へ飛散するプラーク破片や血栓の量を縮小しno reflow現象の軽減や心機能の改善に寄与することが期待されたが，質の高い臨床試験では有効性を示すことができなかった[2]．現在のガイドラインではルーチンの血栓吸引療法は推奨クラスIII（no benefit）であり，選択的，救済的な目的で考慮される（推奨クラスIIb）[1]．
- 末梢保護デバイスについても梗塞サイズ縮小や予後改善が期待されたが同様に有効性を示すことができなかった[3]．血栓量・プラーク量が多い場合，末梢塞栓を起こすと致死的になりうる場合に考慮する．
- エキシマレーザーカテーテルは血栓を含む病変組織を蒸散させることができ，治療の選択肢の一つとして用いられることがある．

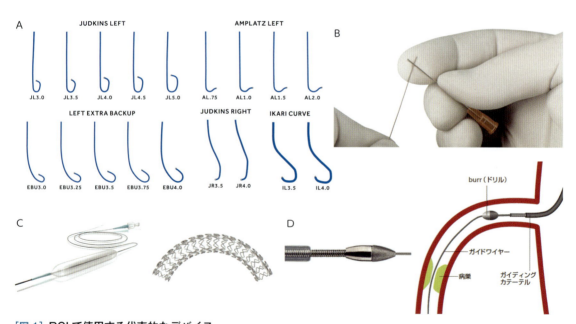

[図1] PCIで使用する代表的なデバイス
A：ガイディングカテーテルの一例（日本メドトロニック社より提供）．冠動脈の形状，病変形態などを考慮し選択する．
B：ガイドワイヤー．病変に合わせてシェイピングして使用する．病変や治療デバイスによって様々なガイドワイヤーを使い分ける．（テルモ株式会社より提供）
C：バルーンカテーテル，冠動脈ステント．造影所見や血管内イメージングの所見からバルーンやステントの種類・サイズを決定する（テルモ株式会社より提供）
D：ロータブレータ（ボストン・サイエンティフィックジャパン株式会社より提供）

[表 1] TIMI 血流分類

Grade 0	順行性の灌流を認めない
Grade 1	閉塞部を越えるが，末梢まで造影されない
Grade 2	末梢まで造影されるが，他の冠動脈より造影遅延がある
Grade 3	他の冠動脈に比して造影遅延なく末梢まで造影される

- 高度石灰化病変に対しては通常のバルーンやステントでは内腔を確保できないことがあり，ロータブレーターやオービタルアテレクトミーといった石灰化を切削するアテレクトミーデバイスが有効である[図1]．しかし切削した粒子が末梢へ飛散するため，高度心機能低下，標的病変が残された唯一の冠動脈，病変が血栓性・脂質性に富む例は不適である．血管内石灰化破砕術（IVL）は衝撃波を血管内から照射し石灰化病変を破砕するため，アテレクトミーデバイスと比べて血行動態が不安定な高度石灰化病変に対しては使用しやすい．

- 方向性冠動脈粥腫切除術（DCA）はプラークを切除することによって特に分岐部病変の治療に用いられるが，同じく血栓性病変への使用には注意が必要である．

- 現状，造影所見や血管内イメージング所見で責任病変の病態を把握し，冠動脈の解剖学的な要因，心機能，血行動態を踏まえて術者の判断で治療選択が行われている．

- 治療前後の冠動脈血流の状態は TIMI 血流分類が用いられることが多い[表1]．TIMI 血流分類 grade 3 で治療が終了することが理想的である．

- 責任病変以外の残存病変に対する PCI に関して，虚血症状が残存している患者に対して非梗塞責任血管への PCI を同一入院中に行うことは推奨クラス I であるが，無症状の場合に同一入院中に行うことは推奨クラス II a である[1]．急性期に同時に PCI を施行することは心機能回復を早期に達成できる利点がある一方で，非梗塞責任血管への PCI でのトラブルにより血行動態が不安定となったり手技時間や造影剤使用量が増加したりする欠点もあるため，その適応は慎重に考慮する必要がある．

- 急性冠症候群に対しては冠動脈ステント留置時のみならず，バルーン拡張術で終了した場合や PCI を施行しなかった場合においても原則抗血小板薬は2剤併用が必要である．さらに PCI 施行中はヘパリンによる抗凝固療法によって活性凝固時間（ACT）を 250 秒以上に維持することが必要となるため，活動性出血の患者に対して原則 PCI は施行できない．

- PCI の手技に関連する合併症として，脳梗塞含む塞栓症，血栓症や冠動脈に到達するまでの経路での血管損傷，ガイドワイヤーやバルーンカテーテルなどによる冠動脈穿孔・破裂・解離，側枝閉塞や末梢塞栓などが挙げられる．

- 冠動脈造影と同じく，PCI 中も造影剤を使用するため，造影剤アレルギー，造影剤腎症やコレステロール塞栓症に注意が必要である．

◆ **文献**

1）日本循環器学会．急性冠症候群ガイドライン（2018 年改訂版）.
2）Elgendy IY, et al. Is. Circ Cardiovasc Interv. 2015; 8: e002258.
3）Stone GW, et al. JAMA. 2005; 293: 1063-72.

〈川上将司〉

II. カテーテル室 ■■■ 2. 急性冠症候群のインターベンション

3 血管内イメージング

- 血管内イメージングがもたらす恩恵として，①治療対象病変における血管径や病変長を測定し，適切なサイズのバルーン・ステントを選択することができること，②病変の形態や性状を評価することで，疾患病態の把握に寄与すること，③カテーテル治療に伴う合併症（冠動脈解離やステント拡張不全など）を認知し，急性期・慢性期の治療成績悪化を予防することが挙げられる．

- わが国では血管内イメージングカテーテルの使用が保険償還されていることから，大多数の冠動脈インターベンションにおいて血管内イメージングが使用されている．

- 一方で欧米では血管内イメージングが保険償還されておらず使用頻度は低いが，近年複数のランダム化比較試験において血管内イメージングの使用によるインターベンション成績向上効果が示されている．2024年に欧州心臓病学会から発行された慢性冠動脈疾患に関するガイドライン[1]では，複雑病変に対する使用が初めてクラス I 推奨となった．今後の世界的な動向が注視される．

- 代表的な血管内イメージングの一覧を**表1**に示す．

- 血管内超音波（intravascular ultrasound: IVUS）は最も使用頻度の高い血管内イメージング装置である．簡便かつ非侵襲的に血管の断層画像が得られ，病変の形態評価が可能である．透視画像を参照しながらリアルタイムでの観察が可能であることから，ステント留置位置の決定に際して有用である．

- 光干渉断層計（optical coherence tomography: OCT または optical frequency domain imaging: OFDI）は最も解像度が高い血管内イメージングである．詳細な形態観察によって疾患病態の把握に有用であり，特に急性冠症候群の病因判定に役立つ．観察には造影剤や低分子デキストランによる血球除去が必要である．

- 血管内視鏡は内視鏡カテーテルを冠動脈内へ挿入し，冠動脈内腔を直接観察する装置である．観察には生理食塩液やデキストランの注入が必要であるが，プラークの色調や血栓の有無を評価し，病態の把握に有用な装置である．

- 近赤外線スペクトロピー（near infrared spectroscopy: NIRS）は近赤外線を冠動脈壁に照射してその吸収度の変化を解析することでプラークの脂質成分含有量を数値化する装置である．脂質成分含有量はカテーテル治療中の周術期心筋梗塞予測，非責任病変における将来の心血管イベント予測に有用とされている[2]．

- 病理学的に急性冠症候群の病因は，①プラーク破綻（plaque rupture）：70〜80％，②プラークびらん（plaque erosion）：20〜30％，③石灰化結節（calcified nodule）：〜10％に分類される．血管内イメージン

[表 1] 各種血管内イメージング

	IVUS	OCT/OFDI	血管内視鏡	NIRS
原理	超音波の反射波を解析	近赤外線の反射波を解析	ファイバースコープによる直視	近赤外線の吸収度を解析
空間分解能	100〜250 μm	10〜20 μm	―（6000 画素）	―
利点	簡便 リアルタイムに観察が可能	高解像度 3D 画像構築による PCI 手技支援	直視下にプラーク性状評価が可能	プラーク内脂質成分量を自動で数値化
欠点	空間分解能が OCT/OFDI と比較し劣る	造影剤/デキストランの注入が必要 深達度が IVUS と比較し劣る 入口部の観察が困難	生理食塩液/デキストランの注入が必要 血管径や病変長の測定が困難	形態評価は不可（IVUS と組み合わせた NIRS-IVUS として流通）

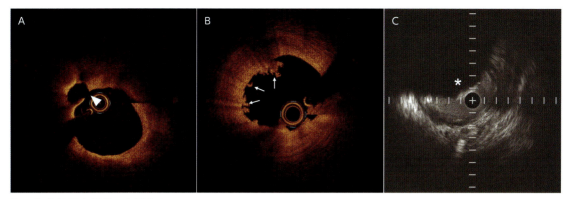

[図1] 急性冠症候群の責任病変
A：プラーク破綻（plaque rupture）（OCT）内膜の破綻像（矢頭）を認める
B：プラークびらん（plaque erosion）（OCT）内膜の破綻像を伴わない血栓像（矢印）を認める
C：石灰化結節（calcified nodule）（IVUS）内腔に突出する石灰化（*）を認める

グを用いることでこれらの病態把握が可能となり，治療方針決定に役立つ [図1]．

- プラーク破綻は急性冠症候群の責任病変において最も高頻度に観察される所見である．線維性被膜の破綻像によって診断するが，血栓を伴うことが多く，またIVUSでは限られた解像度のため評価が難しい症例が少なくない．
- プラークびらんは線維性被膜の破綻がないにもかかわらず血栓を伴う形態として観察される．EROSION試験ではステント留置を行わずに抗血栓療法のみで管理できる可能性が示された[3]．ただし，血栓の背後にプラーク破綻が隠れていることもあるため注意が必要である．
- 石灰化結節は血管内腔に突出する結節状の石灰化プラークであり，フィブリンや血栓を伴い急性冠症候群の原因となる．OCT/OFDIでは赤色血栓との鑑別が難しい場合があるが，一般に石灰化結節では近接した石灰化プラークを認めることが鑑別の一助となる．石灰化結節による急性冠症候群では冠動脈インターベンション後の再狭窄率が非常に高く，有効な治療法が確立されていないのが現状である[4]．

◆ 文献
1) Vrints C, et al. Eur Heart J. 2024; 45: 3415-537.
2) Stone, G. W, et al. JACC Cardiovasc Interv. 2015; 8: 927-36.
3) Jia H, et al. Eur Heart J. 2017; 38: 792-800.
4) Sugane H, et al. Atherosclerosis. 2021; 318: 70-5.

〈邑井洸太　大塚文之〉

4 冠血行再建術の選択
（PCI または冠動脈バイパス術）

- 急性冠症候群（ACS）における冠血行再建術の選択は，患者の生命予後に直結する重要な判断である．ACS は ST 上昇型心筋梗塞（STEMI），非 ST 上昇型急性冠症候群（NSTE-ACS）に分類され，それぞれで血行再建の適応とタイミングが異なり，状況に応じて適切な血行再建術が選択される［図1］．

■ STEMI に対する血行再建術

- STEMI における治療の最優先事項は「発症からいかに迅速に TIMI3 の再灌流を得て予後改善に繋げるか」である．STEMI に対しては，短時間で施行可能かつ有効性が確立した PCI が治療の第一選択となる[1]．しかし，すべてが PCI 適応ではなく，その PCI の適応や CABG が望まれる状況について述べる．
- STEMI で PCI が適応となる状況
  - 発症から 12 時間以内: 発症12時間以内の STEMI に対して再灌流療法を行うことの有効性は確立している．
  - 発症から 12 時間以上経過していても以下の状況:
    ①虚血状態が持続: 持続する虚血は ST 上昇や胸痛の状況から判断する（再灌流が得られていない場合，ST は上昇しつづけるため ST 上昇だけで判断はしない．胸痛などの症状も考慮する）．
    ②心原性ショックまたは致死的不整脈が併存: SHOCK trial[3] では，STEMI 発症後 36 時間以内に心原性ショックとなり，ショック後 18 時間以内に血行再建術を施行した症例で 6 か月死亡率は低下[4]．
  - 発症 12〜48 時間で虚血症状がなく血行動態も安定（PCI の不利益がなければ適応）
    発症から 12〜48 時間経過した患者に対する PCI も小規模 RCT や最近の登録研究で死亡率の改善が報告されている[3]．一方で，発症 48 時間以降の早期再灌流は予後改善のエビデンスは乏しい．
  - 心停止自己心拍再開後: 自己心拍再開後に 12 誘導心電図で ST 上昇を示した患者に対する primary PCI の施行は生命予後および神経学的転帰の改善が報告されている．
- STEMI で冠動脈バイパス手術が考慮される状況
  - 解剖学的に PCI 不適な病変（左主幹部・重症三枝病変）: 梗塞責任血管は開通しているのが必須．

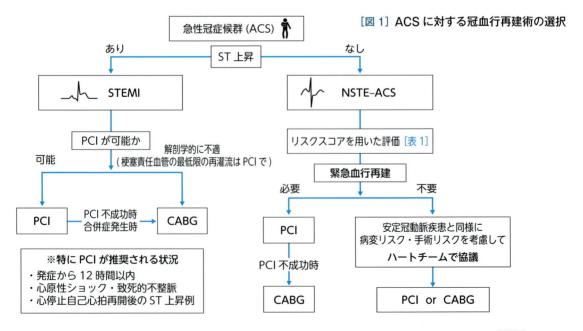

［図1］ACS に対する冠血行再建術の選択

[表 1] NSTE-ACS における治療戦略の選択とその時期

リスク	特徴	治療戦略
Very-high risk	血行動態不安定 または 心原性ショック 薬物抵抗性の再発性または持続性の胸痛 NSTE-ACS が原因と考えられる急性心不全 来院後の致死性不整脈または心停止 機械的合併症 虚血を示唆する再発性の心電図変化	即時侵襲的治療戦略 2 時間以内の冠動脈造影検査
High risk	NSTEMI の確定診断 GRACE リスクスコア＞140 一過性の ST 上昇 経時的な ST 部分または T 波陰転化	早期侵襲的治療戦略 24 時間以内の冠動脈造影検査
Non-high risk	上記に該当しない場合	選択的侵襲的治療戦略 非侵襲的検査を検討

(Byrne RA, et al. Eur Heart J. 2023; 44: 3720-826 を元に作成)

- 機械的合併症（左室自由壁破裂，乳頭筋断裂，心室中隔穿孔）併存: それらの修復時に CABG 考慮.
- PCI不成功時: PCI不成功後では残存心筋に乏しい可能性がありハートチームでの検討をふまえて考慮する.

■ NSTE-ACS における血行再建術

- NSTE-ACS は心筋バイオマーカーの上昇の有無で非 ST 上昇型心筋梗塞（NSTEMI）と不安定狭心症（UAP）に分類されるが，治療法の決定に必要な評価は同様であり，NSTE-ACS とまとめて扱う．NSTE-ACS の治療目標は「リスクを層別化し治療戦略を立てること」である．リスクに応じて初期ケアを行う場所・血行再建の必要性などを初診から 12 時間以内に判断するべきと，ガイドラインに記載されている[1].
- リスク評価スコアには GRACE，TIMI スコアがある．これらのスコアで初診時のリスク評価を行うと同時に，侵襲的戦略（冠動脈造影，血行再建）のタイミングを決定する [表 1].
- 冠血行再建方法の選択は，緊急冠動脈血行再建が必要であるかどうかによる．緊急血行再建が必要な例は，血行動態が不安定な（ACS に起因すると思われる低血圧や心不全を合併する）症例，薬物治療抵抗性の胸痛が持続する症例である．この場合，責任病変に対する治療は迅速に施行可能な PCI が基本となる.
- 緊急での血行再建が必須でない症例では，解剖学的な評価に基づき CABG も考慮される．CABG が有用な症例の選択には，冠動脈の解剖学的な複雑性を評価する SYNTAX スコアが最も汎用されている指標である．冠動脈の左右優位性・ここに数式を入力します．病変部位・形態から病変の解剖学的な複雑性が評価できる．SYNTAX スコア≦22 は低リスク，23〜32 は中等度リスク，≧33 は高リスクに分類され，リスクが高いほど CABG が有用となる場合が多い.
- CABG における手術リスク評価指標としてはデータベースを元に北米で提唱された STS や欧米で提唱された EuroSCORE II の有用性が報告されているが，本邦独自のデータベースを用いた JapanSCORE も日本人への適合性が良い指標と考えられ，CABG 選択における参考にする.

■ ハートチームの重要性

- 最後に，これらの治療方針選択にはハートチームの重要性が繰り返し強調されている．超高齢化社会を背景として，多くの合併症や複雑な社会的問題を有する症例が増加しており，冠動脈血行再建の要否や PCI または CABG の選択についても多職種ハートチームによる集学的な治療方針検討の必要性が増している.

◆ **文献**　1) 日本循環器学会. 急性冠症候群ガイドライン（2018 年改訂版）.
2) Byrne RA, et al. Eur Heart J. 2023; 44: 3720-826.
3) Hochman JS, et al. N Engl J Med. 1999; 341: 625-34.
4) Belle L, et al. J Am Coll Cardiol. 2021; 78: 1291-305.

〈中山拓紀　細田勇人〉

II. カテーテル室　2. 急性冠症候群のインターベンション

5 冠攣縮

- 急性冠症候群・急性心筋梗塞において，心外膜冠動脈に有意な狭窄および閉塞がみられない病態はMINOCA（myocardial infarction with non-obstructive coronary arteries）と呼ばれ，近年注目を集めている．
- 急性心筋梗塞の5～10%程度はMINOCAであると考えられており[1]，救急現場で胸痛患者を診る際にはその存在を認識しておく必要がある．また報告によって頻度のバラツキは大きいが，冠攣縮はMINOCAの主要な病態と考えられている[1]．
- MINOCAにおける冠攣縮の診断フローチャートは図1に示す通りであり，急性心筋梗塞の診断を満たすものとなる．これはつまり，心筋トロポニンが異常高値となり，かつ心筋虚血の根拠となる症状や心電図変化などを伴う状況である．
- 急性心筋梗塞で冠動脈造影が行われたうえで，有意な冠動脈病変がなかった場合（主要冠動脈において50%以上の狭窄や冠動脈閉塞がみられない状態），"working diagnosis"としてのMINOCAに分類される．この時点でのMINOCAはあくまで暫定診断であり，この後に診断を掘り下げることがきわめて重要である．
- 上記の急性心筋梗塞の診断根拠を満たしうる他の心臓疾患（心筋炎，たこつぼ症候群など）の鑑別のために，心臓MRI検査などが有用である．敗血症や肺血栓塞栓症などの非心臓疾患によっても急性心筋梗塞

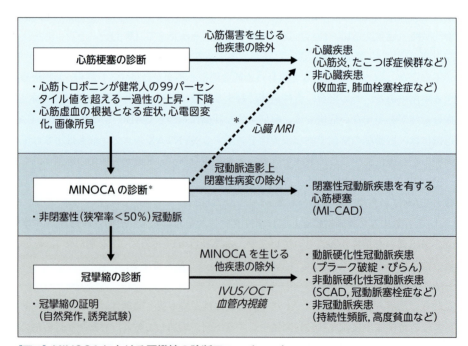

[図1] MINOCAにおける冠攣縮の診断フローチャート
＊心筋梗塞の最終診断が得られていない場合は，TP-NOCAのworking diagnosisとして心筋傷害を生じる他疾患を除外する．
斜体文字は鑑別診断に有用な検査．
〔日本循環器学会/日本心血管インターベンション治療学会/日本心臓病学会. 2023年JCS/CVIT/JCCガイドライン フォーカスアップデート版 冠攣縮性狭心症と冠微小循環障害の診断と治療. https://www.j-circ.or.jp/cms/wp-content/uploads/2023/03/JCS2023_hokimoto.pdf（2025年2月閲覧）〕

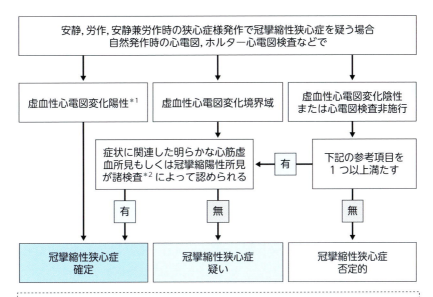

[図2] 冠攣縮性狭心症の診断アルゴリズム

*1: 明らかな虚血性変化とは，12誘導心電図で，関連する2誘導以上における一過性の0.1 mV以上のST上昇，または0.1 mV以上のST下降か陰性U波の新規出現が記録された場合とする．虚血性心電図変化が遷延する場合は急性冠症候群ガイドラインに準じ対処する．

*2: 心臓カテーテル検査における冠攣縮薬物誘発試験，過換気負荷試験などをさす．なお，アセチルコリンやエルゴノビンを用いた冠攣縮薬物誘発試験における冠動脈造影上の冠攣縮陽性所見を「心筋虚血の徴候（狭心痛および虚血性心電図変化）を伴う冠動脈の局所に誘発される一過性の完全または亜完全閉塞（>90％狭窄），または冠動脈の連続する2つ以上のセグメントに誘発される90％のびまん性血管収縮」と定義する．

〔日本循環器学会/日本心血管インターベンション治療学会/日本心臓病学会. 2023年JCS/CVIT/JCCガイドライン フォーカスアップデート版 冠攣縮性狭心症と冠微小循環障害の診断と治療. https://www.j-circ.or.jp/cms/wp-content/uploads/2023/03/JCS2023_hokimoto.pdf（2025年2月閲覧）〕

の診断基準を満たしうるため，注意が必要である．
- 血管造影上は有意な病変がみられなくても，冠動脈血流障害をきたしてMINOCAと診断される状況が存在する．プラーク破綻やびらん，特発性冠動脈解離や冠動脈塞栓症などはその一例であり，光干渉断層法（optical coherence tomography: OCT）や血管内超音波（intravascular ultrasound: IVUS）などの血管内イメージングを行うことで診断が可能となることもある．
- OCTやIVUSは急性期に行う必要があるが，working diagnosisとしてのMINOCA患者全員において，冠動脈三枝すべてにこれを行うことは現実的でないと思われる．冠動脈造影検査前に心電図変化や心エコーなどによって責任冠動脈の局在が疑われている場合や，冠動脈造影において「薄く」みえる（"hazy"な）部分がある状況では，積極的に血管内イメージングを検討する．
- 他のMINOCAの原因の可能性が高くない場合には，冠攣縮の診断を積極的に進めることが妥当と考えられる［図2］．
- 冠攣縮（性狭心症）の診断において，問診は重要である．MINOCAの発症前から，「夜間から早朝にかけ

て安静時の胸痛を有していた」といった病歴がある場合には，冠攣縮を強く疑う．一方で冠攣縮は安静時に胸痛をもたらすだけでなく，特に早朝や午前中の運動耐容能の低下（息切れなど）が主たる症状である場合も多い．"労作時の胸部症状"を理由に冠攣縮を否定するのは慎むべきである．

- 冠攣縮は，自然発作によるST上昇などが心電図でとらえられれば診断可能であるが，実臨床においては困難な場合が多い．他のMINOCAの原因の可能性が高くない場合には，冠攣薬物縮誘発試験を検討する．

- 冠攣縮誘発は，冠動脈造影検査を行う際にアセチルコリンもしくはエルゴノビンを冠動脈内投与することによって行われる．これらの投与によって冠動脈亜閉塞もしくは閉塞が誘発され，胸部症状・心電図変化が伴った場合には，冠攣縮の確定診断に至る．

- アセチルコリンおよびエルゴノビン負荷検査は比較的安全に行える検査であるが，致死的不整脈（心室細動・心室頻拍）や心原性ショックの可能性がある(1%以下程度)．また一過性のことがほとんどであるが，特に右冠動脈へのアセチルコリン負荷で心房細動が惹起されることがある．冠攣縮誘発は安定した状況で行われるべきであるが，急性冠症候群の急性期においても禁忌ではない[2]（血行動態不安定な状況や心不全合併症例などでは，推奨クラスⅢである）[1]．患者の状況や施設の医療体制などに応じて，適切な冠攣縮誘発検査のタイミングを検討する．

- 冠攣縮と診断された場合には，可能な範囲で誘因を除去することが望ましい．禁煙は特に重要であり，必ず指導されるべきである．他にストレスや寒冷刺激，アルコール多飲などによって惹起されることもあるため，冠攣縮と関連すると思われる要素を同定するための問診が重要である．

- 薬物治療としては，カルシウム拮抗薬と短時間作用型硝酸薬が基本となる．カルシウム拮抗薬としては，ジヒドロピリジン系のニフェジピンCRやベニジピンが頻用されるが，非ジヒドロピリジン系の薬剤（ジルチアゼム，ベラパミル）も使用可能である．第2選択薬として，長時間作動型硝酸薬（一硝酸イソソルビドなど）やニコランジルなどが考慮される．

◆ 文献
1) 日本循環器学会．2023年 JCS/CVIT/JCC ガイドライン フォーカスアップデート版．冠攣縮性狭心症と冠微小循環障害の診断と治療．
2) Tateishi K, et al. Int J Cardiol. 2018; 269: 27-30.

〈齋藤佑一〉

6 たこつぼ症候群

■ 診断

- たこつぼ症候群は，発症時の症状や心電図変化，左室壁運動異常など，急性冠症候群に類似した所見を呈することから，急性冠症候群の重要な鑑別疾患の一つである．
- 「ST 上昇型心筋梗塞（STEMI）を確実に除外すること」がたこつぼ症候群診断の大原則である．心電図で ST 上昇を認めた場合は，確実に STEMI を除外するため緊急カテーテル検査（冠動脈造影，左室造影）の施行を考慮する．
- たこつぼ症候群を疑った場合，カテーテル検査における最も重要なポイントは，「冠動脈一枝の支配領域に一致しない左室壁運動異常を証明すること」である．
- たこつぼ症候群の壁運動異常は，典型的なたこつぼ型（心尖部型）の他，左室中部型，局所型，逆たこつぼ型に分類される．
- 壁運動異常部位が冠動脈一枝の支配領域に一致しているか否かの判断が非常に難しいケースも散見される．正確な判断のため，左室造影は必ず二方向〔右前斜位（RAO）/左前斜位（LAO）〕で評価する．さらに左室造影と全く同じ角度で冠動脈造影を行い，並べて見比べることが有用である［図 1］．
- 特に下壁まで灌流する wrap-around した左前下行枝を責任病変とする STEMI の場合，RAO から見た所見は心尖部型のたこつぼ症候群に類似することがある．この場合，側壁の壁運動低下の有無を LAO から評価することが重要である．
- 壁運動異常部位が冠動脈の支配領域に一致している可能性を否定できない場合は，そこに狭窄を疑う病変があれば血管内画像検査，狭窄がなければ攣縮の可能性を考慮してアセチルコリン負荷試験の追加施行を検討する．これらによって壁運動異常を説明しうる冠動脈の一過性閉塞（自然再疎通）や攣縮が否定されれば，冠動脈支配領域に偶然一致する部位の壁運動異常を呈したたこつぼ症候

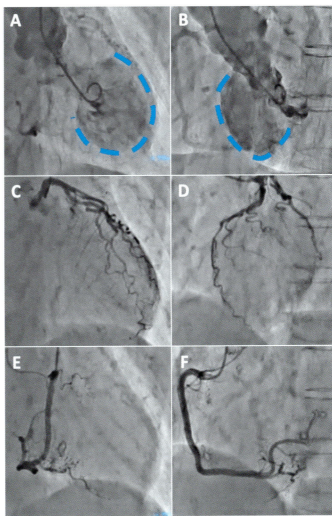

[図 1] 左室造影と冠動脈造影
A: 左室造影（RAO），B: 左室造影（LAO），C: 左冠動脈（RAO），D: 左冠動脈（LAO），E: 右冠動脈（RAO），F: 右冠動脈（LAO）

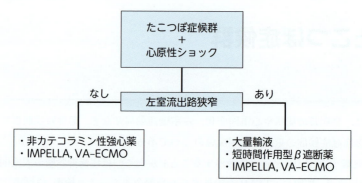

[図2] 心原性ショックを合併したたこつぼ症候群のマネージメント

群の可能性が高いと判断することができる.

■ 治療
- たこつぼ症候群において，前向き無作為化試験によって有効性を示された治療法はなく，後ろ向き試験によって得られたエビデンスを参考に病態に合わせた保存的治療を行う.
- たこつぼ症候群のうち，約4割の症例では心不全や心原性ショック，不整脈などの心臓関連合併症を呈する[1]．これらの合併症の多くは，主に壁運動異常が最も顕著である急性期に起きることから，左室収縮能が改善するまでの期間をいかに乗り切るかがたこつぼ症候群患者の管理において極めて重要である.
- たこつぼ症候群の6〜20%に心原性ショックを合併すると報告されているが，その原因は「広範な左室収縮不全によるポンプ失調」と「心室中隔基部の過収縮に伴う左室流出路狭窄」に大別される[2][図2]．
- 「広範な左室収縮不全によるポンプ失調」を伴う症例では，慎重に血行動態を評価し，必要に応じて非カテコラミン性強心薬を使用する.
- 一方，「心室中隔基部の過収縮に伴う左室流出路狭窄」を伴う症例では，心筋収縮力を低下させることで，左室流出路狭窄が軽減し血圧を上昇させることができる可能性があり，短時間作用型β遮断薬の使用を考慮する．このような症例においては，流出路狭窄をむしろ反対に増悪させる可能性のある強心薬や硝酸薬，利尿薬は使用すべきではない.
- このようにたこつぼ症候群における心原性ショックは，病態によって治療法が大きく異なるため，経時的な心エコーによって正確に病態を把握し，その時点で最も適切と考えられる治療法を選択することが重要である.
- 薬物療法のみで血行動態の安定化を得られない場合，左室壁運動回復までの橋渡し治療として機械的補助循環を検討する．大動脈バルーンパンピングは左室流出路狭窄を増悪させる可能性があるため推奨されていない．一方，IMPELLAは左室内の血液を大動脈に汲み出すポンプであることから，上記のどちらの病態においても有効である.
- たこつぼ症候群の再発率は概ね数年の間に1〜5%程度である．再発予防に有効な治療法は，現在までのところ確立されていない[3].
- ストレスを契機に発症するケースが多いことからβ遮断薬の有効性が検討されてきたが，エビデンスは乏しい．メタ解析では，ACE阻害薬またはARB投与率が再発率と逆相関したと報告されており，特に高血圧を合併している患者では導入を検討すべきである.

◆ 文献
1) Kato K, et al. Heart Vessels. 2018; 33: 1214-9.
2) Kato K, et al. Cardiovasc Interv Ther. 2024; 39: 421-7.
3) Kato K, et al. J Am Coll Cardiol. 2019; 73: 982-4.

〈加藤 賢〉

II．カテーテル室　3．不整脈のインターベンション

1 上室性不整脈に対するカテーテルアブレーション

■ 心房細動（AF）に対するアブレーション

- 現在，症候性 AF に対しては日本循環器学会のガイドライン（2024年 JCS/JHRS ガイドラインフォーカスアップデート版不整脈治療）では，薬剤抵抗性であれば class Ⅰa，第一選択治療としては class Ⅱa，さらにクライオバルーンアブレーションに関しては class Ⅰa として推奨されることとなった．
- さらに心不全合併 AF においてもアブレーション治療が予後を改善する報告が多数報告されており，収縮能低下を伴う心不全患者に合併した AF に対しては，これまで数々の研究による良好な治療成績から，同ガイドラインでは class Ⅱa（特に心房細動起因性が疑われる場合には class Ⅰ）で推奨されている．
- 治療方法
    - AF の発作の原因としては，主に肺静脈からの電気的な刺激がトリガーとなることが報告されている．そのため，AF 治療においては，肺静脈の電気的な隔離が主流となっている．
    - 当初は透視下の高周波出力による焼灼治療として電気信号のみを手がかりにアブレーション治療を行っていたが，最近では磁場を用いることで 3D システム上に造影 CT 画像や焼灼ポイントを表示したり，カテーテルにもコンタクト圧が表示されるようになり，有効性，安全性が向上した［図1］．
    - また，第 2 世代の治療として，各種のバルーン治療が登場した．一番最初に登場したのはクライオバルーンアブレーションで，バルーンで肺静脈を閉塞させ亜酸化窒素ガスを用いてバルーンを－50〜60℃まで一気に冷却することで 3 分程度で肺静脈隔離が完成する［図1］．そのシンプルさ・安全性の高さから普及し，数々の RCT の結果から上記のように有症候性心房細動患者の第一選択治療として推奨されている．そのほか，レーザーバルーンやホットバルーンも登場している．
    - さらに最近では，第 3 世代の治療として，パルスフィールドアブレーションが登場した［図1］．パルス

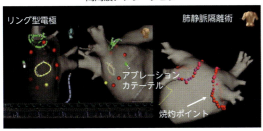
心房細動（AF）アブレーション
高周波アブレーション

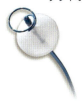
クライオバルーンアブレーション

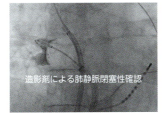
造影剤による肺静脈閉塞性確認

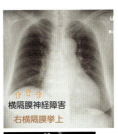
AF アブレーション合併症
横隔膜神経障害／右横隔膜挙上

急性心膜炎／心膜液貯留

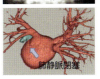
肺静脈閉塞

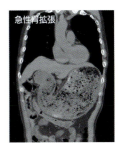
急性胃拡張

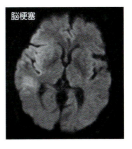
脳梗塞

［図1］AF アブレーション

フィールドアブレーションとは，電流を流すことで電極周囲に電場を生じさせ，心筋細胞膜に特異的に小さな瘻孔を形成させ心筋細胞のみを電気的に壊死させる方法である．磁場自体が細胞特異性があり，アブレーションに伴う周辺組織のダメージが少ない安全な治療とされ，これからの主流になっていくものと思われる．

- 一方で，持続性 AF に対しては，上記の肺静脈からの発作のトリガー以外に，不整脈基質（サブストレート）と呼ばれる持続する原因があると考えられている．そのため，さまざまなサブストレートをターゲットとしたアブレーション治療が行われてきたがいまだ確立した治療法がないのが現状である．
- AF 自体が進行性の疾患であり，AF を放置することで徐々にサブストレートも増悪（心房変性）していく．実際，その指標として最たるものが術中に評価できる低電位領域である．持続性 AF 時間が長くなればなるほど低電位領域が広がり，低電位領域が広いほどアブレーション治療後の再発が多くなることが知られており，アブレーション治療の限界を示唆する心房変性の大きな所見である．
- 1回の手技による非再発率は，発作性 AF では80％程度，持続性 AF では持続年数にもよるが60〜70％程度とされており，成功率を上げる意味でも早期アブレーション介入がおすすめである．

- 合併症
  - AF に対するカテーテルアブレーションの件数は右肩上がりに上昇していく一方で，AF アブレーションの合併症発生率は全体で2.5％とされており，カテーテル機器の進歩や技術向上にも関わらず一定の頻度で発生している．
  - 合併症は大きく急性期と慢性期の合併症に分かれる．急性期の合併症は穿刺部血腫・後腹膜出血・仮性動脈瘤のような穿刺部トラブル，心タンポナーデ，心房食道瘻，横隔膜神経麻痺，急性胃拡張，心膜炎，脳梗塞などである [図1]．
  - 慢性期の合併症としては，肺静脈狭窄・閉塞，過剰焼灼による左房機能障害などが挙げられる．

■ 心房頻拍（AT）（心房粗動）に対するアブレーション

- 治療方法
  - 心房頻拍は発生形式として，巣状（focal）パターン（マイクロリエントリも含む）と回旋（リエントリ）パターンに分かれる．
  - Focal AT パターンは傷んだ心筋細胞が局所的に発火興奮をするタイプで，リエントリ AT パターンは心房内の伝導遅部位・解剖学的な狭部が電気的な回路を形成し一定の周期で電気的興奮を引き起こしており，開心術による切開線やアブレーションの焼灼巣自体が回路を作成してしまうこともある．AT の一つである心房粗動もこのリエントリパターンであり，三尖弁輪を反時計方向に回る回路が同定されている．
  - Focal AT の場合には，最早期興奮部位を焼灼することで頻拍が停止する．
  - リエントリ AT の場合には，回路上の伝導遅延部位・解剖学的な狭部を焼灼することで回路を離断することで頻拍が起こらなくなる．
  - 実際の手技としては，ほとんどが3D マッピングを用いることで，AT の電気的興奮パターンを可視化し，焼灼部位を決定する [図2]．非再発率は80〜90％程度とされている．
- 合併症
  - AF アブレーション自体とほとんど同様の合併症リスクがあるが，右心房操作が多いことや手技時間の短さから頻度としてはやや少ないものと思われる．
  - 一方で，心房自体を直接焼灼する治療になるため，心房内伝導障害や房室ブロックの出現には注意が必要である．

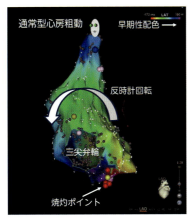
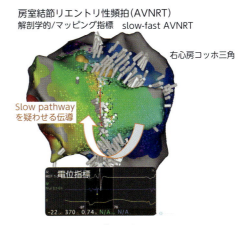

［図2］ATアブレーション　　［図3］PSVTアブレーション

■ 発作性上室頻拍（PSVT）に対するアブレーション

- PSVTは脳梗塞等の合併症がなく良性の頻脈性不整脈とされている一方で，脈拍数としてはかなり頻脈になるため動悸症状が出現しやすい不整脈である．
- 徐々に発作が増加，持続時間が長くなる疾患であるため，1回のアブレーションにより根治できる確率が90%以上で，合併症リスクも非常に少ないことを考慮すると，症状改善・医療経済的にも根治治療としてのアブレーション治療が推奨される．
- 治療方法
  - 基本的には心室-心房間の逆行性伝導が基本となり，心房-心室間と回旋する不整脈であり，房室結節リエントリ性頻脈（AVNRT）や房室リエントリ性頻脈（AVRT）が含まれる．
  - 通常洞調律に不要となる，遅伝導部位（slow pathway）逆行性伝導部位を治療ターゲットとすることが多い．
  - Slow pathwayは房室結節の一部で，正常伝導路である速伝導部位（fast pathway）の近傍にあるため，房室ブロックの出現には注意が必要である．
  - 最近では，高周波アブレーション治療に加えて，亜酸化窒素ガスを用いて−80℃まで一気に冷却するクライオアブレーション（freezor MAX）による治療が普及している［図3］．冷凍によるカテーテルの心筋固着やその病変の可逆性から，安全性が非常に高いとされている．
  - AFアブレーション治療よりも早期から行われてきたアブレーション治療であり，透視下に心内電極を配置し，そのままアブレーション治療をすることも多いが，近年こちらも3Dマッピングシステムを用いて正確な回路を同定することも行われている．
- 合併症
  - 房室ブロックの出現が，PSVTのアブレーションとして注意すべき合併症である．直後に見られることが多い合併症ではあるが，急性期には高度房室ブロックには至らない症例でも，房室伝導時間が延長してしまうことがあり，遠隔期の房室ブロックの進行にも注意を払う必要がある．

〈川治徹真〉

II. カテーテル室 ■■■ **3. 不整脈のインターベンション**

2 心室性不整脈に対する カテーテルアブレーション

- 心室頻拍（VT）の初期治療として血行動態が不安定な症例への速やかな同期電気ショックは重要である．同時にカテーテルアブレーションを想定すると 12 誘導心電図の記録も肝要であり，可能な限り頻拍時の心電図を記録することが望ましい．
- 急性冠症候群の除外・血行動態の管理・電解質異常の補正などの後に再発予防目的のカテーテルアブレーションの適応について考慮する．
- 単形性持続性心室頻拍に対するカテーテルアブレーションは薬物治療が無効や副作用のため使用不能な場合，短時間に繰り返すインセサント型や 24 時間以内に 3 回以上同期電気ショックを要する電気的ストームの場合に推奨度が高い［表 1］．
- 基礎心疾患（虚血性，非虚血性，特発性）の同定や不整脈基質の局在診断のために術前検査として心エコー・冠動脈 CT・心臓 MRI などを行う．それらと VT の心電図波形からアブレーションが必要な領域を推定する．
- 現状のアブレーションにおいて 3D マップの存在は不可欠であり，VT 中の血行動態が保たれている場合は，頻拍下に興奮伝播マッピングを作成し不整脈の起源または旋回する回路を描出する．
- 異常自動能やマイクロリエントリーの場合は巣状興奮型の伝播様式になり，最早期興奮部位が治療の標的となる．
- リエントリー性頻拍の場合は旋回する回路を描出し，VT 維持に必要な狭部を検出・通電し，ブロックラインを作成することが重要である［図 1］．
- 心内膜側のみのマップでは頻拍周期を満たさないことも稀ではなく，心外膜マッピングが必要になる場合

［表 1］単形性持続性 VT に対するカテーテルアブレーションの推奨とエビデンスレベル

	推奨クラス	エビデンスレベル	Minds推奨グレード	Mindsエビデンス分類
症状を有する特発性持続性 VT で，薬物治療が有効または未使用でも，患者が薬物治療よりもカテーテルアブレーション治療を希望する場合	I	B	B	Ⅲ
無症状あるいは症状が軽微な特発性持続性 VT で，薬物治療が有効または未使用でも，患者が薬物治療よりもカテーテルアブレーション治療を希望する場合	Ⅱa	B	B	Ⅳb
器質的心疾患をともなうインセサント型単形性 VT あるいは電気的ストームで，薬物治療が無効または副作用のため使用不能な場合	I	C	C1	Ⅳb
症状を有する虚血性心疾患にともなう単形性持続性 VT で，薬物治療が無効または副作用のため使用不能な場合	I	B	A	Ⅱ
虚血性心疾患にともなう単形性持続性 VT で，ICD の植込み後に抗頻拍治療が頻回に作動する場合	I	B	A	Ⅱ
虚血性心疾患にともなう単形性持続性 VT で，ICD の初回植込み術周術期	Ⅱa	B	B	Ⅱ
アミオダロン内服中の虚血性心疾患における単形性持続性 VT の再発	I	B	A	Ⅱ
非虚血性心筋症にともなう単形性持続性 VT で，薬物治療が無効または副作用のため使用不能な場合	Ⅱa	B	B	Ⅳa
脚間・脚枝間リエントリー性頻拍	I	C	A	V

〔日本循環器学会/日本不整脈心電学会合同ガイドライン．不整脈非薬物治療ガイドライン(2018 年改訂版)．https://www.j-circ.or.jp/cms/wp-content/uploads/2018/07/JCS2018_kurita_nogami.pdf（2025 年 2 月閲覧）〕

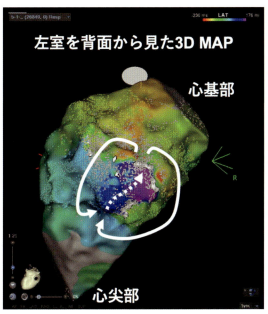

[図1] 陳旧性心筋梗塞に伴う心室頻拍の心内膜マッピングと想定される頻拍回路（矢印）

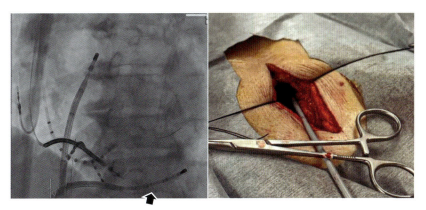

心嚢腔に留置された電極カテーテル　　　心窩部から小開窓

[図2] 心外膜アプローチによるアブレーション

も存在する．経皮的または外科的な開窓で心嚢内にアプローチする［図2］．
- VT中に血行動態が保てない，またはVTが誘発されない場合は，洞調律または心室ペーシング中の心室内興奮伝播およびペースマッピング（局所刺激によるQRS波形と心室頻拍波形の近似）から頻拍回路を想定して治療範囲を決定する．
- アブレーションに伴う合併症として脳梗塞，心タンポナーデがあり，低心機能の症例では術後の心不全増悪にも注意が必要となる．

〈北井敬之〉

II. カテーテル室 ■ ■ ■ **3. 不整脈のインターベンション**

3 一時ペーシング挿入

■ 一時ペーシング挿入の適応

- 高度な徐脈（＜40/分），心拍停止（＞3秒）により，血行動態の悪化や心不全による症状（Adams-Stokes発作，めまい，眼前暗黒感，労作時息切れ）をきたす状態において，緊急一時ペーシングを行う必要があり，通常，内頸静脈からの経静脈的アプローチが推奨される．

- 徐脈の原因としては，洞不全症候群，房室ブロック，徐脈性心房細動，薬剤，電解質異常，心筋梗塞，心筋症，感染症（心内膜炎，心筋炎），アシドーシスなど，さまざまである．

- 薬剤（β遮断薬や抗不整脈薬）あるいは電解質異常（高カリウム血症）による徐脈は可逆性であり，誘因となった薬剤の中止や電解質の是正により，一時ペーシングから離脱することが可能で，腎機能障害を伴っている症例に多い．

- 急性心筋梗塞（下壁梗塞）では，右冠動脈から分枝する房室枝が房室結節を灌流しているため，しばしば房室ブロックを合併し，一時ペーシング挿入を必要とするが，ブロック部位は His 束より上流の AH ブロックであり，早期再灌流により，房室ブロックは改善することが多く，永久ペースメーカが必要になることはほとんどない[1]．

- 急性心筋梗塞（前壁中隔梗塞）に房室ブロックを合併することはまれであるが，合併した場合，心筋梗塞は広範で重症となり，ブロック部位は HV ブロックであり，再灌流後も房室ブロックは改善せず，永久ペースメーカが必要になることが多い．

- 徐脈性不整脈に伴う Torsade de pointes 型多形性心室頻拍では，ペーシングで心拍数を増加させ，QT 間隔を短縮し，頻脈性不整脈の抑制に有効なことが多い．

■ 手技・閾値確認方法

- 経静脈的一時ペーシングは，内頸静脈，鎖骨下静脈，大腿静脈，肘静脈より行われるが，通常，右内頸静脈からのアプローチが推奨される．

- 透析症例では，内頸静脈または鎖骨下静脈からの挿入の際，シャント側を避けるのが好ましい．

- 右内頸静脈穿刺では，胸鎖乳突筋の内側に総頸動脈を確認し，その外側で，血管エコー下に静脈穿刺を行う．

- 右内頸静脈にシースを挿入し，ペーシングリードを血管内に進め，バルーンを拡張し，収納されていたリードの弯曲を血管走行に合わせて，右心室まで進める．

- 右心室に挿入したつもりでも，リード先端が冠静脈に誤って進んでいることもあり，透視画像は正面だけでなく側面も用いて，リードの位置を確認する必要がある．心尖部であれば，側面にてリード先端が前方を向き，冠静脈内であれば，後方を向く．ただし，中間静脈（middle cardiac vein）に迷入していると前方を向くため注意が必要である．

- リード先端が右心室に入ると心室性期外収縮が出現することが多く，リードが心室に入ったことを意識できるので，心電図に注意を払う必要がある．

- 心尖部に近づいたら，バルーンを脱気してさらにリードを進め，リード先端を心尖部に軽く押し当てる．

- 心尖部にリード先端が進んだら，パルスジェネレーターに接続し，センシング（心内波高値），ペーシング閾値を測定し，センシングは 5 mV 以上，ペーシング閾値は 1 V 以下である部位に留置することが望ましい．

- 冠静脈内からのペーシングでは，多くが右脚ブロック波形となるので，心電図でペーシング波形を確認す

146

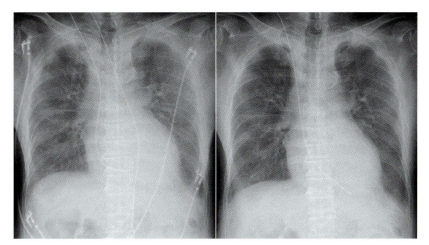

[図1] 一時ペーシングリードの体位による変化
左: 臥位, 右: 立位

る必要がある．また，10V刺激にて横隔膜刺激がないことを確認することも必要である．
- ペーシングリード挿入の際，患者は臥位で施行されているが，リード留置後は，座位，立位になることが多いため，リード固定の際には，深呼吸時や立位時の横隔膜低下も考慮して，リード先端が浮かないように十分なたわみを残して，リードを刺入部に固定する［図1］．
- パルスジェネレーターの設定は，十分なマージンをとってペーシング閾値は2倍以上とし，心内波感度は1～3mV，ペーシング出力は5mVで設定する．
- ペーシング心拍数は，持続性徐脈が存在する場合には70/分，一過性徐脈であれば40～50/分のバックアップに設定する．ただし，心機能低下症例では，心拍出量の増加を目的に80～90/分の設定を考慮する．
- パルスジェネレーターの電池は，使用直前に新しいものに入れ替える．

■ 合併症

- 一時ペーシング挿入に伴う合併症として，出血（動脈穿刺），気胸，心筋穿孔，塞栓，感染などがある．
- 肺疾患を有し気胸が致命的となる症例では，健側の鎖骨下静脈穿刺は避ける．
- 退室前に胸部X線で，リード位置のみでなく，肺尖部を慎重に観察し気胸の有無を確認する．

■ ICUや病棟へ入室した後の管理

- 心電図モニターにて，ペーシング不全，センシング不全がないかどうか，また，ペーシングリードによる心室期外収縮などの出現がないかどうかも観察する．
- 胸部X線にて，ペーシングリードのディスロッジメントやたるみを確認する．
- 可逆性の徐脈では，自己心拍の回復を確認し，安定したら，一時ペーシングを抜去する．
- 心室ペーシング中に，心不全の増悪がみられる場合には，心房にもペーシングリードを挿入し，DDDペーシングを考慮する．また，心機能低下例では，早期に心臓再同期療法（CRT）の検討が必要な場合もある．
- 不可逆性の徐脈では，永久ペースメーカ植込みの準備を進めるが，一時ペーシング留置が長期になる場合には感染予防を目的にリードの入れ替えを行う必要がある．

◆ 文献
1) Behar S, et al. Am J Cardiol. 1993; 72: 831-4.

〈保坂幸男〉

Ⅱ. カテーテル室 ■ ■ ■ 4. 心不全のインターベンション

1 右心カテーテル検査

- 右心カテーテル検査（RHC）は，肺動脈カテーテル（Swan-Ganz カテーテル，Edwards Lifesciences 社）を用いて心内圧や心拍出量の測定を行う，血行動態の把握に有用な検査である．
- RHC により得られる血行動態指標とその測定意義について［表1］にまとめた．心内圧の数値だけでなく，波形にも注目して観察することが重要である［図1］．
- 心不全患者に対しルーチンに RHC を行うことは推奨されない．①初期治療に対する反応が不良，②肺水腫が心原性か非心原性か判別困難，③右心不全（右室梗塞や肺高血圧など），④心原性ショックの症例で，臨床所見や心エコーによる非侵襲的な血行動態評価が困難な場合，RHC を考慮する．
- 内頸静脈・大腿静脈・上腕静脈などをエコーガイド下に穿刺しシースを留置後，肺動脈カテーテルを挿入し，右心房→右心室→肺動脈へと進めていく．カテーテルを進める際は血管穿孔を避けるために先端のバルーンを膨らませ，反対にカテーテルを引き抜く際はバルーンをしぼませて弁損傷を防ぐ．

［表1］RHC で得られる血行動態指標

	計算式	正常値	測定意義・注意点など
RAP		平均: 0～6 mmHg	y 谷の消失は心タンポナーデ，y 谷の急峻化は収縮性心膜炎や右室梗塞などでみられる．
RVP		収縮期: 20～34 mmHg 拡張期: 0～6 mmHg	dip and plateau パターンは右室拡張障害を示唆．RVP と LVP の同時圧測定は収縮性心膜炎の診断に有用．
PAP		収縮期: 20～34 mmHg 拡張期: 8～12 mmHg 平均: ≦20 mmHg	平均PAP≧25 mmHgが肺高血圧症の診断基準．（近い将来に >20 mmHg に変更の可能性あり）
PCWP		平均: 4～14 mmHg	左房圧を反映．v 波の増高は高度の僧帽弁閉鎖不全症または左房コンプライアンスの低下（硬い左房）を示唆．
CO/CI	$\dfrac{VO_2}{1.34\times Hb\times10\times(SaO_2-SvO_2)}$	2.5～4.0 L/分/m^2	直接 Fick 法または熱希釈法による評価が推奨される．留置型肺動脈カテーテル使用時，モニターに表示されている CO/CI は熱希釈法で測定された数値．
SvO$_2$		60～80%	酸素供給量と消費量のバランスを反映．>80%では敗血症など組織酸素利用障害，動静脈シャントの存在を考慮．
PVR	$\dfrac{平均\,PAP-RAP}{CO}$	<2 Wood Units	慢性心不全における PVR 上昇は心血管死亡率上昇と関連．
SVR	$\dfrac{80\times(MAP-RAP)}{CO}$	900～1200 dyn・s/cm^5	心原性ショックで SVR が低い場合，感染症など高サイトカイン血症併発の可能性を考慮．
CPO	$\dfrac{(MAP-RAP)\times CO}{451}$	>1.0 Watts	心臓のポンプ機能の指標．≦0.6 は心原性ショックの院内死亡率上昇と関連．>0.6 を維持目標として薬物治療強化，補助循環装置の追加や escalation を考慮．
PAPI	$\dfrac{収縮期\,PAP-拡張期\,PAP}{RAP}$	>2.0	右心機能の指標．PAPI<1.85 は LVAD 留置後の右心不全の危険因子．

RAP: 右房圧，RVP: 右室圧，LVP: 左室圧，PAP: 肺動脈圧，PCWP: 肺動脈楔入圧，CO: 心拍出量，CI: 心係数，VO$_2$: 酸素消費量，Hb: ヘモグロビン，SvO$_2$: 混合静脈血酸素飽和度，PVR: 肺血管抵抗，SVR: 体血管抵抗，CPO: cardiac power output，PAPI: 肺動脈拍動性指数，MAP: 平均動脈圧，PH: 肺高血圧，LVAD: 左室補助人工心臓

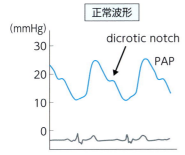
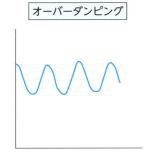
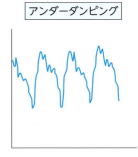
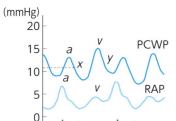

正常波形	オーバーダンピング	アンダーダンピング
	● 収縮期圧を過小評価，拡張期圧を過大評価する可能性がある．	● 収縮期圧を過大評価，拡張期圧を過小評価する可能性がある．
	● 圧波形は丸みを帯び，dicrotic notchが消失する．	● 圧波形は非生理的な鋭いピークと谷を形成する．
	● カテーテルの屈曲やシステム内の血栓・気泡，接続部の緩みなどが原因．	● カテーテルの過剰な動き（ウィップ）やシステム内のマイクロバブルの振動（リンギング）が原因．
	● トランスデューサー接続部まで含めて確認し，カテーテル内を吸引・フラッシュする．	● カテーテルの位置変更，バルーンの収縮，造影剤のカテーテル内への注入などで緩和されることがある．

[図1] RHCで得られる圧波形とトラブルシューティング

動脈圧波形でみられるdicrotic notch（重複切痕）は半月弁閉鎖を反映し，収縮期の終わりを示す．RAP・PCWP波形のa波は心房収縮による圧上昇，v波は心房拡張期の受動的な血流の充満による圧上昇を表す．x谷は心房弛緩と心室時の圧低下，y谷は房室弁開放後の心房容積減少に伴う圧低下を表す．PCWPは左房圧を反映するが，肺毛細血管床を伝播するため，時相が遅れる．一般にRAPではa波が高く，PCWPではv波が高い．RAPは心周期全体の平均で評価し，PCWPはa波の平均値（破線部分）で評価することが推奨されている．高度の僧帽弁閉鎖不全症などがありv波増高を認める場合，心周期全体の平均PCWPは過大評価される可能性があり注意を要する．

(Rajagopalan N, et al. JACC Heart Fail. 2024; 12: 1141-56[1]，Grinstein J, et al. J Card Fail. 2023; 29: 1543-55[2]より改変)

- バルーンを拡張したまま肺動脈末梢までカテーテルを進め，圧波形の変化によって肺動脈楔入を判断する．X線透視が利用可能な場合にはバルーンの楔入を透視でも確認する．
- 肺動脈楔入が得られたか判断に悩む場合，バルーンを拡張したまま吸引した血液の酸素飽和度と動脈血酸素飽和度の差を評価し，5％以内であれば楔入が得られていると判断する．差が5％より大きければカテーテルの位置を変更する．
- 心内圧測定の前には，右心房の高さ（体表では第4肋間と中腋窩線の交点）をゼロ点として圧トランスデューサーのゼロ校正を行う．
- 心内圧は胸腔内圧の影響を受けるため，測定値の評価は胸腔内圧が大気圧と近似する呼気終末で行う．同様に胸腔内圧の非生理的変動を避けるため，測定時に息止めは行わない．
- 心拍出量（CO）は直接Fick法による評価がゴールドスタンダードであるが汎用性に乏しいため，代替として熱希釈法による評価が推奨される．低心拍出量状態や高度の三尖弁閉鎖不全症においてはCOが過大評価となる可能性があり注意を要する．シャント性心疾患においては信頼性が低下する可能性がある．間接Fick法による評価では酸素消費量の推定値が計算に使用されるが，実際の値と乖離することが多いため推奨されない．

◆ 文献

1) Rajagopalan N, et al. JACC Heart Fail. 2024; 12: 1141-56.
2) Grinstein J, et al. J Card Fail. 2023; 29: 1543-55.
3) Sionis A, et al. The ESC Textbook of Intensive and Acute Cardiovascular Care 3rd ed. Oxford University Press; 2021. p.115-26.

〈津田浩佑〉

Ⅱ. カテーテル室 ■■■■ 4. 心不全のインターベンション

2 心筋生検

- 急性心筋炎が疑われる場合，急性期に心臓カテーテル検査を行うことが勧められる．冠動脈造影で急性冠症候群を除外し，必要に応じて右心カテーテル検査による血行動態評価と心内膜心筋生検を行う．心内膜心筋生検は，心筋炎と確定診断する唯一の検査法であり，治療の一助と予後の推定に寄与する．

■ 適応

- 急性心筋炎が疑われる症例で，特に急性心不全，心原性ショック，左室機能不全，致死性心室不整脈，刺激伝導系の障害(高度房室ブロック)を伴う症例は積極的適応となる．血行動態が安定している症例でも，末梢血好酸球増多症を伴う心筋炎，慢性活動性心筋炎，慢性炎症性心筋症が疑われる症例に対しても考慮される [表1]．心機能障害残存例や心筋トロポニン持続高値の症例は，経時的に生検を行って炎症の活動性を確認することが望ましい．
- 上記以外の心筋生検の適応としては，拡張型心筋症や肥大型心筋症の診断や，心筋の構造的異常や浸潤性疾患(サルコイドーシス，アミロイドーシスなど)の確認，移植後の拒絶反応モニタリング等でも行われる．

■ 方法

- 右心室の心室中隔側より採取されることが多いが，特定の疾患では左心室の心筋生検が必要な場合もある．右心室の心筋生検では，局所麻酔下で経静脈的アプローチ(大腿静脈や内頸静脈)により，経カテーテル的に心室中隔側より心筋組織を採取する．心筋生検を行う際には，モニター下で心電図(不整脈の確認)やバイタルサインを確認しながら，鉗子をしっかり開いた状態で心筋を把握すること(心穿孔の予防)，鉗子を抜く際に空気がカテーテル内に入りやすいこと(空気塞栓の予防)，腱索や乳頭筋の損傷(弁損傷)の可能性があることに留意し，生検後に心室内造影で合併症の有無を確認することなどが重要である．採取部位や標本の個数，採取時期により，組織像の違いや偽陰性が避けられない．心筋炎において4個以上の検体採取が，偽陰性率が低いという報告もある．

■ 診断価値

- 急性心筋炎における心内膜心筋生検の診断価値が保たれるのは発症後2〜4週以内と報告されている．特

[表1] 心筋炎における心内膜心筋生検に関する推奨とエビデンスレベル

	推奨クラス	エビデンスレベル	Minds推奨グレード	Mindsエビデンス分類
重症心不全あるいは心原性ショックを伴う急性心筋炎が疑われ，心筋生検が施行可能な環境が整っている場合*，心筋生検を施行する	Ⅰ	C	C1	Ⅳa
急性心不全，心室不整脈あるいは高度房室ブロックを伴う急性心筋炎が疑われ，心筋生検が施行可能な環境が整っている場合*，心筋生検を施行する	Ⅰ	C	C1	Ⅳa
末梢血好酸球増多症を伴う急性心筋炎が疑われる場合，心筋生検の施行を考慮する	Ⅱa	C	C1	Ⅳa
免疫チェックポイント阻害薬による急性心筋炎が疑われる場合，心筋生検の施行を考慮する	Ⅱa	C	C1	Ⅳa
上記以外で急性心筋炎が疑われる場合，心筋生検の施行を考慮してもよい	Ⅱb	C	C1	Ⅴ
慢性活動性心筋炎あるいは慢性炎症性心筋症が疑われる場合，心筋生検の施行を考慮する	Ⅱa	C	C1	Ⅳa

*：心筋生検が施行できる環境が整っていない場合，施行可能な施設への転送を考慮することが望ましい
〔日本循環器学会. 2023年改訂版 心筋炎の診断・治療に関するガイドライン. https://www.j-circ.or.jp/cms/wp-content/uploads/2023/03/JCS2023_nagai.pdf（2025年2月閲覧）〕

に，巨細胞性あるいは好酸球性心筋炎の場合は早期組織診断の診断価値が高いとされる．遷延例や重症例，特に心機能障害残存例やトロポニン持続高値の症例については経時的に生検を行い，炎症の活動性を確認することが望ましい．心筋組織を用いた原因病原体遺伝子検索は，検出率が高いとはいえず，実臨床における有用性は一定の見解に至っていない．

■ 合併症

- 主要な合併症の発生率は1%程度とされている．合併症として，死亡（0〜0.07%），心穿孔/タンポナーデ（0〜6.9%），気胸/空気塞栓（0〜0.8%），血栓塞栓症（0〜0.32%），弁損傷（0.02〜1.1%），重症不整脈/房室ブロック（0〜11%）などが挙げられる．

■ 病理

- 炎症が生じている心筋組織を評価することで，心筋炎の種類を診断できることがあり，治療方針の決定や，経過の予測に役立つ．組織では，リンパ球性，好酸球性，巨細胞性，肉芽腫性（サルコイドーシスなど）に分けられる．好酸球性，巨細胞性，肉芽腫性心筋炎の場合ではステロイドなどの免疫抑制薬が有効とされることが多く，早期の組織診断が重要である．ウイルス性心筋炎は多くがリンパ球性心筋炎を示すが，大量免疫グロブリン療法が有効であったとの報告もある．強皮症，全身性エリテマトーデス，多発筋炎・皮膚筋炎などの膠原病性心筋炎に特徴的な病理所見もある．

■ CQ: 急性心筋炎の患者に対する心筋生検の施行は推奨されるか？[1]

- 推奨: 急性心筋炎の患者に対する心筋生検の施行を提案する（GRADE 2C）（推奨の強さ「弱い推奨」/エビデンスの確実性「低」）．
- 4つの観察研究で検討され，心筋生検施行群は非施行群に比べ，全死亡率が16%（95%CI 8-24%）低かった［図1］．手技に伴う合併症リスクに関しては，十分なエビデンスが存在しなかったが，手技に熟練した施設においては心筋生検による益が害を上回ると考えられた．
- 2016年欧州心臓病学会（ESC）心不全ガイドラインでは，心筋生検は標準治療に反応せずに急速に進行する心不全患者で，心筋生検でのみ診断が可能，かつ有効な治療法がある特定の病態の可能性がある場合に推奨されている[2]．2007年米国心臓協会（AHA）/米国心臓病学会（ACC）/ESCステートメントでは，心筋生検は，原因不明の2週間以内に新規発症した循環不全を伴う心不全患者に対して推奨されている[3]．2013年ESCステートメントでは，臨床的に心筋炎が疑われるすべての患者に対して心筋生検を考慮するべきと記載されている（エキスパートオピニオン）[4]．

Study or Subgroup	EMB Events	EMB Total	No EMB Events	No EMB Total	Weight	Risk Ratio IV, Random, 95%CI
Annamalai 2018	1	9	11	23	15.7%	0.23[0.03, 1.55]
Kawamura 1985	2	82	20	136	23.0%	0.17[0.04, 0.69]
Kondo 2022	43	155	26	61	53.4%	0.65[0.44, 0.96]
Ukimura 2010	0	9	2	6	8.0%	0.14[0.01, 2.49]
Total(95%CI)		255		226	100.0%	0.36[0.15, 0.86]
Total events	46		59			

Heterogeneity: $Tau^2=0.33$; $Chi^2=5.09$, df=3(P=0.17); $I^2=41\%$
Test for overall effect: Z=2.31 (P=0.02)

[図1] 急性心筋炎における心筋生検施行の有無による全死亡の比較（フォレストプロット）　EMB: 心内膜心筋生検
〔日本循環器学会．2023年改訂版　心筋炎の診断・治療に関するガイドライン．https://www.j-circ.or.jp/cms/wp-content/uploads/2023/03/JCS2023_nagai.pdf（2025年2月閲覧）〕

◆ 文献　1）日本循環器学会．2023年改訂版 心筋炎の診断・治療に関するガイドライン．
　　　　2）Ponikowski P, et al. Eur J Heart Fail 2016; 18: 891-975.
　　　　3）Cooper LT, et al. Eur Heart J 2007; 28: 3076-93.
　　　　4）Caforio AL, et al. Eur Heart J 2013; 34: 2636-48.　　　　　　　　〈桑原政成〉

3 大動脈弁狭窄症における心臓カテーテル検査

■ 検査の特徴

- 大動脈弁狭窄症（AS）における心臓カテーテル検査の主目的は大動脈と左心室の圧較差の測定を行い，弁口面積の評価を行い重症度評価することである．特に，心エコーで重症度の判別が難しい症例や，臨床症状と心エコー所見に乖離がある症例で有用である．
- 日本循環器学会の2020年改訂版弁膜症治療のガイドラインでは，これらの症例に対して，心臓カテーテル検査による重症度・血行動態評価をclass II a として推奨している[1]．
- 近年はTAVIの症例が増えており，ASの重症度評価目的ではなく，TAVI施行前の冠動脈疾患合併の有無を評価する目的で冠動脈造影検査が行われることも多い．
- 大動脈弁狭窄部位にワイヤーを通す必要があるが，通常よりは通りにくいので工夫が必要である．Valsalva洞の形状に合わせて，JRカテーテル，ALカテーテルにストレートワイヤーで弁通しするのが確実な方法である．

■ 圧較差の評価と測定方法

- 圧較差の評価:
  - カテーテル検査において，大動脈と左心室の圧較差は，重症度を評価する重要な指標である．最大圧較差（peak to peak gradient: 図1左）と同時圧測定による平均圧較差（mean gradient: 図1右）があり，特に mean gradient が 40 mmHg 以上であれば重症とされる．Peak to peak gradient は時相の異なる圧を比較するため，正確に病態を反映しないことがある．
- 圧測定の方法:
  - 引き抜き圧測定法: カテーテルを左心室から大動脈へ引き抜きながら測定する簡便な方法である．最大圧較差を測定する．
  - 同時圧測定法: より正確に圧較差を測定するため，pigtail カテーテル1本とシース側枝圧または pigtail カテーテル2本を使い同時に測定する方法である．平均圧較差を測定する．

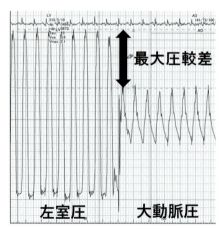 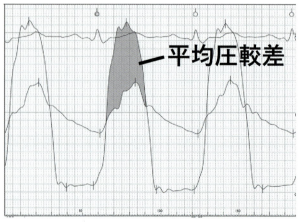

[図1] 大動脈弁狭窄症に関するカテーテル検査による圧較差の評価
左: 最大圧較差　右: 平均圧較差

■ 圧較差と心拍出量の関連性

- 心拍出量の測定:
  - 心拍出量を測定しないと弁口面積は測定できないため，圧較差を評価する際には右心カテーテルによる心拍出量も測定する．低心拍出量の患者では，圧較差が過小評価される可能性があるため，正確な心拍出量の評価が必要である．
  - 心拍出量は，熱希釈法や Fick 法を用いて測定される．
  - 左室造影により心拍出量も測定できるが，通常より左室内圧上昇している大動脈弁狭窄患者で行うことはリスクが高い．

■ 動脈圧波形の特徴

- 遅脈・小脈:
  - 大動脈弁狭窄症の患者では，動脈圧波形において遅脈・小脈が見られる．これは，脈拍が遅く，振幅が小さい特徴で，特に重症 AS において顕著である．

■ 大動脈弁口面積（AVA）の評価

- Gorlin 式による弁口面積の評価:
  - カテーテル検査で得られたデータを用いて Gorlin 式で大動脈弁口面積を計算する．計算には，心拍出量，左室収縮期駆出時間，mean Gradient を用いる．
  - Gorlin 式による評価は，圧較差の測定データと併用することで，治療方針の決定に役立つ．
  - 重症 AS の基準は，AVA が $1.0\,cm^2$ 未満である．

■ 低流量低圧較差 AS（low-flow low-gradient AS）

  - 圧較差が小さい場合でも，low-flow low-gradient AS の可能性があるため注意が必要である．重症 AS においても，一回拍出量が低下している場合には圧較差が増大しないことがある．この病態を low-flow low-gradient AS と呼ぶ．重症度の評価には，弁口面積や心エコーの結果を考慮する必要がある．

■ カテーテル検査のリスクと限界

  - カテーテル検査は侵襲的な手技であり，特に AS 患者の圧較差測定のための弁通し手技は，脳梗塞リスクが高い[2]．カテーテル検査はあくまでも非侵襲的手法で評価が困難な場合に実施される．

◆ 文献
1) 日本循環器学会，他．2020 年改訂版 弁膜症治療のガイドライン．
2) Omran H, et al. Lancet. 2003; 12; 361: 1241-6.

〈大場祐輔〉

4 経皮的大動脈弁形成術（PTAV）

■ 経皮的大動脈弁形成術（PTAV）の適応と治療の目的

- 重篤な併存疾患を合併し，外科手術がリスクの高い患者に対して施行され，一時的な血行動態改善を目的とする．PTAVを施行された患者の平均年齢は85歳と高齢者が主な対象であり，複数の合併症を持つケースが多い[1]．
- したがって，PTAV後の治療戦略を明確にしてから行う手技である．
- 43.2％がTAVIへのブリッジとして施行され，3.8％はSAVRへのブリッジ目的である．31.2％は姑息的治療として，11.1％は緊急処置として施行されている．その他に，非心臓手術の前処置としても使用され，割合は10.7％である[1]．
- 大動脈弁逆流（AR）が有意の場合は適応とはならない．

■ 手技の手順

- 大腿動脈からカテーテルを挿入し，バルーンカテーテルを狭窄した大動脈弁まで進める逆行性アプローチが主流であり，78.1％がこの方法で施行される．順行性アプローチは21.9％であった[1]．逆行性アプローチに比べて確実で安定した効果が得られるという報告もある[2,3]．
- バルーン径は患者の弁口面積や解剖学的条件に応じて選択され，通常は18〜22mmが使用される．
- 通常，バルーンは小径から拡張を開始し，圧較差を見ながらバルーン径を段階的に大きくしていく．バルーン拡張の際には，右室ペーシングカテーテルを留置し，高頻拍ペーシングを要する．
- ペーシング不全を防ぐため，カテーテルの位置を適切に固定し，通常のペーシング設定よりも極力高い出力を設定する．
- 拡張時間に決まりはないが，バルーン拡張中は完全に大動脈弁を閉鎖することになるため，短時間の拡張が安全である．
- イノウエバルーンは右室ペーシングが不要，固定性が高い，多段階拡張などの利点があり，使用している施設も多い．
- もともと動脈硬化が強い弁に行うため，予想以上に弁破壊がすすみARが生じることがある．バルーン径が大きい程，圧較差の改善が期待できる一方で，AR出現リスクは高くなる．中等度以上のARが生じた場合は，サイズアップは行わない．

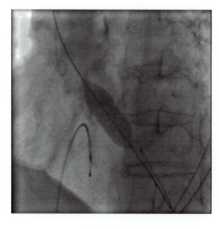

[図1] PTAVの実際：右大腿動脈からの逆行性アプローチ
バルーン拡張中は右室ペーシングカテーテルを使用して高頻拍ペーシング下にバルーンを拡張する．段階的にバルーンサイズをアップしていく．圧較差の改善とAR出現・増悪の程度との兼ね合いでエンドポイントを決める．

■ 圧較差の改善

- わが国の実臨床においては，バルーン平均径は 20 mm であり，平均圧較差は施術前 49 mmHg から施術後 27 mmHg まで改善している[1]．逆行性アプローチによる PTAV の報告でも，平均圧較差は施術前 63 mmHg から施術後 23 mmHg へ改善したとの報告がある[2]．
- 血行動態の一時的な改善が得られるが，長期的な効果は限定的であり，再狭窄が数か月以内に発生することが多い．

■ 手技の成功率と合併症

- PTAV の手技成功率は 99.4% と非常に高い[1]．
- 周術期合併症は 6.0% であり，主なリスクとしては出血，心筋梗塞，脳梗塞などがある[1]．
- 重症 AS に加えて，低心機能，冠動脈疾患の併存，僧帽弁狭窄症合併などでは，術中の血行動態が不安定になりやすい．昇圧薬，メカニカルサポートの準備をして手技に臨むことが重要である．

■ 今後の展望

- PTAV は高リスク患者における緊急処置やブリッジ治療として依然有用だが，TAVI の方が有効性は高く，年々TAVI施行可能施設は増えていることから，その施行件数は今後減少していくことが予想される．
- ただ，一定数必要な患者は存在するため，技術の進展やバルーンの改良が期待され，より安全で効果的な治療が今後も模索される．

◆ 文献

1) 日本心血管インターベンション治療学会．年次報告（J-SHD）．
2) Sakata Y, et al. Cathetel Cardiovasc Interv. 2005; 64: 314-21.
3) Sakata Y, et al. Invasive Cardiol. 2015; 27: 363-9.

〈大場祐輔〉

II. カテーテル室 ■■■■ 4. 心不全のインターベンション

5 経カテーテル的大動脈弁留置術（TAVI）

- TAVI は，主に高齢者や外科手術リスクの高い重症大動脈弁狭窄症（AS）に対して行われている．

- TAVI は低侵襲な治療であり，代表的な臨床試験である PARTNER3 試験では，外科手術低リスク患者において，TAVI の外科的大動脈弁置換術（SAVR）に対する術後臨床転帰の優越性が示されている[1]．

- SAVR か TAVI かの選択は，年齢，弁の耐久性，手技リスク，解剖学的特徴，併存疾患，フレイル，同時に必要な手技などを鑑み，それぞれの治療法について十分な説明がなされた上で，患者の価値観や希望も加味し，最終的には弁膜症チームでの議論を経て決定されるべきである［表1］．ガイドラインにおいて，優先的に考慮するおおまかな目安としては，80歳以上は TAVI，75歳未満は SAVR とされている[2]．

- 血行動態が不安定な重症 AS に対しては，大動脈弁バルーン拡張術により病態を安定化させてから後日 TAVI を行う方法や，緊急/準緊急的に TAVI を行うなどの選択肢がある．わが国のレジストリ研究によると，緊急/準緊急 TAVI は，待期的 TAVI と同等の良好な手技成功率を示したと報告されており，症例によっては適切なタイミングで早急に TAVI を行うことを検討すべきである[3]．

- 2024年現在，わが国ではバルーン拡張型弁が1種類，自己拡張型弁が2種類使用可能である．主に造影 CT で評価した弁輪サイズ，石灰化の分布や度合い，冠動脈疾患の有無などによって，どの弁が適切かを判断する．バルーン拡張型弁が初期から広く使われているが，石灰化が強く弁輪破裂のリスクが高い症例や，狭小弁輪などのため弁口面積が小さくなりやすい症例などは，自己拡張型弁を選択することも多い．

- アプローチ部位の第一選択は大腿動脈だが，他の選択肢としては鎖骨下動脈，総頸動脈，上行大動脈，心尖部などがある．造影 CT での評価により，最も安全に TAVI 弁をデリバリーできる方法を選択する．

- 手技は全身麻酔か鎮静＋局所麻酔下で行う．術中の心エコーとしては，経食道心エコー，経胸壁心エコー，心腔内エコーが用いられるが，それぞれの施設や症例，麻酔方法などによって使い分けがなされている．

［表1］AS 患者の治療方針決定において弁膜症チームで協議すべき因子

	SAVR を考慮する因子	TAVI を考慮する因子
患者背景に関する因子	・若年 ・IE の疑い ・開胸手術が必要な他の疾患が存在する 　CABG が必要な重症冠動脈疾患 　外科的に治療可能な重症の器質的僧帽弁疾患 　重症 TR 　手術が必要な上行大動脈瘤 　心筋切除術が必要な中隔肥大 　など	・高齢 ・フレイル ・全身状態不良 ・開胸手術が困難な心臓以外の疾患・病態が存在する 　肝硬変 　呼吸器疾患 　　閉塞性肺障害（おおむね1秒量<1L） 　　間質性肺炎（急性増悪の可能性） 　出血傾向
SAVR, TAVI の手技に関する因子	・TAVI のアクセスが不良 　アクセス血管の高度石灰化，蛇行，狭窄，閉塞 ・TAVI 時の冠動脈閉塞リスクが高い 　冠動脈起始部が低位・弁尖が長い・バルサルバ洞が小さいなど ・TAVI 時の弁輪破裂リスクが高い 　左室流出路の高度石灰化があるなど ・弁の形態，サイズが TAVI に適さない ・左室内に血栓がある	・TF-TAVI に適した血管アクセス ・術野への外科的アプローチが困難 　胸部への放射線治療の既往（縦隔内組織の癒着） 　開心術の既往 　胸骨下に存在するバイパスグラフトの存在 　著しい胸郭変形や側弯 ・大動脈遮断が困難（石灰化上行大動脈） ・PPM が避けられないような狭小弁輪

SAVR/TAVI の治療の選択は患者の希望も十分に考慮して行う
〔日本循環器学会/日本胸部外科学会/日本血管外科学会/日本心臓血管外科学会合同ガイドライン．2020年改訂版　弁膜症治療のガイドライン．https://www.j-circ.or.jp/cms/wp-content/uploads/2020/04/JCS2020_Izumi_Eishi.pdf（2025年2月閲覧）〕

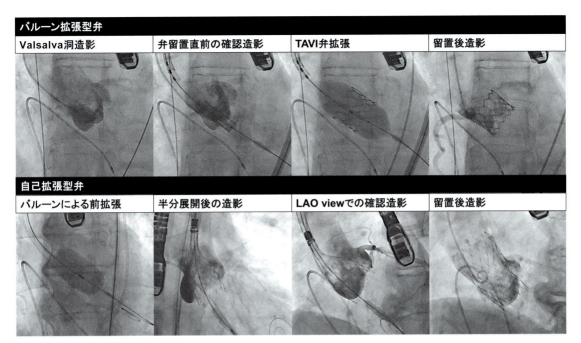

[図1] TAVIの実際

- TAVIの手技の実際 [図1]: 経大腿動脈アプローチ，バルーン拡張型弁．①経皮的もしくはカットダウン下で大腿動脈穿刺を行い，14〜16 Frの専用シースを挿入．②対側の大腿動脈にシースを挿入後，5 Fr pigtailカテーテルをValsalva洞に留置し，造影にてperpendicular view（透視下で大動脈弁輪を真横から観察する角度）を確認．③右室内に一時的ペースメーカを挿入．④血管造影用カテーテルとストレートタイプのワイヤーを用いて大動脈弁を通過させ，左室内にカテーテルを挿入した後，先端が渦巻き状のTAVI専用ガイドワイヤーを左室内に留置．⑤必要に応じて，バルーンを用いて大動脈弁の前拡張を行う．⑥TAVI弁をシースから挿入して大動脈弁位まで進め，造影にて位置を確認後に，rapid pacing（高頻拍ペーシングを行い収縮期血圧を50 mmHg以下にする）下で弁を拡張し留置．⑦弁周囲逆流や圧較差などを確認し，必要であればバルーンで後拡張を行う．⑧シースを抜去して大腿動脈の止血を行う．
- 合併症としては，弁輪破裂や左室穿孔などのため開胸手術を要する症例がまれに存在する（1.0%未満）．また，伝導障害（完全房室ブロックなどの徐脈性不整脈）を合併し，恒久的ペースメーカ植込みが必要になることがある．その他，脳梗塞，冠動脈閉塞，腎不全，出血，血管合併症などがある．
- 術後の管理については，上記合併症（徐脈性不整脈，脳梗塞，穿刺部出血・血腫など）が遅れて出てくる可能性もあるため注意深い観察が必要である．術後に血圧が上昇する症例も多く，血圧管理も重要である．また高齢者が多いことから，術後せん妄リスクが高いことには留意すべきである．
- TAVI後は抗血栓療法が必要である．ガイドライン上は抗血小板薬2剤併用療法が推奨されているが[2]，近年の臨床試験の結果や，主に出血リスクが高い高齢者を対象とする治療であることなどから，抗血小板薬単剤もしくは抗凝固薬の適応があれば抗凝固薬単剤で経過をみることも多い．

◆ 文献
1) Mack MJ, et al. N Engl J Med. 2019; 380: 1695-705.
2) 日本循環器学会，他．2020年改訂版 弁膜症治療のガイドライン．
3) Kitahara H, et al. Circ J. 2024; 88: 439-47.

〈北原秀喜〉

6 僧帽弁閉鎖不全症のカテーテル検査

- 僧帽弁閉鎖不全症（MR）の重症度評価はエコーで行われることが多いが，肺動脈楔入圧（PAWP）波形におけるv波や左室造影における逆流の程度は診断の一助となる．
- v波増高は後にカテーテル僧帽弁接合不全修復術（MitraClip）を行う際の治療後の評価にも有用である．
- 重症心不全症例では血行動態把握に右心カテーテル検査が有用．留置し治療効果判定のガイドとすることもある．

■ MRに対しカテーテル検査を行う適応

- 主に重症心不全を伴うMRに対して，肺動脈圧・心拍出量などを持続モニタリングすることにより治療方針を決定したい場合に適応となる．
- エコーでのMRの重症度が臨床的な感覚と合わないとき（underestimateしていると感じたとき），上述のPAWP波形におけるv波や左室造影を確認し診断の助けとする．

■ MRのカテーテル検査の解釈

- v波増高［図1］：PAWPにおける重症MRを示唆するv波増高の基準は，peak v波と平均PAWPから推測する[1]．

    Peak v波＞40 mmHg，v波-平均PAWP＞10 mmHg，peak V波/平均PAWP＞2.0

- 左室造影における見た目のMRの重症度評価（Sellers分類）[2]
    1＋左房がわずかに染まる
    2＋左房が中等度に染まる
    3＋左房が左室・大動脈と同程度に造影される
    4＋左房が左室・大動脈よりも濃く造影される

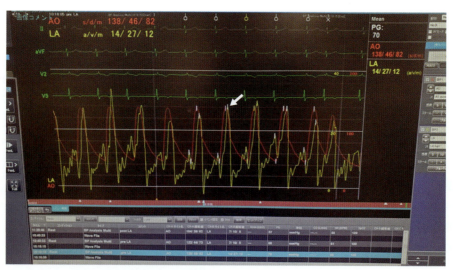

［図1］右心カテーテル検査におけるv波
黄色の波形がv波：矢印

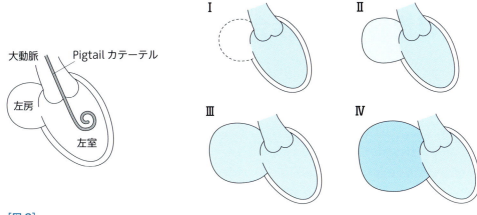

[図2]

■ 解釈の際の注意点

- v波
  - 肺動脈にカテーテルが完全に楔入されていない場合，収縮期肺動脈に影響され，v波が増高しているかのように見える可能性がある．必ずPAWPがきちんと得られているか確認する．
  - v波は特異度・陰性適中率の高い検査であることを知っておく．つまりMRの重症度評価に悩むとき，v波が低ければMRが重症でない可能性が極めて高い[1]．
    （感度30％，特異度94％，陽性適中率35％，陰性適中率93％）
  - 感度が高くない理由は，v波は左房コンプライアンスや左室の収縮力，左房容積などに影響されるため．左房圧の上昇する僧帽弁狭窄症や，心室中隔欠損症などでもv波は増高する．
- 左室造影のSellers分類
  - Pigtailカテーテルの位置が左室流出路付近にある場合や，左房が巨大な場合，MRを過小評価する可能性がある．
  - 造影中にPVCが出たり，pigtailカテーテルが腱索に絡まったりするとMRを過大評価してしまう．
- 重症度評価について
  - カテーテル検査は主には心不全の落ち着いた時期に安静下で行われる．MRは活動により重症度が変化する病態であり，臨床的な感覚と合わない場合は，右心カテーテル検査中にハンドグリップや簡易の運動負荷を追加することで重症度評価に役立つことがある．

◆ 文献
1) Synder RW, et al. Am J Cardiol. 1994; 73: 568-70.
2) Sellers RD, et al. Am J Cardiol. 1964; 14: 437-47.

〈山口徹雄〉

II. カテーテル室 ■■■ 4. 心不全のインターベンション

7 経皮的僧帽弁接合不全修復術（MitraClip）

■ 適応

- 手術リスクの高い重症僧帽弁閉鎖不全症（MR）に対する低侵襲治療として普及している.
- COAPT 試験[1] および MITRA-FR 試験[2] が行われ，重症 MR を伴いかつ比較的左室拡大や腎機能障害が進行していない患者群において生命予後および心不全入院率が改善すること示された.
- 僧帽弁の形態が MitraClip に適しているかどうかの判断は経食道心エコーで行われる[表1].
- 中期のデータとして治療後 5 年のデータが発表されている[3]が，10 年以上などの長期成績のデータはまだない.

■ 手技

- 中隔穿刺まで

  全身麻酔下・経食道心エコーガイド下に手技を行う. 右大腿静脈を穿刺しシースを挿入. 通常 Proglide 1 本を pre-close することで術後の止血を容易に行うことができる.

- 通常 8 Fr SL シースを 5 時方向に向けシース先端を fossa ovaris に落とす. 穿刺針を用いて穿刺を行うが，至適な部位は mid-posterior とされている. 僧帽弁～fossa ovaris の穿刺点までの高さが 4 cm 以上あると一般的には手技が容易であるが，逆流の部位や成因により，より高い位置が求められることもある[図1A].

■ クリップの選択と操作

- 2024 年現在 4 種類のクリップの中から選択が可能である. NT（通常タイプ），XT（幅は同じでアームが長いタイプ），NTW（アームの長さは NT と同じだが幅が広いタイプ），XTW（アームが長くかつ幅広いタイプ）があり，僧帽弁の解剖に合わせて選択する.
- 経食道心エコーおよび透視を見ながらクリップを僧帽弁の直上まで誘導する. 通常 M ノブを回しながら適宜後方に回転させることでクリップの誘導が行える. 3D エコーなどを参考にクリップを僧帽弁の弁輪ラインに垂直になるように調整する.

[表1] MitraClip 術前経食道心エコーにおける解剖学的適応の評価項目

最適	条件付き適応	不適応
病変が中央	病変が前交連側または後交連側	僧帽弁尖や僧帽弁裂隙に穿孔，クレフト
弁尖の石灰化なし	弁尖の軽度石灰化	弁尖の高度石灰化
僧帽弁口面積＞4 cm^2	僧帽弁口面積＞3 cm^{2}かつ可動制限なし	血行動態に影響を及ぼす僧帽弁狭窄（僧帽弁口面積＜3 cm^2，平均圧較差≧5 mmHg）
後尖長≧10 mm	後尖長 7～10 mm	後尖長＜7 mm
機能性僧帽弁逆流（二次性）僧帽弁前尖後尖の接合長＜11 mm	機能性僧帽弁逆流（二次性）僧帽弁前尖後尖の接合長≧11 mm	
弁尖の強度と可動域が正常	収縮期に弁尖に可動制限（Carpentier ⅢB）	リウマチ性弁尖肥厚，収縮期・拡張期に弁尖に可動制限（Carpentier ⅢA）
器質性僧帽弁逆流（一次性）逸脱間隙＜10 mm 器質性僧帽弁逆流（一次性）逸脱幅＜15 mm	器質性僧帽弁逆流（一次性）逸脱幅＞15 mm ただし大きいリング形成，複数クリッピングに限る	Barlow 症候群

(Boekstegers P, et al. Clin Res Cardiol. 2014; 103: 85-96)

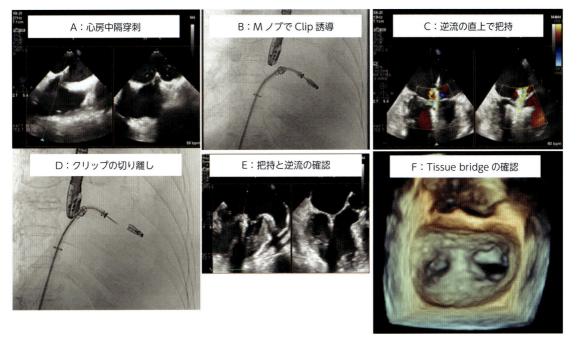

[図1] MitraClip 手技の実際（自験例）

■ 術後の評価項目と管理
- 術後は血行動態の変化が生じることが多く（血圧上昇など），少なくとも1日はICUなどで経過観察が望ましい．
- 急性期合併症として心膜液貯留・心タンポナーデや脳梗塞などがあり，必ず確認を行う．
- まれに心房中隔穿刺後の右左シャントによる酸素飽和度低下が生じることがあり，その場合は緊急で心房中隔閉鎖デバイスを用いて閉鎖する必要がある．
- 術後の薬剤として，抗凝固療法を事前に服用していた方は継続，それ以外の方はアスピリン＋クロピドグレルのDAPTを3か月ほど内服し，以後単剤とすることが多い．

◆ 文献
1) Stone GW, et al. N Eng J Med. 2018; 379: 2307-18.
2) Iung B, et al. Eur J Heart Fail. 2019; 21: 1619-27.
3) Stone GW, et al. N Engl J Med. 2023; 388: 2037-48.

〈山口徹雄〉

II. カテーテル室　　4. 心不全のインターベンション

8　僧帽弁狭窄症のカテーテル検査

- 僧帽弁狭窄症（MS）では，僧帽弁の狭窄に伴い左房から左室への血液流入障害をきたし，全拡張期にわたり左房-左室間に圧較差を生じる．これは僧帽弁口の狭小化による直接的な結果である．この不完全な血液流入は左室充満を障害し，心拍出量の減少をもたらすとともに，左房圧（LAP）または肺動脈楔入圧（PAWP）の上昇を引き起こす．
- 上昇したLAPは受動的に肺動脈圧（PAP）を上昇させる．この状態が慢性化するに従って，肺血管抵抗の上昇や右室拡大を伴うようになり，最終的に右心不全や高度の二次性三尖弁逆流を生じる可能性がある．
- MSの初期段階における血行動態の特徴として，左房から左室への流入障害によりLAPが上昇する一方，病初期は左室自体の機能は保たれているため左室拡張末期圧は正常範囲内にとどまる．また，僧帽弁を通過する血流量が制限されるため心拍出量の減少が生じる．

■ カテーテル検査の適応

- MSの診断および重症度評価は主に経胸壁心エコー（TTE）で行われるため，近年は本疾患における心臓カテーテル検査の必要性は減少している．しかしながら，TTEでの描出が不良な症例，連合弁膜症によりTTEでの評価が困難な症例，あるいは臨床症状とTTE所見に乖離がある症例においては，心臓カテーテル検査による重症度・血行動態評価が推奨クラスⅡaとなる．加えて，外科的介入を検討する高リスク患者や，冠動脈病変の合併が疑われる患者では，冠動脈造影を含む心臓カテーテル検査が考慮される．
- 僧帽弁圧較差は，理想的には左房内と左室内に留置されたカテーテルから同時圧波形を得ることで評価されるが，侵襲度や簡便性を考慮しLAPをPAWPに代替して用いることは許容される．

■ カテーテル検査の方法

- 検査手技の実際：①静脈シース，動脈シースを1本ずつ留置する．②右心カテーテル検査を開始する．順に右房圧，右室圧，PAWP，PAPを測定する．その後，心拍出量を測定し肺動脈カテーテル先端を肺動脈に留置しておく．③pigtailカテーテルを用いて左室圧（LVP）を記録する．その後，肺動脈カテーテル圧を表示し，両者同時にゼロ点を校正する．これにより，LVPとPAWPの正確な比較が可能となる．④肺動脈カテーテルを楔入させ，LVPとPAWPの同時圧測定を行う．⑤必要に応じて左室造影，冠動脈造影を行う．これらは左室機能や僧帽弁逆流（MR）の評価，冠動脈病変の診断に用いられる．

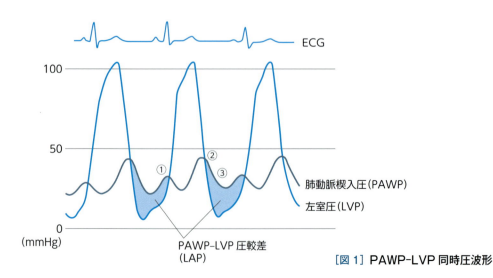

[図1] PAWP-LVP 同時圧波形

- LAP 波形の特徴的な変化を列挙する．①a 波の増高: 心房収縮開始時の左房容積増加を反映している，②顕著な v 波の増高: 高い LAP に心房充満による容積増加が加わることで生じ，MS では左房のコンプライアンス低下も関与してより顕著になる，③y 谷の遅延と緩徐な下降: 僧帽弁狭窄による左室への血液流入障害を反映している，④平均 LAP の上昇 [図 1].
- MS のカテーテル検査では比較的低圧を検討するため，トランスデューサーの高さやゼロ点合わせを慎重に行い，誤った僧帽弁圧較差を生じないように注意が必要である．

■ 解釈と注意点

- 一般的に，PAWP が高くない場合（≦10 mmHg）は LAP と良好に相関するが，PAWP が高い場合（＞25 mmHg）には LAP との乖離が大きくなる傾向がある[1]．したがって，特に高い PAWP 値を解釈する際には，PAWP が LAP の正確な代用指標とならない可能性を考慮し，他の臨床所見や検査結果と併せて総合的に評価することが重要である．
- LAP と PAWP は一般的に良好に相関するものの，これらを用いて算出した僧帽弁圧較差は必ずしも同様には相関しない．この不一致は複数の要因によって生じる可能性がある．まず，肺動脈カテーテルの先端位置に依存して，圧波形の伝搬に時間差が生じる可能性がある．次に，大きな v 波に対するダンピング効果がある．さらに，肺高血圧がある場合，肺動脈圧成分が混和することで PAWP が実際の LAP よりも高く測定される可能性がある．これらの要因により，PAWP を用いた僧帽弁圧較差の算出では，実際の圧較差を過大評価し得る．
- 正確な PAWP の測定を確認するためには，肺動脈に楔入した状態で血液サンプリングを行い，動脈血酸素飽和度が 95％以上を確認する必要がある[2]．これは，肺動脈カテーテルが適切な楔入位置にあり，肺静脈血を反映していることを保証するために重要である．
- 僧帽弁口面積（MVA）は，熱希釈法もしくは Fick 法を用いた心拍出量測定，および拡張期流入時間等の測定を行ったうえで，Gorlin の式により算出される．熱希釈法は高度の三尖弁逆流や心内シャントがない場合に適しているが，これらの病態が存在する場合は Fick 法が推奨される．
- 僧帽弁圧較差は総僧帽弁口血流により生じるが，MR を合併する場合には順行心拍出量に，逆流血流量が加わることとなる．したがって，上記の心拍出量測定値をそのまま用いると，実際の僧帽弁を通過する総血流量が過小評価され，結果として MVA も過小評価されることになる．
- Gorlin の式:

$$\text{MVA (cm}^2) = \frac{\text{心拍出量（mL/分）}}{\text{拡張期充満時間（秒/beat）×心拍数（bpm）×37.7×}\sqrt{\text{平均左房－左室圧較差（mmHg）}}}$$

- Gorlin の式の簡易式: MVA（cm^2）＝心拍出量（mL/分）/$\sqrt{\text{平均左房－左室圧較差（mmHg）}}$
- 簡易式は拡張期充満時間・経験定数・心拍数が除かれており，特に頻脈時には大きな誤差を生じ得る[3]．

◆ 文献

1) Walston A, et al. Am Heart J. 1973; 86: 159-64.
2) Reddy YNV, et al. JAMA Cardiol. 2018; 3: 453-4.
3) Brogan WC 3rd, et al. Cathet Cardiovasc Diagn. 1991; 23: 81-3.

〈兼田浩平〉

9 経皮的僧帽弁交連切開術（PTMC）

- 僧帽弁狭窄症（MS）に対するカテーテル治療であるPTMCの適応基準は自覚症状と弁口面積（MVA）によって規定される［図1］．中等症以上のMSで症状があれば推奨クラスⅠとなる．軽症であっても症状を有し運動負荷にて肺高血圧を呈する場合は推奨クラスⅡbとなる．
- PTMCは比較的低侵襲で，臨床試験でも直視下僧帽弁交連切開術（OMC）と比べて遜色ない結果が得られている．PTMCやOMCの良い適応とならない場合は僧帽弁置換術（MVR）の適応となる．
- 僧帽弁形態がPTMCに適しているかの判断は左房血栓の評価も含めて経食道心エコーが推奨される．客観的指標としてWilkinsスコア[1]が有名である［表1］．合計8点以下でPTMCの適応とする．
- PTMCによる僧帽弁開大の機序は癒合した交連部の裂開と弁口全体のストレッチである．交連部の高度癒合また片側の癒合例はPTMCの効果が乏しく，手技によるMR増悪のリスクがある．WilkinsスコアはPTMCの効果予測に重要な交連部の情報が反映されにくい問題点がある．
- リウマチ性MSと比較して加齢や透析による非リウマチ性MSは弁尖全体の石灰化があるが交連部の癒合が少なくPTMCの効果が発揮されにくい．
- PTMCが不適応となるのは①心房内血栓，②3度以上の僧帽弁閉鎖不全症（MR），③高度また両交連部の石灰沈着である．左房血栓を認めた場合，1～3か月の抗凝固療法強化後に再評価することが多い．
- PTMCはイノウエバルーンを用いるのが一般的である．バルーン径は20～30 mm．バルーンサイズの決定には身長（cm）/10+10の計算式が知られている．
- PTMCの手技の実際［図2］：筆者が行っているPTMCの手技を示す．①心腔内エコーガイド下で心房中隔穿刺を行い，14 Frシースを大腿静脈に挿入する．②バルーンをガイドワイヤーに沿わせて左房へ進め

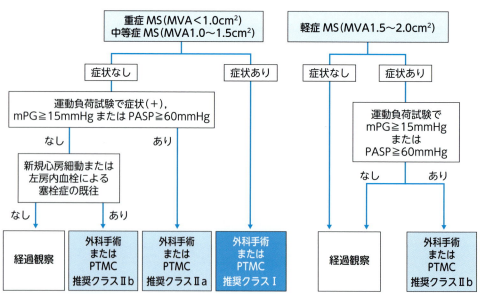

［図1］MSにおける外科手術/PTMCの適応
〔日本循環器学会/日本胸部外科学会/日本血管外科学会/日本心臓血管外科学会合同ガイドライン．2020年改訂版弁膜症治療のガイドライン．https://www.j-circ.or.jp/cms/wp-content/uploads/2020/04/JCS2020_Izumi_Eishi.pdf（2025年2月閲覧）〕

[表1] Wilkins スコア

グレード	弁尖可動性	弁尖肥厚	石灰化	弁下組織の肥厚
1	弁尖先端部のみ制限されているが良好な可動性	ほぼ正常	わずかに一部のみ	弁直下腱索のみ
2	弁尖可動性不良，弁中部〜基部正常	弁中央は正常，弁辺縁は肥厚	弁辺縁に散在	腱索の1/3
3	弁基部のみ可動性あり	弁全体に肥厚	弁中央部まで及ぶ	腱索の2/3
4	ほとんど可動性なし	弁全体の著明な肥厚	弁全体に著明	乳頭筋まで及ぶ腱索全体の肥厚・短縮

(Wilkins GT, et al. Br Heart J. 1988; 60: 299-308)

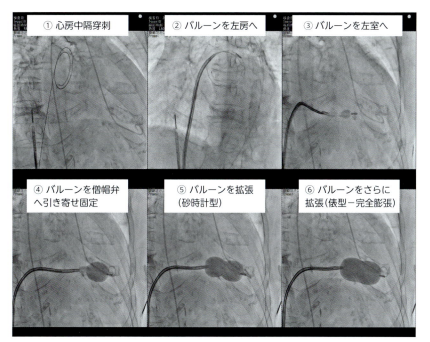

[図2] PTMC の実際

る．③スタイレットを引く動作によってバルーンを左室へ進める．バルーンを軽く拡張することで左室へ侵入しやすくなる．④⑤⑥バルーンを僧帽弁へ固定させ，拡張させる．上記計算式で求めたバルーンサイズの－4 mm から拡張を開始し，左房のイノウエバルーンと左室の pigtail カテーテルで圧較差を，また経胸壁心エコーで MR の増悪がないことを確認しながら 2 mm ずつサイズアップする．MVA＞1.7 cm^2 をひとまずの目標とするが，有意な MR 増悪がみられた場合はバルーンサイズアップは行わない．

- 北米多施設のレジストリデータでは PTMC により MVA は 1.0 から 1.7 cm^2 に増加した[2]．
- 長期の追跡調査では PTMC を受けた 75%以上の患者が良好な経過であり，NYHA 3 または 4，高齢，術後 MVA が 1.75 cm^2 未満が全死亡に関連していた[3]．
- 手技に伴う合併症として，左室穿孔，血性心膜液貯留，塞栓症，高度僧帽弁逆流，心房中隔欠損残存がある．

◆ 文献
1) Wilkins GT, et al. Br Heart J. 1988; 60: 299-308.
2) Feldman T. Cathet Cardiovasc Diagn. 1994; Suppl 2: 2-7.
3) Meneguz-Moreno RA, et al. JACC Cardiovasc Interv. 2018; 11: 1945-52.

〈川上将司〉

10 閉塞性肥大型心筋症のカテーテル検査

II . カテーテル室 ▪▪▪▪ 4. 心不全のインターベンション

- 閉塞性肥大型心筋症（特に左室流出路狭窄）では肥大による拡張障害に加え，左室流出路狭窄により，血行動態の異常を示す[1,2]．
- 閉塞性肥大型心筋症のカテーテル検査の目的は左心カテーテル検査による左室内圧測定と左室内圧較差の正確な評価，右心カテーテル検査による心拍出量測定や右心系の圧測定である[2]．また冠動脈造影では，経皮的中隔心筋焼灼術（PTSMA）に適した中隔枝があるかどうかの評価も行う[2]．
- 左室流出路もしくは左室中部の圧較差の測定は心エコーの連続波ドプラ法にて行われることが多いが，心エコーで正確な評価が困難な場合や，PTSMA や心筋切除術などの侵襲的治療を考慮する場合に左心カテーテル検査で左室内圧と左室内圧較差を評価することは妥当である[2]．
- カテーテル検査の実際: 左室内圧較差の評価を目的とする場合には，左室内と大動脈の同時圧測定を行うのが望ましい．
- 複数か所を穿刺し，カテーテルを複数挿入して同時圧測定を行うことも可能であるが，一か所のみの穿刺で行うことも可能である．具体的には大腿動脈よりロングシース（55 cm シースを使用し，先端が鎖骨下動脈の起始部より末梢に位置するようにする）を挿入し，その中に小径のカテーテルを挿入することで，カテ先端圧とシース先端圧を測定することが可能である．まず大動脈圧と大腿動脈シースの先端圧の間に良好な相関があることを確認する必要がある．このとき大腿動脈シースが 5 Fr であれば，大動脈圧を測定するカテーテルは 4 Fr を使用する必要がある．
- 左室圧は逆行性に左室内に挿入したカテーテルで測定し，大動脈圧（シース先端圧で代用）と左室圧を同時に記録する．この際に左室圧測定に使用するカテーテルは，先端付近の圧をより正確に測定できるよう，先端近くに側孔があるタイプのものを用いるのが望ましい（通常の pigtail カテーテルは側孔が複数あり，場合によっては側孔のうちのいくつかが閉塞部位よりも上位に位置してしまい，正確な圧較差が測定できない可能性がある）．
- 左室内にカテーテルを留置する前にはできれば，手押しで少量の造影剤で左室造影を行い，適切な位置にカテーテルを留置する必要がある．また安全に手技を行うために，例えば左室心尖部から左室中部にカテーテル先端の位置をずらす際には単に引き抜くだけではなく，1 回ずつガイドワイヤーを用いて適切な位置に運ぶのがよい．
- カテーテル検査の結果の解釈（左室流出路狭窄）: 左室流出路狭窄がある場合，左室の駆出開始時には狭窄はなく，駆出は妨げられていないため，大動脈圧波形の収縮期の立ち上がりは良好であるが，収縮力が増すにつれ，左室流出路狭窄が進行し，大動脈圧が低下し，図 1 のようなスパイクアンドドーム型になる[3]．この現象は，心エコーでは大動脈弁の収縮期半閉鎖として観察される．
- また心室期外収縮の直後の心拍では左室収縮力が増強，通常は大動脈圧も上昇する．しかし左室流出路狭窄を有する場合には，流出路狭窄を悪化させ，大動脈は低下・脈圧も低下する［図 2］．これを brockenbrough 現象と呼ぶ．これは左室流出路狭窄がある場合にのみ観察される．
- 左室流出路狭窄では安静時には圧較差を認めなくても，何らかの負荷をかけた際に圧較差を生じる症例があり，そのような症例では圧較差の誘発も検討される．前負荷や後負荷が減少，もしくは収縮力が増強した場合に圧較差は増強するため，カテーテル検査の際には Valsalva 負荷（前負荷が減少）や硝酸薬の投与（前負荷，後負荷が減少する），心室期外収縮の誘発（前述のように収縮力が増強する）を行い，評価することがある．一般的に突然死リスク評価では，安静時の圧較差ではなく，誘発される最大の圧較差が重

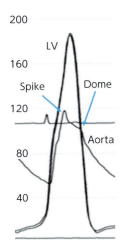

[図1] 左室流出路狭窄のある症例の左室内と大動脈の同時圧波形
(Abbasi M, et al. J Am Soc Echocardiogr. 2024; 37: 613-25 より改変)

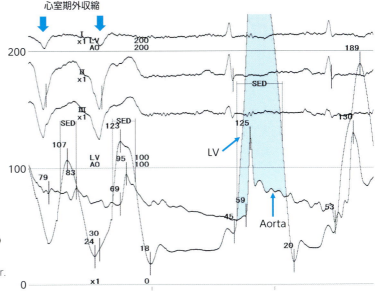

[図2] 閉塞性肥大型心筋症例における心室期外収縮による圧較差の誘発
安静時の peak to peak 圧較差は約 60 mmHg であったが、心室期外収縮後の心拍で 100 mmHg までに増悪した．

要とされるため、負荷をかけた状態での圧較差の評価が重要である．

- カテーテル検査の解釈（心室中部や心尖部に閉塞がある場合）：前述のように大動脈と左室内の同時圧を記録する．左室内と大動脈で圧較差が観察されることもあるが、大動脈圧波形のスパイクアンドドームや brocken-brough 現象は見られない．また左室内のカテーテルの先端を左室流出路に位置させた場合には大動脈との圧較差がないことが確認できる．

- カテーテル検査の解釈（肥大型心筋症で見られる拡張障害を反映した圧波形）：肥大型心筋症では左室が高度に肥大し、内腔が狭小化しやすくなるため、拡張障害をきたす．拡張障害は拡張期に左房から左室に血液が受動的に流入するのを妨げるため、それを代償するために心房収縮期における心房収縮による左室の充満が重要となる．左室の拡張障害を反映し、拡張期開始時の左室圧が上昇、左室拡張末期圧も上昇する．また心房収縮を反映して、拡張末期に左室波形上に顕著な a 波が見られることがある [図3]．

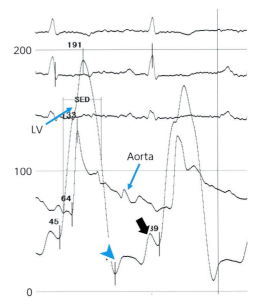

[図3] 肥大型心筋症症例における左室内と大動脈の同時圧波形
左室拡張早期圧は上昇しており（矢頭）、また拡張末期には a 波（黒矢印）も認める．

- カテーテル検査の解釈（右心カテーテル検査）：拡張障害が進行するにつれ、左房圧も上昇し、最終的には肺動脈楔入圧と肺動脈圧の上昇をきたす．また左室内腔の狭小化を反映し、心拍出量が低下することがある．

◆ 文献
1) マイケル・ラゴスタ．高橋利之，訳．臨床 血行動態学．メディカル・サイエンス・インターナショナル; 2011.
2) Kitaoka H, et al. Circ J. 2021; 85: 1590-689.
3) Abbasi M, et al. J Am Soc Echocardiogr. 2024; 37: 613-25.

〈中川頌子〉

Ⅱ. カテーテル室 ●●●● 4. 心不全のインターベンション

11 経皮的中隔心筋焼灼術（PTSMA）

■ 適応，治療ターゲット

● PTSMA の対象は，有意な左室内圧較差（安静＞30 mmHg または負荷＞50 mmHg）を伴った，薬物療法下でも症候性の閉塞性肥大型心筋症であるが，エコー計測では under estimate となることが稀でなく，圧較差だけでなく形態的な評価も重要視する（詳細は別項を参照）．

● 圧格差を生じる部位，つまりエコーで加速が始まる部位付近の中隔心筋が焼灼の対象となる．心内膜側の浅い部位だけでなく，その土台となる深い部位の中隔心筋も target area に含まれる．

● 左室流出路の閉塞（LVOTO）はよい治療対象となるが，中部での閉塞（MVO）を伴う場合にはエタノール使用量が多くなることに注意する．また閉塞起点より心尖部側の左室内腔が小さくなるほど治療効果も小さくなる．

● 左室の形態（狭小左室腔やS字状中隔）や僧帽弁下組織，異常筋束なども解剖学的に重要な情報で，target とすべき心筋領域を詳細に把握する．異常筋束のような構造異常が関与している場合には適応外と考える．

■ 治療手技の実際［表1］

● 術中の鎮痛のためフェンタニルを使用し，嘔気嘔吐の予防目的で抗ヒスタミン薬を術前投与する．

● 中隔枝の分岐については個人差が大きく，治療に適した血管は冠動脈造影や冠動脈CTで確認する必要がある．しかし，target 心筋に灌流している中隔枝の同定は画像検査のみでは困難なことが多く，必ず心筋コントラストエコーにて判断する．

● 治療システムとしては，図1を参考とする．アプローチを確保したのちに，清潔野を保持しながら経胸壁心エコーのための胸部の露出といった環境を整える．

● 左前下行枝本幹の内腔が大きく，中隔枝の分岐角が大きかったり，また左前下行枝の屈曲の小弯側から分枝したりするとガイドワイヤーの選択が困難なケースがある．中隔枝が小さいと十分にガイドワイヤーを挿入できず，本幹にプラークや石灰化があるとデバイス通過に難渋するため治療システムのバックアップは重要で，7Fr の extra back up type のカテーテルを選択するようにしている．

［表1］手技の手順

① 大動脈–左室 同時圧測定

圧較差が高くなければ Brockenbrough 現象やニトロ負荷も考慮．
右室心尖部の test pacing で圧較差の変化を確認する．

② RAO CRA→LAO CRA の rotation 撮影

Frame rate を上げて撮影する．RAOで一見良さそうでも，LAO に振ると右室側や左室前壁側に走行する枝が認識できる．HLや対角枝からの分枝が対象となることもある．

③ 心筋コントラストエコー

中隔枝の分枝を選択的に balloon occlusion．
右室など target 以外に灌流する枝を外すことで，エタノール使用量を減らせる．

④ エタノール注入

エタノールは必要最小限とし，0.1mL/20sec でゆっくり注入して，注入後10分以上かけて waiting．
waiting 後はしっかりと陰圧をかけてから deflation し，逆血を確認して不要なエタノールを除去する．
ガイディングからの順行造影で対象血管が no flow となっていることを確認する．

⑤ 治療後評価

エコーで圧較差や SAM の変化を確認する．
大動脈–左室 同時圧で圧較差がとれておらず，エコーでも target area の染まりが十分でなければ，次の対象血管を探す．
圧較差が残っていても，よい対象血管がない，エタノール量が 3mL を超える，などであればエンドポイントとする．

- 中隔枝の選択が容易であればover the wire typeのバルーンカテールにコイルタイプのsoft wireを載せてwire crossを行うが，難しい場合には親水性コーティングのワイヤーやマイクロカテーテルを使用し，できる限り深く挿入したほうがバルーンカテーテルを通過させやすい．バルーンサイズは1.25〜1.75 mm程度で，短めのバルーンを選択した方が中隔枝の側枝をそれぞれ選択的に閉塞させやすい．バルーンの遠位部だけが細い側枝に入っている場合にはスリップしやすいため，バルーン全体を側枝に入れてしまった方が安定する．2 atm程度でも十分に閉塞できていることをガイディングカテーテルからの造影で確認できる．拡張圧を上げるとバルーンスリップや血管損傷が懸念され，少し大きめで低圧拡張が無難である．

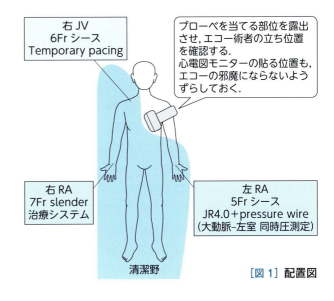

[図1] 配置図

- rotation撮影で中隔枝の走行を確認する．中隔枝に事前に番号を付けて，対象となりうる枝を順にコントラストエコーで確認する．コントラストは冷水1 mL＋炭酸ガス1 mL（＋造影剤0.5 mL）を用いると，鮮明に染まって，コントラストの捌けも良い．
- エタノール注入量は，経験則や過去の報告などから，左室壁厚（mm）/10や中隔枝の閉塞に使用しているバルーンサイズ（mm）を参考とする．エタノール注入時のシリンジが硬くなればそれ以上押さない方が良い．また，エコーで右室側や乳頭筋が染まる，心内膜下に広がる，あるいは左室腔へのシャントとして流入する，などの所見があれば注入を中止する．
- エタノールは注入後に十分waitingすることで最大の効果を得る．
- エタノール注入量が多くなると合併症のリスクが増すことが知られており，必要量のみを注入して十分にwaitingすることで，最小量で最大の効果を目指す．2 mLを超えてくると注入量に対するリスクを考える必要があり，最近の日本の多施設研究では平均2.0 mLであった[1]．過去のhigh volume centerからの報告でも平均2.3 mLであり，1セッションでのエタノール使用量の目安とする．

■ 合併症

- PTSMAは極めて低侵襲な治療であるが，PTSMAを行う上で避けがたい合併症として伝導障害がある．エタノール量が増せばペースメーカ植込みのリスクが上昇するため，1セッションで無理をせず，超選択的にablationを行うことでエタノール量を減らせば，合併症のリスクも低くなる．初期の欧米からの報告では，ペースメーカ植え込みのリスクは20〜30％と高頻度であったが，コントラストエコーガイドとなって10％を下回るようになり，近年の報告では2〜5％台にまで減少している．PTSMA後の新規右脚ブロックは55％と報告されており[1]，左脚ブロック症例は術後にペースメーカのリスクが高いと考えられる．
- PTSMA後の心筋壊死部が心室性不整脈の原因となりうる可能性については，PTSMA後と心筋切除術（myectomy）後のHOCM患者の予後に差がないことや，PTSMAの有無によってICD作動率に差がないとする報告から，PTSMA手技が致死的不整脈イベントを増やすとは言えない[2,3]．

◆ 文献
1) Nakamura K, et al. Heart Vessels. 2022; 37: 1937-46.
2) Sorajja P, et al. Circulation. 2012; 126: 2374-80.
3) Rigopoulos AG, et al. Clin Res Cardiol. 2016; 105: 953-61.

〈岩崎正道〉

1 急性肺血栓塞栓症のカテーテル治療

- 急性肺血栓塞栓症（PTE）は，深部静脈血栓症が原因で，突然の肺動脈閉塞による血行動態不安定を引き起こし，生命を脅かす緊急疾患である．
- 標準治療としては，抗凝固療法が基本であるが，重症例（血行動態が不安定な症例）ではカテーテル治療や外科治療が選択される [図1]．
- 急性肺血栓塞栓症の臨床予後の指標として，Pulmonary Embolism Severity Index（PESI）があり，30日間死亡リスクを予測することができる [表1]．
- カテーテルにて肺動脈血栓塞栓症を治療する場合，①カテーテル血栓除去術，②血栓破砕術，③血栓溶解薬を用いたカテーテル的血栓溶解療法の3つに分けられる．これらの方法を用いて，肺動脈の順行性血流を確保し，その後，薬物療法（血栓溶解薬や抗凝固療法）と組み合わせることが重要である．
- カテーテル血栓除去術とは，カテーテルを用いて血栓を機械的に除去する方法である．ガイディングカテーテル（6〜8 Fr Judkins Right 型，マルチパーパス型など）を用いた吸引が効果的である．
- 血栓破砕術とは，pigtail カテーテルを回転させたり，バルーン拡張術を施行することで，内腔を確保し，血流を得る方法である．バルーンを使用する場合，大径バルーンは血管損傷や塞栓症のリスクが高いため，小径バルーン（3〜5 mm）を用いることが多い．
- カテーテル的血栓溶解療法とは，カテーテルを介して直接，血栓溶解薬を投与し，血栓を溶かす治療方法である．全身的な溶解療法に比べて，より効果的に血栓を溶解させることができる．

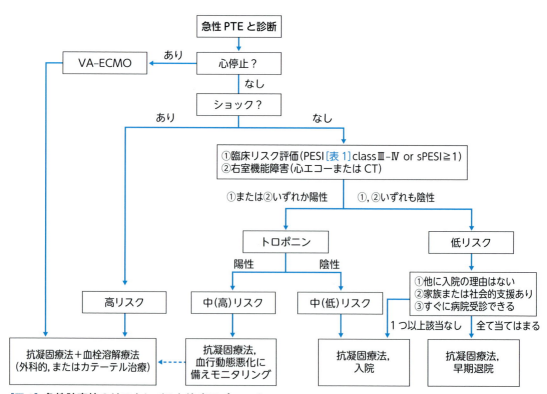

[図1] 急性肺塞栓のリスクレベルと治療アプローチ
(Konstantinides SV, et al. Eur Heart J. 2019; 40: 3453-5)[2]

[表1] PESIスコア

加算ポイント

	ポイント	
	PESI	簡易版 PESI
年齢	＋年齢	1（＞80歳）
男性	＋10	―
癌	＋30	1
慢性心不全	＋10	1
慢性肺疾患	＋10	
脈拍数 110 回/分以上	＋20	1
収縮期血圧 100 mmHg 未満	＋30	1
呼吸数 30 回/分以上	＋20	―
体温 36℃未満	＋20	―
精神状態の変化	＋60	―
酸素飽和度 90%未満	＋20	1

合計ポイント

Class	ポイント（PESI）	30 日間死亡リスク	%
I	≦65	非常に低い	0〜1.6
II	66〜85	低い	1.7〜3.5
III	86〜105	中等度	3.2〜7.1
IV	106〜125	高い	4.0〜11.4
V	＞125	非常に高い	10.0〜23.9

ポイント（簡易版 PESI）	30 日間死亡リスク
0	1.0%（95% CI 0.0-2.1）
≧1	10.9%（95% CI 8.5-13.2）

〔日本循環器学会．肺血栓塞栓症および深部静脈血栓症の診断，治療，予防に関するガイドライン（2017 年改訂版）．https://www.j-circ.or.jp/cms/wp-content/uploads/2017/09/JCS2017_ito_h.pdf（2025 年 2 月閲覧）〕

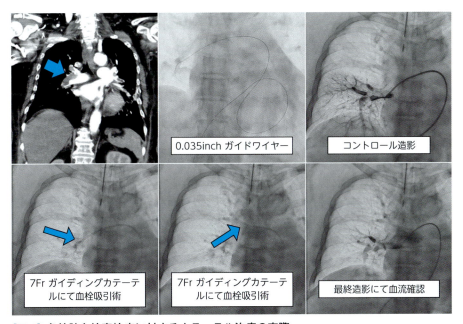

[図 2] 急性肺血栓塞栓症に対するカテーテル治療の実際

- カテーテル治療の実際 [図 2]：肺動脈塞栓症に対して，筆者が行ったカテーテル治療の手技を示す．①右総大腿静脈より 8 Fr シースを挿入．②5 Fr カテーテル＋0.035 inch ガイドワイヤーを用いて，右肺動脈を選択し，7 Fr ガイディングカテーテル（マルチパーパスタイプ）へ交換し，血管造影検査を施行．③7 Fr ガイディングカテーテルにて血栓吸引術を複数回，施行した．④血管造影検査にて肺動脈の順行性血流が得られたため手技を修了した．手技終了後，Swan-Ganz カテーテルを肺動脈内へ留置した上で，抗凝固療法を施行した．
- 急性期治療後，定期的なフォローアップと継続的な抗凝固療法が必要であり，血栓再発や肺高血圧のリスクを管理することが重要である．

◆ 文献
1) 日本循環器学会．肺血栓塞栓症および深部静脈血栓症の診断，治療，予防に関するガイドライン（2017 年改訂版）．
2) Konstantinides SV, et al. Eur Heart J. 2019; 40: 3453-5.

〈緒方健二　柴田剛徳〉

II. カテーテル室　　5. 肺循環疾患のインターベンション

2　下大静脈フィルター

- 急性肺血栓塞栓症（PTE）の予防および治療の原則は抗凝固療法である．下大静脈（IVC）フィルターは肺動脈内の血栓そのものに対する治療ではなく，急性PTEの一次ないし二次予防を目的とする，臨床上必要な医療器具として位置づけられている．
- IVCフィルターの適応を表1に示す．IVCフィルターの絶対的適応（クラスI）は，出血などにより抗凝固療法を施行できない状態である．またIVCフィルターは必要性がなくなった場合は早期に抜去しなければならない．
- DENALI IVCフィルターは留置成功率（95%），回収成功率（97.6%）ともに高いことが示されており[1]，当院では使用頻度が高い．
- 当院では抗凝固療法が施行できない静脈血栓塞栓症（VTE）以外に，①PTEを発症しかつ大腿静脈以下の深部静脈血栓症（DVT）で浮遊性の血栓の所見を認める症例，②腸骨静脈領域のDVT（PTEの合併にかかわらず）においては積極的にIVCフィルター留置を検討している．
- IVCフィルターの禁忌については，IVCへのアクセスルートがない例，フィルターを留置する部位が確保できない例，播種性血管内凝固症候群（DIC）などの高度な凝固異常例，感染症例などがある．
- 術前に造影CTでアクセスルートや解剖学的条件，併存することが多い悪性腫瘍の有無など観察する．
- IVCフィルター留置手技の実際 [図1]：①右内頸静脈アプローチでイントロデューサーシースをIVCに持ち込む．②IVCの造影を行い，腎静脈と血栓の位置を確認，また下大静脈と重なる右生殖腺静脈でないことも確認する．③通常フィルターのスネアフック部が腎静脈の下方1cmに位置するようにイントロ

[表1] 下大静脈フィルターに関する推奨とエビデンスレベル

	推奨クラス	エビデンスレベル
抗凝固療法を行うことができないVTEに対し，下大静脈フィルターを留置する（ただし，末梢型DVTでは中枢への伸展例に限る）．	I	C
下大静脈フィルターは必要性がなくなった場合は早期に抜去を行う．	I	C
十分な抗凝固療法中のPTE増悪・再発例に対し，下大静脈フィルターを留置する．	IIa	C
抗凝固療法が可能でも残存血栓の再度の塞栓化により致死的となりうるPTEに対し，下大静脈フィルター留置を考慮する．	IIa	C
抗凝固療法が可能なVTEに対して，下大静脈フィルターを留置する．	IIb	B

〔日本循環器学会．肺血栓塞栓症および深部静脈血栓症の診断，治療，予防に関するガイドライン（2017年改訂版）．https://www.j-circ.or.jp/cms/wp-content/uploads/2017/09/JCS2017_ito_h.pdf（2025年2月閲覧）〕

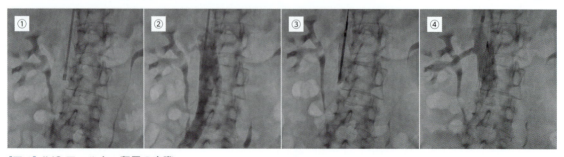

[図1] IVCフィルター留置の実際

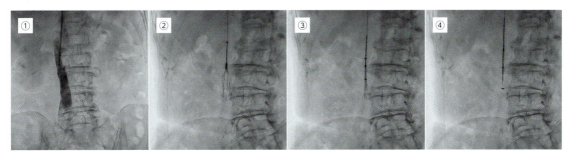

[図2] IVCフィルター回収の実際

デューサーシースを挿入する．④プッシャーを固定したままイントロデューサーシースをハンドルまで戻すことでフィルターを展開する（残存血栓の位置や病態により腎静脈直下ではなく，腎静脈より中枢部に留置せざるをえないこともある）．

- IVCフィルター留置後90日以降から回収困難となる確率が高くなるとの報告があり[2]，当院では留置期間は90日を目安としている．しかしDENALI IVCフィルターの場合は留置後最長2年（回収成功例における留置期間は平均201日）でも回収成功したとの報告があるため[1]，必要な場合は留置期間を延長している．
- 抜去前に造影CT検査を行い残存するDVT，肺動脈内血栓，フィルターに捕捉された血栓を観察する．捕捉血栓がフィルター容積の25％以上を占める場合はそのまま抜去せず抗凝固療法や他の血栓溶解療法，血栓吸引などを併用して小さくしてから回収する．
- IVCフィルター回収手技の実際［図2］：①まずは造影を行いフィルター内の血栓を観察する．②スネアワイヤーを進め，スネアフックにスネアループを掛ける．④リトリーバルシース内にフィルターの半分が収納されるまでリトリーバルシースを尾側方向に進める．⑤フィルターの半分が収納されると，リトリーバルシースを動かないように保持してスネアカテーテルを引き，リトリーバルシース内にフィルターを回収する．
- IVCフィルターに伴う合併症として，穿刺部血栓血腫，空気塞栓，動静脈瘻形成，IVCの損傷，フィルターのIVC以外の分枝静脈（生殖腺静脈，上行腰静脈など）への誤留置や心臓内/肺動脈への移動などがある．

◆ 文献
1) Stavropoulos SW, et al. J Vasc Interv Radiol. 2016; 27: 1531-8.e1.
2) Anzai H, et al. Circ J. 2021; 85: 377-84.

〈本田泰悠　柴田剛徳〉

3 カテーテル血栓溶解療法（CDT）

- 近位側深部静脈血栓症（proximal DVT）の基本的治療である抗凝固療法は、肺塞栓症の発症、DVT の進展を抑制する。Proximal DVT に対するカテーテル治療は、抗凝固療法に加えた追加治療である。
- Proximal DVT の慢性期合併症として血栓後症候群（post-thrombotic syndrome: PTS）があり、proximal DVT を発症した患者の 20〜50％が PTS を発症する[1]。
- カテーテル血栓溶解療法（catheter directed thrombolysis: CDT）は、症状の強い proximal DVT に対して PTS 発症予防のために行うカテーテル治療の一つである。
- CDT は、出血リスクの低い腸骨静脈に及ぶ広範な DVT を有する下肢症状の強い患者に良い適応であり、発症から 2〜3 週間以内が望ましい。
- CDT を行う際は血栓遊離の可能性を考慮し、事前に下大静脈フィルターを挿入する場合もある。
- 当センターでの CDT の方法を示す。図1 は、間欠的投与方法を示した図である。抗凝固薬は継続下患者の出血リスクを考慮しながら、ウロキナーゼの投与量を決定し1日2〜3回間欠的に投与する。
- 図2 は、実際の CDT カテーテルの留置方法である。術前の CT を参考に血栓の近位側を事前に確認しておく（図2、CT 画像 黄色矢印）。患側肢の膝窩静脈（もしくは大腿静脈）に6Fr シースを挿入する。ラジオフォーカス 0.035 ガイドワイヤーを用いて血栓閉塞部位をワイヤークロスする。透視下メジャーや物差しで血栓の遠位端と近位端の距離を測定し、その距離に合わせてファウンテンインフュージョンシステム（インフュージョン部の近位端と遠位端にマーカーあり）を選択留置し、固定する（図2、アンギオ画像参照）。
- CDT 投与中は穿刺部位の出血、脳出血などの出現および感染に注意する。必要に応じて下肢静脈造影を行い、血栓の溶解具合を評価する。
- 図3 に実際の症例を示す。70歳代女性。左総腸骨静脈より下腿まで充満する DVT 症例である。出血のリスクも少なく、抗凝固療法に加えて CDT を行った。5日間の CDT 治療にて下肢腫脹は、改善し造影上も血流の再開を認めた。

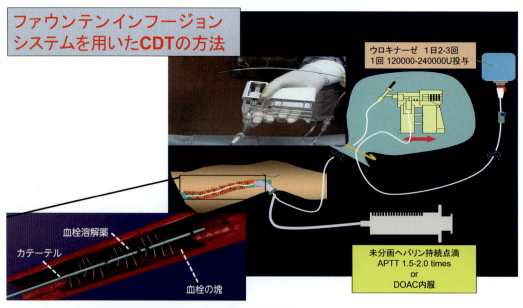

[図1] カテーテル直接血栓溶解療法（CDT）間欠的投与方法

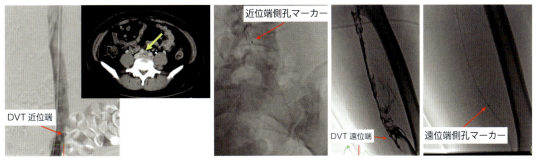

[図2] 実際の CDT カテーテルの留置方法

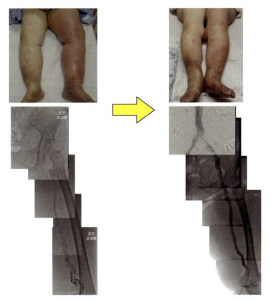

[図3] 実際の CDT 施行症例

[表1] DVT のカテーテル的治療に関する推奨とエビデンスレベル

	推奨クラス	エビデンスレベル
動脈虚血を伴う重症急性腸骨大腿静脈血栓症に対して，カテーテル的治療を行う．	I	C
発症早期で症状が強く出血リスクが低い急性腸骨大腿静脈血栓症に対して，カテーテル血栓溶解療法を行う．	IIa	B
発症早期で症状が強い急性腸骨大腿静脈血栓症に対して，カテーテル血栓吸引療法を行う．	IIb	C

〔日本循環器学会．肺血栓塞栓症および深部静脈血栓症の診断，治療，予防に関するガイドライン（2017年改訂版）．https://www.j-circ.or.jp/cms/wp-content/uploads/2017/09/JCS2017_ito_h.pdf（2025年2月閲覧）〕

- 最後に日本循環器学会のガイドラインにおける急性期 proximal DVT に対するカテーテル治療の方針に関して表1に示す．発症早期で症状が強く出血のリスクが低い急性腸骨大腿静脈血栓症に対して CDT は，クラス IIa で推奨されている[2]．

◆ 文献
1) Kahn SR, et. al. Circulation. 2014; 130: 1636-61.
2) 日本循環器学会．肺血栓塞栓症および深部静脈血栓症の診断，治療，予防に関するガイドライン（2017年改訂版）．

〈辻　明宏〉

4 バルーン肺動脈形成術（BPA）

- バルーン肺動脈形成術（BPA）は，慢性血栓塞栓性肺高血圧症（CTEPH）に対するカテーテル治療である．
- CTEPHは未治療であれば時間経過とともに悪化し，右心不全をきたし死に至る予後不良な疾患である．特に平均肺動脈圧 30 mmHg を超える場合は予後不良である[1]．
- CTEPH 治療アルゴリズム（推奨クラス，エビデンスレベル）を図1 に示す．
- CTEPH の治療方法としては，肺動脈内膜摘除術（PEA），BPA，および肺血管拡張薬の内服がある．
- CTEPH の第一選択治療は PEA であり，PEA 不適応の場合は PEA の代替療法として BPA を考慮する．
- PEA 不適応な症例は，主に①～④である．①肺動脈末梢病変，②PEA 術後残存肺高血圧症症例，③内科的併存疾患のため PEA 施行困難，④患者本人が PEA 拒否．
- BPA の実際の方法；通常 3～6 回の合計 BPA セッション数を必要とする．重症例においては，BPA 前に強心薬や肺血管拡張薬を投与し，血行動態を改善させてから BPA を行う．大腿静脈よりシースを挿入し，血行動態評価後治療予定血管を造影する．実際のアンギオ所見を図2 に提示する．BPA 前造影で狭窄部を確認（図2左）し，ワイヤークロス後バルーン拡張する（図2中央）．BPA 後の造影では肺動脈血流の改善を認める（図2右）．バルーンサイズは，概ね末梢側は 2.0 mm 径バルーン，中枢側は 4.0 mm 径バルーンを用いる．中枢側はまれに 6.0～8.0 mm 径の大口径バルーンを血管径にあわせて使用する．
- 合併症：合併症として主に①～⑤がある．①ワイヤーによる血管穿孔，②血管破裂，③再灌流性肺障害，④血管解離，⑤造影剤アレルギー．BPA の合併症にて致死的になりうるため，合併症の発症予防に取り組む必要がある．特に肺動脈圧の高い症例では，ワイヤーによる血管穿孔で喀血酸素化低下をきたし重篤な状態になる．また肺動脈圧の高い重症例（平均肺動脈圧 35 mmHg を超える）では，再灌流性肺障害の発症リスクが高い[3]．
- 合併症を起こさないために：事前に造影 CT や肺動脈造影で治療予定血管の病変を評価しておく．ワイヤーは，0.014 inch で先端荷重の 1 g 以下のソフトワイヤーを第一選択として用いる．BPA の場合は呼吸に伴う胸郭の動きによりワイヤー先端の変動は大きい．ワイヤー操作を行う場合は息止めをするなどして

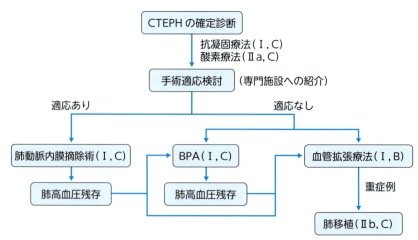

[図1] CTEPH の治療アルゴリズム（推奨クラス，エビデンスレベル）
〔日本循環器学会．肺高血圧症治療ガイドライン（2017 年改訂版）https://www.j-circ.or.jp/cms/wp-content/uploads/2017/10/JCS2017_fukuda_h.pdf（2025 年 2 月閲覧）〕

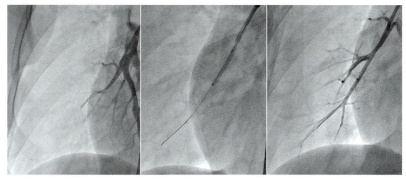

[図2] BPA

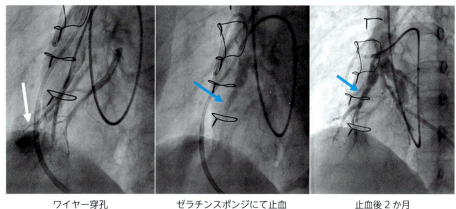

ワイヤー穿孔　　　ゼラチンスポンジにて止血　　　止血後2か月

[図3] ゼラチンスポンジでの止血術

ワイヤーの呼吸性変動を少ない状態で手技を行う．バルーンサイズは，オーバーサイズのバルーンを使用すると血管破裂のリスクがあるため使用しない．特に肺動脈圧の高い症例において再灌流性肺水腫のリスクも高いため，対照血管径より小さめのサイズのバルーンで血管を拡張する．

- 合併症に対する対応: NIPPV の装着や気管挿管がいつでもできる準備をしておく．ワイヤー穿孔時近位側をバルーン拡張し止血を試みたり，血管塞栓物質であるゼラチンスポンジを用いて止血を行う．コイルを用いた止血術と違い，ゼラチンスポンジを使用した止血術では慢性期再開通するため肺血管床の loss を防げる．図3にゼラチンスポンジを用いて止血し気管挿管を回避できた症例を提示する．平均肺動脈圧 57mmHg の重症症例である．右下肺動脈を治療時ワイヤー穿孔をきたした（図3，左白矢印: 血管外への造影剤の漏出）．大量の喀血，急激な酸素化低下をきたした．ゼラチンスポンジを注入し血管閉塞し止血に成功した（図3，中央青矢印）．2か月後の造影では，再開通していた（図3，右青矢印）．
- CTEPH治療の第一の目標は肺動脈圧を下げることで，生命予後を改善することである[4]．最近では，BPA治療としてさらに運動耐容能の改善や肺高血圧薬内服の離脱を目指す傾向がある．

◆ 文献
1) Riedel M, et al. Chest. 1982; 81: 151-8.
2) 日本循環器学会，他．肺高血圧症治療ガイドライン（2017年改訂版）．
3) Feinstein JA, et al. Circulation. 2001; 103: 10-3.
4) Aoki T, et al. Eur Heart J. 2017; 38: 3152-9.

〈辻　明宏〉

Ⅱ. カテーテル室 ■■■ **6. 血管疾患インターベンション**

1 末梢血管インターベンション

- 閉塞性動脈硬化症（LEAD）は慢性疾患であり，急性冠症候群を扱う心臓カテーテル（PCI）と異なるため緊急で施行する末梢血管インターベンション（EVT）は非常にまれである．EVT の説明は成書に譲る．
- 下肢アプローチで循環補助装置: MCS（大動脈バルーンポンプ: IABP，経皮的心肺補助装置: ECMO，補助循環用ポンプカテーテル: IMPELLA）を導入する際に LEAD のためにデバイス挿入が困難で事前に治療が必要な場合があるため，非 EVT 施行医でも腸骨動脈領域の最低限のデバイスを知っておく必要がある．
- 大腿動脈アプローチで必要最小限の大動脈～腸骨動脈領域デバイスを下記に示す．
  - ガイディングシース: 通常のシースでも対応可能だが，Y コネクター装着できないため，血液漏れが生じ，ワイヤーの操作性が落ちる．

製品名	企業名	サイズ（Fr）	長さ
Destination	テルモ	5, 6	30 cm: 同側　45 cm: 対側山越え
ParentPlus	メディキット	6, 7	21 cm: 同側　43 cm: 対側山越え

  - ガイドワイヤー（open vessel の場合）

製品名	企業名	サイズ	長さ	コーティング	荷重
ラジフォーカス	テルモ	0.035 inch	150 cm	Hydrophillic	—
Cruise	朝日インテック	0.014 inch	180 cm	Polymer jacket＋Hydrophillic	1 g

  - バルーン

製品名	企業名	タイプ	Rx OTW	ガイドワイヤー	シースサイズ	径（mm）	長さ（mm）
JADE	オーバスネイチ	ノンコン	Rx	0.014 inch	5 Fr 以上	2, 3, 4, 5, 6	20, 40
Mustang	ボストン	ノンコン	OTW	0.035 Inch 以下	6 Fr 以上	4, 5, 6 7, 8, 9, 10	20, 40

Rx: ラピッドエクスチェンジ型　OTW: オーバーザワイヤー型

  - マイクロカテーテル，貫通カテーテル: 患側の大腿動脈アプローチの場合は 60 cm が扱いやすい．

製品名	企業名	長さ（cm）	タイプ	償還
Prominent NEO2	東海メディカル	60	straight	マイクロカテ
Corsair PV	朝日インテック	135	Tapered tip	貫通カテ

  - ステント

製品名	企業名	ガイドワイヤー	シースサイズ	径 mm	長さ mm	シャフト長（cm）
SMART CONTROL 自己拡張型ステント	Cordis	0.035 inch 以下	6 Fr（6-10 mm） 7 Fr（12, 14 mm）	6, 7, 8, 9, 10, 12, 14	30 40 60 80	80

178

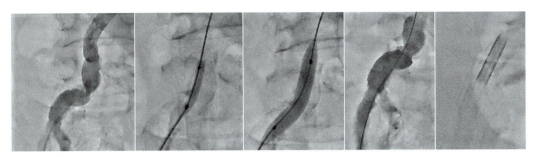

[図1] 症例1

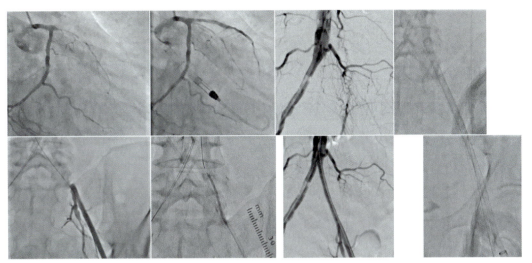

[図2] 症例2

- 症例1［図1］はNSTEMIで来院された．SCAI stage Eのショック状態であり，まずECMO導入の方針とした．が右CIA高度狭窄のため送血管のダイレーション挿入できず，9Frのシースに入れ替えEVT施行した．150 cmのラジフォーカスワイヤーを通過させ，Mustang 4.0/20 mm，8.0/20 mmで段階的に拡張を行い，18Frの送血管でECMO確立させた．
- 症例2［図2］はKillip ⅣのSTEMIで来院．IMPELLA CPサポート下にLAD#6閉塞に対しDES留置した．CCU帰室後もショック状態遷延しておりECMO導入の方針とした．まず左大腿動脈から6Frシースを挿入するも150 cmラジフォーカスワイヤーが通過せず，総腸骨動脈の閉塞に対しEVT施行した．Corsair PVにCruise 180 cmを搭載し逆行性に病変通過に成功．JADE 2.0/40 mmで拡張後にSMART control 80 cmの6.0/80 mmを病変に展開．送血管16.5Fr導入可能となりECOM確立させた．

■ 読者へのアドバイス

PCI術者であれば道具のスペックさえ理解していれば普段経験が乏しくともEVT手技は可能です．ここに挙げたデバイスはあくまで一例ですのでセットを作っておくとよいかもしれません．

〈米田秀一〉

II. カテーテル室 ■■■ 7. カテーテル室でのチーム医療

1 IVR における看護

■ はじめに

- IVR（Interventional Radiology）は，X線，CTスキャン，超音波などの画像ガイダンスを用いて，カテーテルや針を体内に挿入し，血管や組織に直接治療を行う方法である．IVRの最大のメリットは局所麻酔で行え，患者と会話しコミュニケーションがとれることである．ただし「ことばでの意思表示は7%だけで，あとの93%は体の表情」とされている．口では「大丈夫です」「お任せします」と言っている患者の言葉だけでなく，身体症状を読み取りフィジカルアセスメントし，合併症を防ぐことが大切である．
- デメリットは意識下であるがために不安や緊張を強いられ，術中疼痛や体位保持の苦痛を感じなければならない点である．

［表1］身体的看護

身体的看護項目	観 察 項 目
意識レベルの確認	反応・顔色・冷や汗・表情
モニタリング	血圧・心電図モニター・経皮的動脈血酸素飽和度
術中合併症の早期発見	不整脈・迷走神経反射・心タンポナーデ 血管損傷（攣縮・内膜損傷・解離・穿孔） 血栓・空気塞栓症等 ヘパリン起因性血小板減少症（HIT） 薬剤アレルギー・造影剤アレルギー
術後合併症の早期発見	血腫・仮性動脈瘤・動静脈瘻・下肢深部静脈血栓症等
造影剤腎症の早期発見	ヨード造影剤投与後72時間以内に血清クレアチニン値が前値より0.5 mg/dL以上増加 血清クレアチニン値が前値より25%以上増加

■ 精神的看護（痛みや不安を感じている・基本的ニードの欲求が満たされない状況）

- 患者の気持ちに寄り添い，訴えを傾聴する．
- 羞恥心への配慮．
- 必要時に薬剤を適切に使用する［表2］．
- 自施設で定められた使用薬剤・投与量・投与方法に従う．
  - 鎮痛薬: モルヒネ塩酸塩，ソセゴン®，レペタン®
  - 鎮静薬: ミタゾラム，デクスメデトミジン
  - 抗アレルギー性緩和精神安定剤: アタラックスP®　等

■ 患者の医療被ばく（組織反応）と防護[2]

- 放射線を受ける線量が1 Gy以下のしきい線量（放射線を受けた人たちの1～5%に障害が発現する線量: ICRP国際放射線防護委員会提示）以下であれば皮膚への影響は起きない．
  - 術中の透視時間と放射線被ばく線量を職種間で情報共有し，注意喚起する．
  - 最大の皮膚吸収線量を評価し，放射線皮膚障害への「しきい線量」との比較や皮膚障害の臨床的経過を観察する．
  - 放射線皮膚障害のリスクが十分高い場合に医師から患者へ説明してもらう．

[表2] 合併症出現時に準備する薬剤（例）

	商品名	規格	薬剤投与例（体重50 kg） 留意事項
血管収縮薬	ノルアドレナリン	アンプル 1 mg/1 mL	・5 A＋生食45 mL 1.5〜9 mL/時で開始（0.05〜0.3γ）
	ボスミン® アドレナリン注0.1％シリンジ	アンプル，シリンジ 1 mg/1 mL	アナフィラキシー: 1回0.3〜0.5 mL（0.3〜0.5 mg） 効果が見られるまで5〜10分ごとに反復筋肉注射 心停止: 1回1 mL（1 mg）を反復投与静脈注射3〜 5分で反復投与
拮抗薬	グルカゴンGノボ注射用	バイアル 1 mg 添付の注射用水1 mL	アドレナリン不応性のアナフィラキシーショック: 初回1〜5 mL（1〜5 mg）を静注 効果が不十分であれば1 mL（1 mg）追加投与可能
血管拡張薬	ミリスロール®	バイアル 5 mg/10 mL	急性心不全: 1〜3 mL/時（0.17〜0.5γ）で開始
	ミオコール®スプレー		急性心不全1回1噴霧（ニトログリセリンとして 0.3 mg）2〜3噴霧
抗不整脈薬	アンカロン® アミオダロン	アンプル 150 mg/3 mL	5A15mL（750 mg）を5％ブドウ糖液500 mLで 希釈し，33 mL/時で6時間点滴静注
抗コリン薬	硫酸アトロピン	アンプル，シリンジ 0.5 mg/1 mL	徐脈性不整脈: 1 mL静注（0.5 mg） （3〜5分間隔で総量3 mgまで可能）
ステロイド薬	ソル・メドロール®	バイアル 40 mg	アナフィラキシー: 80〜125 mg＋生食100 mL 60分かけて静注
	ソル・コーテフ®	バイアル 100 mg添付の注射 用水	アナフィラキシー: 1回100〜200 mgを生食50〜 100mL，60分かけて静注
抗血小板薬	バファリン配合錠A81，バイアスピリン®アスピリン	100 mg錠剤	2錠以上
	プラビックス® クロピドグレル	75 mg錠剤	4錠以上
	エフィエント®	20 mg錠剤	20 mg錠の場合1錠

※自施設で定められた使用薬剤・投与方法に従ってください
〔松尾直樹．救急看護・急変対応準備のレシピポケットブック．日総研出版; 2022. https://www.nissoken.com/1927/yakuzai.pdf
（2024年7月閲覧）より作成〕

■ おわりに: 病棟でのIVR後の観察項目

- IVRは侵襲が少なく術後の回復が早いことがメリットである．そのためにもカテ室と病棟との連携，継続看護が不可欠である．
  - バイタルサイン
  - 胸痛や胸部違和感出現の有無
  - 穿刺部位の出血や腫脹，血腫の有無
  - 末梢動脈の触知，冷感，チアノーゼの有無
  - 水分出納

◆ 文献

1) 松尾直樹．救急看護・急変対応準備のレシピポケットブック．日総研出版; 2022.
2) IVRにおける放射線傷害の回避（ICRP Publication 85）．日本アイソトープ協会; 2003.

〈増島ゆかり〉

2 カテーテル室での臨床工学技士の役割

- 心臓カテーテル室において臨床工学技士は，医師の指示のもとポリグラフによるバイタルサインの監視・記録，外回り業務をはじめ，検査・治療時に用いる機器の操作を行っている．また，急変時には，呼吸補助，人工呼吸管理，機械的補助循環装置（MCS）の導入時には迅速な対応を行う［図1］．
- 急変時など，迅速な対応が求められることから，医師，看護師，放射線技師，臨床検査技師をあわせた多職種でシミュレーションを行い，職域を超えて相互に業務を補完し，状況の安定化をはかる．特に，除細動装置，人工呼吸器，MCS などの生命維持管理装置においては，確実に実行できるように他職種の動きを見ながら対応することが求められる．
- カテーテル室で使用される様々な医療機器の日常点検，定期点検，および故障時の迅速な対応を行う．また，ガス配管や電源といった環境設備の基礎知識も有していることから機器不良，設備不良による中断を最小限に抑え，安全性と信頼性を確保する．
- 様々な機器がある中で，検査・治療機器の保守管理・操作，解析までを担っている．現行の法律の中では，清潔介助も認められたことで職域は増加している．
- 検査・治療中に得られた生理学的データ（血行動態パラメータ，心電図波形など）の記録，保存，解析を行う．これらのデータを医師や他のスタッフが理解しやすい形で提供し，診断や治療方針の決定をサポートする．変化がわかりやすい心電図誘導を ICU 等でのモニタリング誘導として提案を行う．
- 血圧低下時には，血圧＝血流量×血管抵抗の法則に基づき，使用された薬剤の種類や輸液の影響を考慮し，どの因子が昇圧に寄与したかを状況から判断し，その反応を観察・把握する．カテーテル室においても，心原性ショック，循環血液量減少性ショック，血液分布異常性ショック，心外閉塞・拘束性ショックなど，すべての可能性を考慮する．継続的なモニタリングを行い，異常値や急激な変化を即座に医療チームに報告することで，早期介入と適切な治療方針の決定に貢献する．

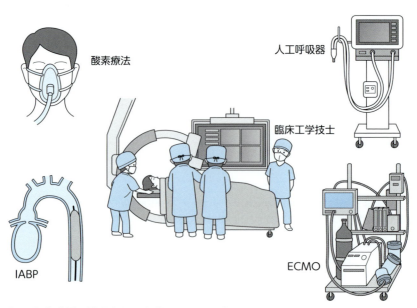

［図1］多職種で構成される心臓カテーテル室

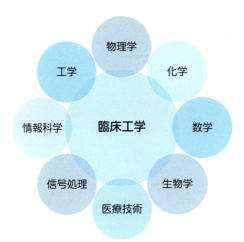

[図 2] 臨床工学技士のスキルセット
これらのスキルを総合的に活用することで，臨床工学技士は医療現場において技術的専門性を発揮し，安全で効果的な医療の提供に貢献することができる．チーム医療の中で，他の医療職との円滑なコミュニケーションを図り，患者ケアの質向上に努める．

- SpO_2低下時には，まずセンサーの測定精度を確認し，値の正確性を評価する．その後，酸素化状態の詳細な評価を行う．カテーテル室では，心不全，気管支喘息，肺血栓塞栓症，アナフィラキシー，気胸などの多様な病態が生じる可能性があるため，多職種チームで迅速な評価を行う．医師の指示のもと，適切な酸素療法デバイスを選択・装着し，装着後も継続的にアセスメントを行う．これにより，患者の状態変化に迅速に対応し，合併症の早期発見と対処が可能となる．
- 人工呼吸器の作動原理を熟知し，適切な患者管理を実施する．呼吸生理学と循環生理学の知識を臨床実践に応用し，患者の病態に即した最適な呼吸管理を行う．具体的には，病態生理に基づいた陽圧換気の調整，換気力学パラメータの最適化，およびグラフィックモニターを活用した換気状態の詳細な評価が求められる．
- MCSの作動原理を熟知し，流量補助と圧補助を用いて患者の循環動態を評価し，設定の最適化を提案する能力が求められる．これには，患者の病態に応じた適切な補助レベルの選択，循環動態の継続的なモニタリング，そして医師や看護師と連携しながら，患者の状態に合わせて迅速に設定を調整することが含まれる．また，これらの評価と提案を通じて，心カテ室でのチーム医療の質の向上に貢献する．

〈伊藤朋晃〉

Chapter

III

手術室

1 冠動脈バイパス術（CABG）

- ST上昇型急性心筋梗塞（STEMI）に対しては一刻も早い血行再建が必要である．第一選択はPCIであり，PCIが不成功または技術的に困難な場合，緊急CABGを考慮する．
- 非ST上昇型急性冠症候群（NSTE-ACS）に対する早期CABGは，生命予後を改善し心筋梗塞を予防するというエビデンスが蓄積している．循環動態が安定していれば，手術適応，手術術式，手術成績は，待機的CABGとほぼ同様である．
- 安定型狭心症に対する待機的CABGと違い，ACSに対するCABGではIABP補助下，抗血小板薬2剤投与（DAPT）下での手術の可能性がある．また術前検査が不十分なことがある．IABP挿入は術中術後の循環の維持に有利でありCABGに障害となることはないが，DAPTは術中の止血を困難とし出血再開胸の危険を高める．
- CABGの方法には，人工心肺使用心停止下CABG，人工心肺非使用心拍動下CABG（OPCAB），人工心肺使用心拍動下CABG（on pump beating）の3種類がある．
- 心停止下CABGには静止した無血術野での確実な吻合操作が行える利点があるが，動脈硬化高度な高齢者で上行大動脈に動脈硬化病変を有する場合，大動脈遮断による粥腫の飛散，脳梗塞の危険など人工心肺使用に伴う合併症の危険がある．
- 人工心肺非使用心拍動下CABG（OPCAB）はハートポジショナー，スタビライザーといった器具を使用し，吻合部位の視野を確保，固定して吻合操作を行う術式である［図1］．人工心肺の合併症を回避できるが，下壁，回旋枝領域の吻合のためには心臓を持ち上げる脱転操作が必要となる．自己心拍出による血圧を維持して吻合操作を完遂するには，術者の技術だけでなく麻酔科医との連携が必須である．
- 人工心肺使用心拍動下CABG（on pump beating CABG）は低心機能で心臓を脱転すると循環が維持できない症例において，大動脈遮断を回避したい，心停止による心筋ダメージを回避したい，といった場合に選択される術式である．
- 虚血を有する領域（前壁＝前下行枝領域，側壁＝回旋枝領域，下壁＝右冠動脈領域）のそれぞれに血行再建を行う完全血行再建を目指す．内胸動脈，橈骨動脈，胃大網動脈，大伏在静脈を用いてバイパスを作成

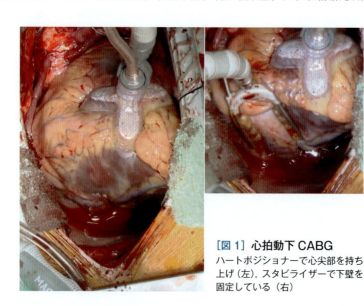

[図1] 心拍動下CABG
ハートポジショナーで心尖部を持ち上げ（左），スタビライザーで下壁を固定している（右）

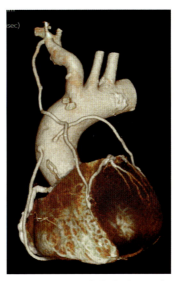

[図2] CABG の術後造影 CT 所見

する．
- 多くの症例において最も重要なバイパスのターゲットは前下行枝（LAD）であり，最も長期開存が期待できるグラフト材料は内胸動脈（ITA）であるため，ITA-LAD 吻合が CABG の基本となる．
- ITA-LAD が適切に吻合できれば，その長期開存率は 95% 以上であり，ほぼ生涯にわたり心機能にとって最も重要な LAD 領域を保護することができる．
- さらに両側内胸動脈を用いて，前壁（前下行枝領域），側壁（回旋枝領域）に血行再建を行うことで長期予後を改善することが期待される．残る下壁には第3のグラフトとして橈骨動脈，胃大網動脈，大伏在静脈のいずれを使用するか，どのようなデザインで吻合を行うか，施設により異なる[図2]．
- 近年，胸骨正中切開を行わない，低侵襲冠動脈バイパス術が徐々に増加している．内視鏡使用下に内胸動脈を剥離し，左小開胸で吻合を行う方法である．
- グラフト吻合を術中評価する方法として，トランジットタイム血流量計（TTFM）によるグラフト血流測定，拍動係数（PI），拡張期フィリング指数（DFI）などの指標が用いられる．また ICG による色素蛍光法で術中にグラフトの開存を評価することもある．
- STEMI に対する緊急 CABG の手術死亡率は約 6〜10%，待機的 CABG の死亡率は 1.4% である．OPCAB を計画したが術中循環動態が悪化し人工心肺を使用した convert 症例の手術成績は不良である．
- 急性冠症候群の原因は動脈硬化である．全身の動脈の動脈硬化があるものとして手術に臨む必要があり，脳梗塞が合併症として問題となる．
- 胸骨正中切開に伴う術後胸骨骨髄炎，縦隔炎の発生が問題となる．コントロール不良糖尿病症例で両側内胸動脈を使用することが縦隔炎発生の危険因子とされる．

〈内田敬二〉

2 心破裂・心室中隔穿孔修復術

■ 急性心筋梗塞後左室自由壁破裂（LVFWR）

- 急性心筋梗塞に対する迅速な経皮的冠動脈インターベンション（PCI）の普及により，機械的合併症の発生頻度は著しく減少し，左室破裂の発生は貫壁性心筋梗塞の1%以下とされる．発生時期は心筋梗塞発症7日以内で，高齢者の初回前壁広範梗塞が危険である．

- 左室破裂は blow out 型，oozing 型に分類されるが，破裂の大きさ，自然止血の有無により様々な病態を呈する．破裂孔の大きい blow out 型では即座に心タンポナーデから心停止（PEA: pulseless electrical activity）に陥り，手術に到達し救命できるのは極めて稀である．一方，小さな破裂孔からにじみ出るような oozing 型では心タンポナーデから低血圧となり，左室からの出血が血腫により自然止血されることがある．このような症例が手術に到達できる可能性がある．

- 病態別の手術方針と短期成績:

  - 突然の PEA 症例では blow out による多量の持続出血と考える．大至急ドレナージが必要だがドレナージだけでは失血死するため，胸骨正中切開によるドレナージと出血のコントロールが必要である．破裂部を補強し縫合する，または人工心肺を装着し心停止下に壊死部分切除左室形成を行う必要がある．心筋壊死部の縫合操作となり，治療成績は極めて不良である．

  - 突然の血圧低下があり PEA ではないが輸液，昇圧薬投与など最大限のショック対応にもかかわらず低血圧が遷延する症例は oozing の持続出血と捉える．ドレナージのみでなく，開胸での出血部止血処置が必要と考えられ，胸骨正中切開しドレナージ，出血部に止血材料を貼付する sutureless 法を行う．止血困難であれば，縫合を追加する．

  - 突然の心タンポナーデを発症したがその後循環が維持されている症例は，自然止血と考え，まず心囊ドレナージのみを行う．持続出血があれば胸骨正中切開に移行．ドレナージ後血圧上昇による再出血の危険があるため，厳重な血圧管理が必須であり，ドレナージ直前に全ての昇圧薬を中止し降圧薬を準備しておく．手術リスクの低い患者であれば胸骨正中切開し梗塞部に再出血予防として sutureless 法を行ってもよい．

  - 急性心筋梗塞後の経過で急激な変化がなく，徐々に心膜液が増加し心タンポナーデに至った症例は心筋壊死部のびらん，炎症による心膜液貯留と考えられ，左室破裂とは区別すべきである．心囊ドレナージのみを行う．

- 心破裂の PEA に対し ECMO を推奨する意見もあるが，上大静脈圧が著しく上昇するため，ECMO では脳循環を保つことはできない．ドレナージと止血の併施が必須である．

- IABP による術後左室減圧は再出血予防に有効とされる．数日間から1週間行う．

- 心囊ドレナージは剣状突起下切開が一般的だが，CT 画像を検討し左肋間小開胸で行ってもよい．

- 急性期に救命できた症例は，その後広範な心筋壊死部が左室瘤を形成し手術適応となることがある．また急性期に LVFWR と VSR が合併する症例もある．

■ 心室中隔穿孔（VSR）

- 心筋梗塞の経過中に突然の心室レベルの左-右短絡が生じ，短絡の大きさにより高度な循環不全に陥る．

- 手術術式には Daggett 法（1977年），Komeda-David 法（1990年），Sandwich 法（2004年）があり，それぞれに様々な変法が報告されている [図1]．

- Daggett 法は左室を切開，中隔にパッチを縫着しパッチを左室切開創に挟むように閉鎖する．心尖部に発

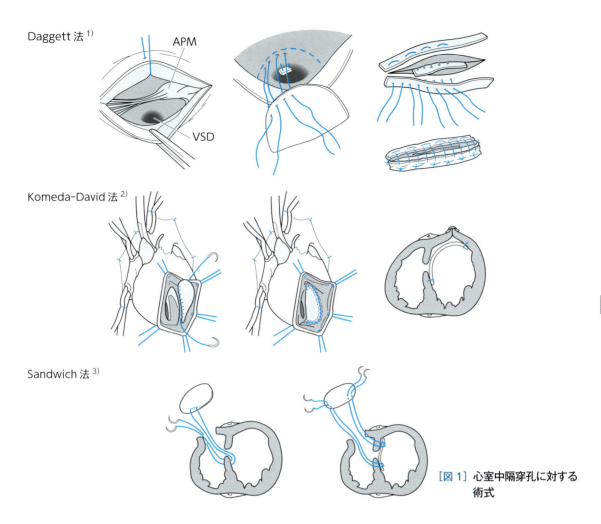

[図1] 心室中隔穿孔に対する術式

生した VSR では VSR を含めた心尖部を切除縫合する．左室壊死心筋での縫合となるため出血，遺残短絡，左室容積縮小による心不全が問題となる．
- Komeda-David 法は左室を切開，心筋壊死部を大きなパッチで閉鎖しパッチは健常心筋に縫着する．左室切開創を右室化し切開創出血を予防する画期的な方法だが，パッチ縫合ラインが長く，遺残短絡が多い．下壁梗塞に伴う中隔穿孔では乳頭筋のため適応が困難である．
- Sandwich 法は右室を切開，穿孔部を拡大し穿孔部から左室側にパッチを挿入，右室側のパッチとともに穿孔部を含む中隔を両側からサンドイッチし閉鎖する．前壁，下壁のどちらにも適応可能．Komeda-David 法に比し縫合ラインが平面的で手技が容易である．
- いずれの術式も術前の循環不全から多臓器不全の状態で手術を余儀なくされること，心室中隔の急性心筋壊死部に生じた穿孔をパッチ閉鎖することは容易ではないことから，手術成績は不良であり，新たな術式の開発にもかかわらずわが国の病院死亡率は 30〜40％ と過去 30 年以上大きな改善がない．
- ECMO，IMPELLA など強力な補助循環の登場をうけ，VSR 急性期の循環不全を補助循環で乗り切り，壊死心筋の脆弱性が少しでも改善してから手術を行うことにより，手術成績の向上を期待する意見がある．

◆ 文献
1) Daggett W, et al. Ann Surg. 1977; 186: 260-71.
2) Komeda M, et al. Circulation. 1990; 82: IV243-7.
3) Isoda S, et al. J Card Surg. 2004; 19: 149-50.

〈内田敬二〉

III. 手術室 ■■■ 2. 心不全の外科手術

1 大動脈弁置換術（SAVR）

■ 大動脈弁閉鎖不全症

● 大動脈弁治療には，大動脈弁置換術（AVR）と大動脈弁形成術（AVP）がある．AVR の適応となる疾患に，大動脈弁狭窄症（AR）と大動脈弁閉鎖不全症（AS）がある．

● AR には急性の AR と慢性の AR があり，急性の AR は大動脈解離，外傷，感染性心内膜炎を原因とすることが多い．内科的にコントロールが困難な場合が多く外科治療を考慮しなければならない．

● 急性 AR の原因には急性大動脈解離と感染性心内膜炎がある．解離が Valsalva 洞に及び severe AR を発症している場合は Bentall 手術もしくは自己弁温存基部置換術が選択される．Moderate AR 以下であれば，上行置換術に大動脈弁交連部の吊り上げ術を追加して対応することが多い[1]．

● 感染性心内膜炎では，vegetation の大きさにもよるが 10 mm 以下であり moderate レベル以下の AR であれば，基本的に保存的に観察する．真菌性，治療抵抗性，vegetation の大きさが大きなものは外科手術となる．その際，AVR もしくは AVP が選択される．Severe AR である場合は，経胸壁心エコーで premature mitral valve closure や diastolic MR の程度をチェックする必要がある．これらの所見があれば速やかに外科治療を考慮する[1]．

● 慢性 AR の手術適応は，JCS2020 のガイドラインでは，有症候性の severe AR，無症候性重症 AR で，左室機能低下（LVEF＜50%）を認めた場合，上行大動脈拡大・CABG・僧帽弁手術など他の開心術を行う場合の，重症 AR に対する同時大動脈弁手術がクラス I となっている．重症 AR でなければ手術適応とならない．

● 外科的治療の主流は，機械弁または生体人工弁による弁置換術である．近年，大動脈弁形成術（AVP）も選択肢の一つとなっている．特に機械弁置換の適応となる若年者においては，抗凝固療法を回避できる大きな利点がある．しかし，大動脈弁形成術の成績は high volume center において確立されており，AVRと同等の成績が報告されていることから，慣れた施設でのみ施行されるべきである．

■ 大動脈弁狭窄症

● 主たる原因は加齢に基づく大動脈弁の変性（石灰化）が手術を要する患者の 80% を占める．その他はリウマチ性，先天性（二尖弁，一尖弁，四尖弁）がある．二尖弁が最も多く有病率は全人口の 0.5～2% である．

● 外科的治療の主流は，機械的または生体弁による弁置換術である．JCS2020 のガイドラインでは（有症候性重症 AS，無症候性重症 AS を有し，心機能低下（LVEF＜50%）を認める，無症候性重症 AS を有し，他の開心術を施行する患者に対する SAVR，無症候性重症 AS を有し，運動負荷試験で症状を呈する患者に対する手術介入）がクラス I となる [図1]．

● わが国では TAVI か SAVR かの明確な年齢基準は決定していないが，優先的に考慮するおおまかな目安として，80 歳以上は TAVI，75 歳未満は SAVR，75 歳から 80 歳までは患者の状態に合わせて考える基準が主流となっている．

■ 術式

● アプローチは胸骨正中切開と MICS（胸骨部分切開法，右小開胸法）がある．

● 人工心肺使用下，心停止下の手術となる．一般的には上行大動脈から送血管を挿入することで送血し，右房から脱血管を挿入することで脱血し，人工心肺を確立する．大動脈基部に順行性心筋保護針を刺入し，大動脈遮断後に心筋保護液を注入することで心停止を得ることができる．

● 大動脈の展開は，横切開法と斜切開法がある．大動脈弁狭窄症は基部が小さい症例が多く，斜切開法が一

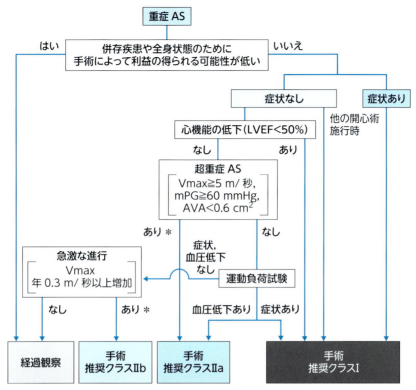

[図1] 重症ASの手術適応
*手術リスクが低い場合（解剖学的/患者背景をふまえて，その手技［SAVR・TAVI含めて］が低リスクである場合）
Vmax: 大動脈弁最大血流速度
〔日本循環器学会/日本胸部外科学会/日本血管外科学会/日本心臓血管外科学会合同ガイドライン．2020年改訂版 弁膜症治療のガイドライン．https://www.j-circ.or.jp/cms/wp-content/uploads/2020/04/JCS2020_Izumi_Eishi.pdf（2025年2月閲覧）〕

般的である．
- 弁は弁輪から2～3 mm離して切除する．大動脈弁の石灰化が高度である場合は，超音波手術器等で脱灰して取り除く．
- 弁輪の糸掛けは，3種類ある．Simple interrupted法，non everting mattress法，everting mattress法がある．Non-everting法が一般的である［図2］．
- 一般的には各交連部に1針ずつ，交連間に3～4針ずつ糸掛けを行う［図3］．
- 狭小弁輪症例ではNCCとLCCの交連部に切り込んでパッチ拡大を行う，Nicks法等の弁輪拡大法を併用する

■ 手術成績

- わが国における単独SAVRの30日死亡率は1.9%，再手術群では5.0%と大変良好な成績が得られている．また，わが国ではTAVIはより高齢で，再手術の患者などを含むリスクの高い患者を対象に行われているにも関わらず，30日死亡率2%以下とさらに良好な成績が報告されている．
- 生体弁を用いたSAVRの構造的弁劣化（SVD）回避率は手術時の年齢によって異なり，若年であるほどリスクが高い．近年の報告では，ウシ心膜弁を用いたSAVRにおいて，手術時の年齢が60歳未満の症例のSVD回避率は術後15年で66～70%，20年で30～37%，60～69歳では15年で70～77%，20年で40～53%，70歳以上では15年で91～100%，20年で70%であった．
- 生体弁を用いるもう一つの利点はのちのTAVI治療（TAV in SAV）が可能となる．

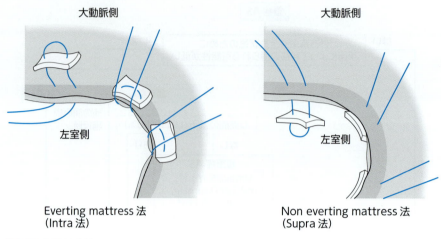

[図2] 糸掛け方法

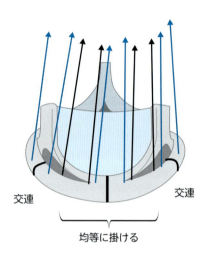

[図3] 生体弁への糸掛け
・交連部位に糸掛けを行う．まず交連に3点行う．
・交連間に均等にかけていくが隣の糸と約1mm離して掛ける．
・交連間3針くらいが望ましい．

- わが国における二葉機械弁を用いたSAVR後の長期成績は，人工弁関連死回避率が10年90〜95％，20年85〜90％，再手術回避率10年98％，20年95％と報告されている．ワルファリンによる出血性合併症（脳出血や消化管出血）のriskがあるものの，適切な抗凝固療法下における二葉機械弁植込み後20年の血栓塞栓症回避率はわが国で78.5〜95％と良好であった．

◆ 文献
1) Hamirani YS, et al. Circulation. 2012; 126: 1121-6.
2) 日本循環器学会，他．2020年改訂版　弁膜症治療のガイドライン．

〈高橋洋介〉

2 僧帽弁置換術・形成術（MVR・MVP）

- 僧帽弁弁膜症には，他の弁膜症と同様僧帽弁狭窄症（mitral stenosis: MS）と僧帽弁閉鎖不全症/逆流症（mitral regurgitation: MR）がある．MS に対しては主に僧帽弁置換術（MVR）が行われ，MR に対しては僧帽弁形成（MVP）と MVR のいずれもが行われる．

- 僧帽弁膜症の自覚症状としては続発する不整脈による症状や，息切れが多い．症状による分類としては NYHA 機能分類がある．

- 胸部 X 線，心電図，血液検査による心不全マーカーのチェックが行われるが，MS，MR の診断および重症度評価は経胸壁心エコー（TTE）によって行われ，術式選択に向けたより詳細なデータが必要な際に経食道心エコー（TEE）が行われる．また左心系の弁膜症では，右心系への負荷から，機能的三尖弁閉鎖不全症（TR）を引き起こすことがあり，三尖弁の評価は必須である．

- 近年は高齢患者の割合も高く，手術適応決定の際には患者のフレイルの評価は重要なポイントとなる．

- 治療適応・方法については，近年ではカテーテル治療の進歩もあり，循環器内科医・心臓外科医によるハートチーム（弁膜症チーム）で議論することが重要である．治療適応については日本循環器学会「2020年改訂版　弁膜症治療のガイドライン」を参考とする[1]．

■ MVR

- MS の原因は古くはリウマチ性が多いとされていたが，現在は透析患者などでの動脈硬化性が主となっている．肥厚した弁尖の slicing を行う方法もあるが，基本的には MVR の適応となる．MVR では弁輪の石灰化の有無が手術の困難さに大きく関与する．弁置換の際の深い運針は術後の左室破裂の原因となる．MVR 後周術期は高血圧は避ける必要がある．

■ MVP

- MVP は主に MR に対する治療として行われる．MR は AS とともに先進国においてその有病率が高いことが知られている．MR は一次性（器質性）MR と二次性（機能性）MR に分類され，一次性の MR には僧帽弁逸脱症（特発性，マルファン症候群，エーラス・ダンロス症候群などの結合織疾患，外傷など）や，リウマチ性，感染性心内膜炎，弁尖・弁輪の石灰化，乳頭筋断裂，自己免疫疾患や薬剤性などがあり，二次性の MR には左室機能不全（心筋梗塞後や拡張型心筋症など）によるものと心房細動によるものが挙げられる．

- MR の重症度に関しては，心エコーによる重症度評価として PISA 法による EROA や逆流量，逆流率などが使用される．これらの定量評価で重症一次性 MR と診断された症例の治療適応は図1のように示されている．

- 一方で二次性 MR では手術適応および術式が一次性 MR とは少し異なる［図2］．二次性の MR は左室遠心性リモデリングをきたす心筋疾患でみられ，一次性の僧帽弁尖異常に起因するものとは異なりこれらの症例では心不全や心臓死率が高いと言われる．

- MVP の方法は多岐にわたる．アプローチに関しては，胸骨正中切開アプローチか，近年増加している右開胸下 MVP（MICS-MVP）か，さらにロボット支援下 MVP もある．これらアプローチの違い以外に，術式もさまざまである．Resection & Suture といわれる，僧帽弁の逸脱・病変部分を切除再縫合する方法や，人工腱索を用いて逸脱部分の矯正を行う方法，弁尖そのものが小さかったり，破壊されている場合には自己心膜などの補填材を用いて弁尖の volume を増やす patch augmentation と呼ばれる方法がある．

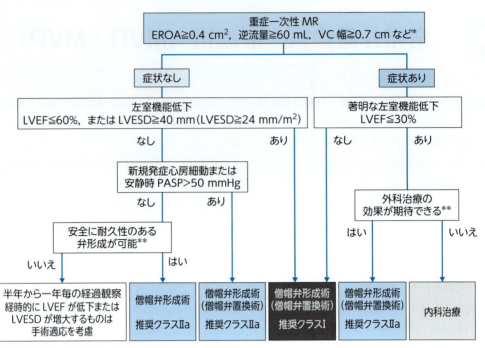

[図1] 重症一次性 MR の手術適応
*重症度評価については本文参照，**弁膜症チームの協議により判断する
LVESDI: LVESD index（＝LVESD/BSA），PASP: 肺動脈収縮期圧，VC: 縮流部
〔日本循環器学会/日本胸部外科学会/日本血管外科学会/日本心臓血管外科学会合同ガイドライン．2020年改訂版 弁膜症治療のガイドライン．https://www.j-circ.or.jp/cms/wp-content/uploads/2020/04/JCS2020_Izumi_Eishi.pdf（2025年2月閲覧）〕

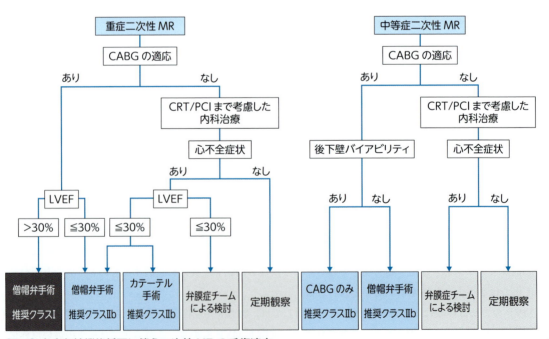

[図2] 左室収縮機能低下に伴う二次性 MR の手術適応
*年齢，手術リスクに基づいて弁膜症チームで決定する
〔日本循環器学会/日本胸部外科学会/日本血管外科学会/日本心臓血管外科学会合同ガイドライン．2020年改訂版 弁膜症治療のガイドライン．https://www.j-circ.or.jp/cms/wp-content/uploads/2020/04/JCS2020_Izumi_Eishi.pdf（2025年2月閲覧）〕

各施設で得意な方法が選択されていると思われる．さらに多くの症例では弁輪そのものが拡大しており，急性期から長期の MR の制御のためには，拡大した弁輪を元のサイズに矯正する人工弁輪の縫着が必須である．多くの症例でこの僧帽弁輪形成（MAP）も併施されている．僧帽弁形成術が困難な場合には（複雑・広範囲逸脱症例や感染性心内膜炎症例，重症の二次性 MR など）MVR が行われることもある．

■ 術後管理

- 他の心臓手術と同様，出血量や血圧，心拍数の管理は必須である．大動脈弁と比較すると僧帽弁を通過する血流速度はゆっくりであり，弁置換後は周術期のヘパリン化と厳重な抗凝固療法が必要となる．また心房細動を合併している症例も多く，その点でも抗凝固療法は重要である．心拍数の管理のためペーシングが留置されていることが多く，併施されることが多い心房細動手術（Maze 手術）後は，心房ペーシングを用いて洞調律を維持することも多い．

- 僧帽弁逆流に対する術後は，左室機能の低下を認めることが多い．左室の機能が回復するまでは慎重な血行動態の観察が必要である．

- MICS-MVP，ロボット支援下 MVP では，胸骨切開を行わないことから感染症リスクが低いこと，痛みが軽度であり社会復帰が早いこと，また美容面でも優れていることから，近年実施施設は増加している．しかしながら上記のようなメリットだけでなく，右開胸手術特有のデメリット，合併症がある．片肺換気，肺の虚血による術後の再膨張性肺水腫，人工心肺確立のための送血路が大腿動・静脈であることが多く，下肢の虚血や，逆行性大動脈解離などがある．また術後出血を認めた場合は，胸腔内で出血が広がる可能性があり，術後は酸素化のチェック，ドレーン排液量・性状のチェックが必須であり，時に追加で胸部 X 線チェックを行い，出血の有無を評価する必要がある．

■ 手術成績

- 短期: MVR と MVP を直接比較した大規模無作為化比較試験は存在しないが，日本胸部外科学会の年次報告でも MVP の良好な成績が報告されている．

- 中長期成績: MVR，MVP ともに人工物への菌の付着による人工弁感染の可能性はある．さらに人工弁や ring の detachment による人工弁周囲逆流などが起こりうる．MVP に関しては，弁逆流再発のリスクがある．手術の際に弁の逆流が残存した症例や，複雑病変（広範囲の逸脱症例や，前尖・後尖に病変が及んでいるもの）では再手術回避率が劣ることが知られている．

◆ 文献

1）日本循環器学会，他．2020 年改訂版　弁膜症治療のガイドライン．

〈本田賢太朗〉

3 外科的中隔心筋切除術

- 閉塞性肥大型心筋症（HOCM）に対する非薬物療法には外科的中隔心筋切除術と経皮的中隔心筋焼灼術があり，これらを中隔縮小治療（septal reduction therapy: SRT）と総称する．
- SRT の適応は以下を満たす場合である[1]．
  1) 左室内に有意な圧較差を伴う肥大型心筋症
  2) 薬物療法抵抗性
  3) 症候性
- 外科的中隔心筋切除術は左室流出路を拡大し，収縮期前方運動（systolic anterior movement: SAM）や流出路閉塞を解消する治療である．これにより左房のリバースリモデリングや突然死，心房細動発症リスク軽減が期待される．
- 近年では手術関連死亡率が 0.5％ 程度まで低下しており，長期成績も良好である．Mayo clinic の報告によると，1・5・10 年生存率はそれぞれ 98％・96％・83％ であり，一般人口と同等の寿命が期待できる[2]．
- 主な合併症としては，中隔切除に伴う心筋中隔穿孔や房室ブロックなどが挙げられる．
- 経大動脈アプローチ・経心尖部アプローチ・経左房（僧帽弁）アプローチがあり，それぞれの利点・欠点について後述する．

■ 経大動脈アプローチ（Morrow 手術）

- 最も一般的で多くは胸骨正中切開にて左室流出路狭窄に対し，大動脈弁越しに中隔切除を施行する．大動脈弁置換術の視野と近く比較的容易に行えるが，大動脈弁損傷のリスクもある．

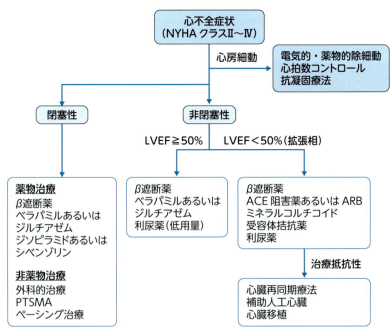

[図 1] 肥大型心筋症の治療フローチャート
〔日本循環器学会/日本心不全学会合同ガイドライン．心筋症診療ガイドライン（2018 年改訂版）．https://www.j-circ.or.jp/cms/wp-content/uploads/2018/08/JCS2018_tsutsui_kitaoka.pdf（2025 年 2 月閲覧）〕

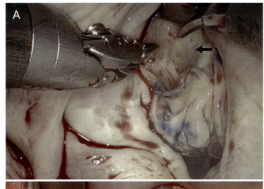
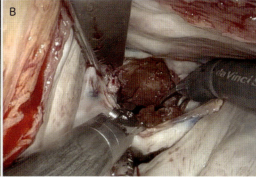
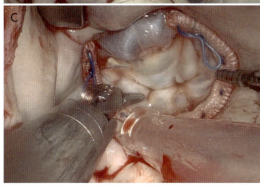

[図2] ロボット補助下経僧帽弁中隔心筋切除術の一自験例
A: 僧帽弁前尖を切開し，真正面に白色変性した中隔心筋（矢印）が観察される
B: 良好な視野で中隔心筋を切除
C: 僧帽弁は自己心膜を用いて拡大し人工弁輪を使って再建

- 肥厚の範囲が左室中部や心尖部にまで及ぶ場合には切除が不十分となる可能性がある．
- Cleveland clinic の 682 例の報告では，術後の左室内平均圧較差は 102 mmHg から 16 mmHg に減少し，周術期死亡は 0.1% と安全性が高い[3]．

■ 経心尖部アプローチ

- 左室中部や左房の閉塞に対して有効で，mid ventricular obstruction（MVO）症例にも対応可能である．心尖部から中隔へ向かう異常筋束の切除も可能である．
- 欠点としては，心尖部切開に伴う出血，不整脈，収縮能低下などがある．
- Mayo clinic の 196 人の報告では，圧較差が術前 48 mmHg から術後 8 mmHg に減少し，心尖部切開に起因する合併症は認められなかった[4]．

■ 経左房（僧帽弁）アプローチ

- カメラやロボット補助下に僧帽弁前尖を切開し中隔心筋を切除する方法，右小開胸で低侵襲手術も可能であり，良好な視野が確保できる．
- 切開した僧帽弁は縫合閉鎖または自己心膜で再建されるが，遠隔期の弁変性のリスクがある．
- 当センターでも適切に症例を選択し積極的にロボット補助下で経僧帽弁中隔心筋切除術を行っている．

■ まとめ

- HOCM の外科治療は閉塞部位や機転によって術式が異なるため，適切な方法を選択するにはハートチームでの検討が必要である．また，症例数の多い専門施設での治療が推奨される．

◆ 文献

1) 日本循環器学会，他．心筋症診療ガイドライン（2018年改訂版）．
2) Ommen SR, et al. J Am Coll Cardiol. 2005; 46: 470-6.
3) Maigrot JA, et al. J Thorac Cardiovasc Surg. 2024 in Press.
4) Sun D, et al. Ann Thorac Surg. 2021; 111: 836-44.

〈鈴木康太　福嶌五月〉

1 外科的肺血栓摘除術

- 2017年に日本循環器学会と合同研究班参加学会による『肺血栓塞栓症および深部静脈血栓症の診断，治療，予防に関するガイドライン』が改訂された．ただし，欧米のエビデンス中心であり，本邦の臨床と照らし合わせて，個々の症例における判断が必要である[1]．
- 急性肺血栓塞栓症（PTE）に対する治療の中心は薬物的抗血栓療法であり，外科的肺血栓摘除術の適応は限定的である［図1］．
- 重篤なショックあるいは心肺停止を伴う急性広範型PTEでカテーテル治療を含めた血栓溶解療法が禁忌もしくは無効例，経皮的心肺補助装置（percutaneous cardiopulmonary support: PCPS）導入など循環動態の維持が困難な症例に対して，人工心肺使用下の外科的肺塞栓摘除術が適応となる（推奨クラスⅠ，エビデンスレベルC）．
- 急性広範型あるいは亜広範型PTEで，継続的抗凝固療法の困難な症例（頭蓋内出血既往，妊娠など）にも，外科治療の適応を検討する（推奨クラスⅡa，エビデンスレベルC）．

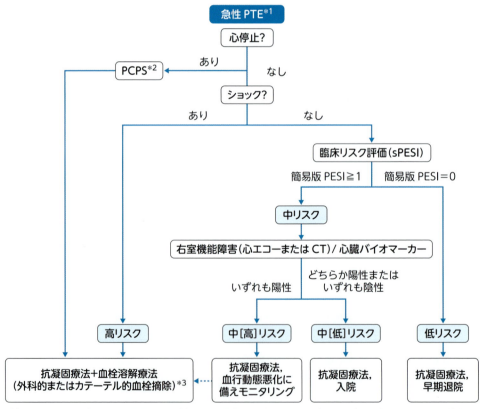

*1：診断されしだい，抗凝固療法を開始する．高度な出血のリスクがある場合など，抗凝固療法が禁忌の場合には下大静脈フィルター留置を考慮する
*2：施設の設備や患者の状態により，装着するか否かを検討する
*3：施設の状況や患者の状態により，治療法を選択する

［図1］急性PTEのリスクレベルと治療アプローチ
(Konstantinides SV et al. Eur Heart J. 2014; 35: 3033-69, 3069a-k より改変)

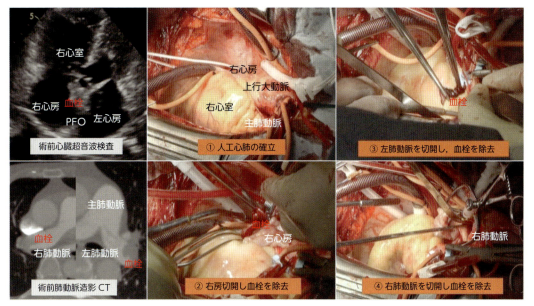

[図2] 急性肺血栓塞栓症に対する外科的肺血栓摘除術の実際

- 卵円孔開存（PFO）や心房中隔欠損など心内に左右交絡を伴い，奇異性塞栓症のリスクを有する場合にも外科手術を検討する．特に，発症時から既に右房・右室内に浮遊する血栓を認める場合には速やかに外科手術を行う．
- 全身麻酔下で手術を行う．経食道心エコーで心内血栓，PFO の有無を確認する．
- 手術は，胸骨正中切開，上行大動脈送血および上下大静脈脱血で人工心肺を確立する．
- 心停止は必須ではない．ただし，PFO を有する右房内血栓例[図2]，慢性期 PTE を合併する症例があり，心停止，さらには循環停止下に血栓内膜摘除を行う必要がある．
- 肺動脈幹，左右主肺動脈に縦切開を加えて血栓塞栓子を摘除する．肺動脈幹から左主肺動脈起始部までは容易に視認できる．右主肺動脈は術者が患者の左側に立ってアプローチする．上行大動脈と上大静脈に開創器をかけて視野を展開する．上大静脈背側を十分に剝離すれば視認性が向上する．左肺動脈は術者が右側から手術を行い，心臓ネットで心臓を右側下方へ牽引することで良好な視野を得る．
- 通常軟らかい棒状の赤色血栓が摘出される．血栓摘除は可能な限り末梢まで行うことが望ましいが，暗視下に Fogarty カテーテルを用いて血栓摘除を行うことは，末梢肺動脈損傷の危険性があり推奨できない．
- 一般的に十分に血栓摘除が行われた場合には，血行動態は劇的に改善する．人工心肺から容易に離脱できる場合には，PCPS の再駆動は必要なく抜去する．離脱困難な場合には PCPS 挿入下に閉胸し，抗凝固療法によって血行動態の改善を待つ．改善が認められない場合には，カテーテル治療（血栓溶解，バルーン形成術）や慢性肺塞栓症に準じた手術を検討する．
- 合併症には，右心不全遺残，肺出血，低酸素脳症などがあるが，術前状態に左右される．
- 手術死亡率は 20%前後であるが，耐術例の予後は比較的良好である[2]．

◆ 文献
1) 日本循環器学会．肺血栓塞栓症および深部静脈血栓症の診断，治療，予防に関するガイドライン（2017年改訂版）．
2) Stein PD, et al. Am J Cardiol. 2007; 99: 421-3.

〈清家愛幹　松田 均〉

III. 手術室 ■ ■ ■ 3. 肺循環疾患の外科手術

2 肺動脈血栓内膜摘除術（PEA）

- 慢性血栓塞栓性肺高血圧症（chronic thromboembolic pulmonary hypertension: CTEPH）は，急性肺血栓塞栓症とは基本的に別の病態であり手術方法も大きく異なる[1].
- CTEPH の診断のため肺動脈造影および右心カテーテル検査を行い（推奨クラス I，エビデンスレベル C），肺血管抵抗値に加えて造影 CT などで血栓の局在・程度を評価し患者の症状，年齢，合併症を考慮して，バルーン肺動脈形成術（BPA）の経験豊富な内科医，PEA の経験豊富な外科医の両方を含む施設において適応を判断することが望ましい.
- 中枢型 CTEPH が PEA の良い適応であり，平均肺動脈圧≧30 mmHg，肺血管抵抗≧300 dynes・秒・cm^{-5}，NYHA/WHO 機能分類≧II〜III度で，重篤な合併症がないことが望ましい（推奨クラス I，エビデンスレベル C）. 高齢者でも手術の非適応にはならない.
- 区域枝，亜区域枝に血栓が存在する末梢型 CTEPH であっても，超低体温循環停止法下の PEA は実施可能であるが，中枢型に比べて技術的難易度が高い（推奨クラス IIa，エビデンスレベル C）.
- 全身麻酔下で手術を行う. Swan-Ganz カテーテルを挿入し，術前肺動脈圧を再確認する. 経食道心エコーで三尖弁逆流・弁輪径，PFO の有無を確認し，PFO がある場合には上行遮断後に右房切開を加えて閉鎖する.
- 手術は，胸骨正中切開，上行大動脈送血および上下大静脈脱血で人工心肺を確立し，左房ベントを挿入する. その後，深部体温で 18℃ まで全身冷却する.
- 循環停止下に手技を行う. 1回の循環停止時間は 15 分を限度とし，10 分間の循環再開を行う. 左右 3 回までで，計 6 回（最大 90 分の循環停止）までに限定し，脳障害発生の回避に努める.
- PEA の最も重要な手技上の注意点は，最初の剥離を進める層の深さ（剥離面）である. 内弾性板と中膜の間を剥離していく. 層が浅いと血栓しか取れず遺残肺高血圧の原因となり，逆に層が深いとやや紅色の層が露出し，肺出血の原因となり注意が必要である.
- 剥離を進めるうえでもう一つ重要な点は，器質化血栓を引きちぎらないことである. 愛護的に牽引しながら区域動脈まで樹枝状に採取することが理想である.
- 右主肺動脈には術者が患者の左側に立ってアプローチする. 上行大動脈と上大静脈に開創器をかけて視野を展開する. 上大静脈背側を十分に剥離すれば視認性が向上する.
- 左主肺動脈には術者が患者右側から手術を行い，心臓ネットで心臓を右側下方へ牽引することで良好な視野を得る. 手技は右側と同様であるが，左下葉枝は気管支が腹側を走行するため，手技的困難性が増す.
- PEA 終了後，復温を開始し肺動脈を閉鎖する. 三尖弁形成など追加手技があれば復温中に行う.
- 人工心肺から離脱する際には右心不全への対応が重要である. 特に肺高血圧が遺残している場合には，ノルエピネフリンで体血圧を維持し，右心→左心への灌流維持に努める. 離脱困難な場合には PCPS 挿入下に閉胸し，集中治療室における循環管理で右心不全の改善を待つ. 必要に応じて一酸化窒素療法を併用する.
- 合併症には，遺残肺高血圧，遺残右心不全，肺出血，脳血管障害などがある.
- 周術期の手術リスクを軽減するため，近年では，PEA 術前に BPA を先行し循環を改善させることで，PEA の周術期合併症軽減，成績向上に努めている [図 1].
- 早期成績は，欧米では国際レジストリー研究において 5% 程度と良好な成績が報告されている[2]. 本邦でも BPA の手術成績は向上しており，国立循環器病研究センター 220 例の検討では死亡率は 4.1% であった[3].

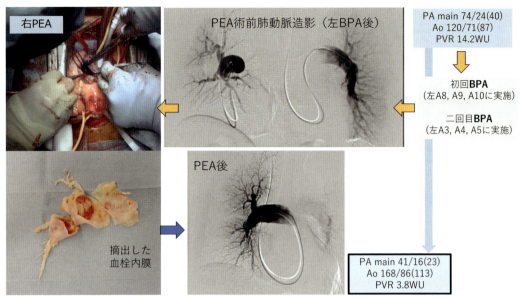

[図1] 慢性血栓塞栓性肺高血圧症に対する肺動脈血栓内膜摘除術の実際

- 遺残 PH を認める症例では，血管拡張療法，術後追加 BPA によりさらなる循環の改善，患者 QOL の向上に努める必要があり，CTEPH チームとしての包括的な取り組みが重要である[3]．

◆ 文献
1) 日本循環器学会．肺血栓塞栓症および深部静脈血栓症の診断，治療，予防に関するガイドライン（2017年改訂版）．
2) Mayer E, et al. J Thorac Cardiovasc Surg. 2011; 141: 702-10.
3) Nishiyama M, et al. Gen Thorac Cardiovasc Surg. 2023; 71: 291-8.

〈清家愛幹　松田 均〉

1 ステントグラフト治療（TEVAR・EVAR）

- 胸部大動脈瘤に対する開胸を行わない低侵襲手術を TEVAR (Thoracic Endo Vascular Aortic Repair: 胸部大動脈ステントグラフト内挿術)，胸部大動脈瘤に対する開腹を行わない低侵襲手術を EVAR (Endo Vascular Areurysm Repair: 腹部大動脈ステントグラフト内挿術) を呼ぶ．
- 大動脈疾患に対するカテーテル治療である．適応基準は疾患病期とステントグラフトを留置する上での解剖学的条件によって規定される．
- 大動脈瘤の形態においては紡錘状と嚢状に大別される．適応基準は紡錘状の場合は動脈径によって規定されることが多いが，嚢状の場合は形状によっては破裂のリスクが高く，動脈径が小径に関わらず早期手術適応となる．

■ 適応
- 腹部大動脈瘤は原則無症状であり，健診や他疾患の精査中に偶発的に診断されることが多い．最大短径が 30 mm 以上で診断に至り，最大短径が男性 55 mm 以上，女性 50 mm 以上，半年で 5 mm 以上の瘤径拡大で侵襲的治療の適応である．
- 胸部大動脈瘤は偶発的に診断されることが多いが，自覚症状としては嗄声，嚥下困難，胸背部痛などがある．最大短径 55 mm 以上，半年で 5 mm 以上の瘤径拡大で侵襲的治療の適応である．ただし，Marfan 症候群においては最大短径 45 mm 以上で侵襲的治療を考慮する［図 1］［図 2］．

■ 診断
- 大動脈解離は Stanford B 型大動脈解離（以後急性 B 型解離）がステントグラフト治療の守備範囲である．大動脈解離においては急性期，亜急性期，慢性期の 3 区間の病期で治療指針が大きく変わる［図 3］．
- 急性 B 型解離を発症後から 2 週間までを急性期と定義されている．急性期の治療指針は解離により急性に生命の危機が及ぶ可能性がある complicated 急性 B 型解離と比較的安定した病態である uncomplicated 急

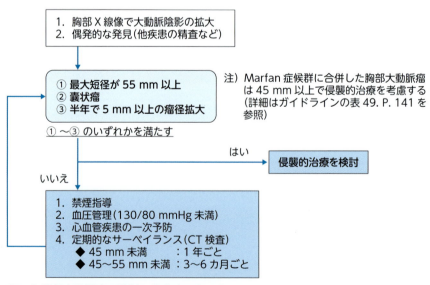

[図 1] 腹部大動脈瘤の診断・治療カスケード
〔日本循環器学会/日本心臓血管外科学会/日本胸部外科学会/日本血管外科学会合同ガイドライン．2020 年改訂版　大動脈瘤・大動脈解離診療ガイドライン．https://www.j-circ.or.jp/cms/wp-content/uploads/2020/07/JCS2020_Ogino.pdf（2025 年 2 月閲覧）〕

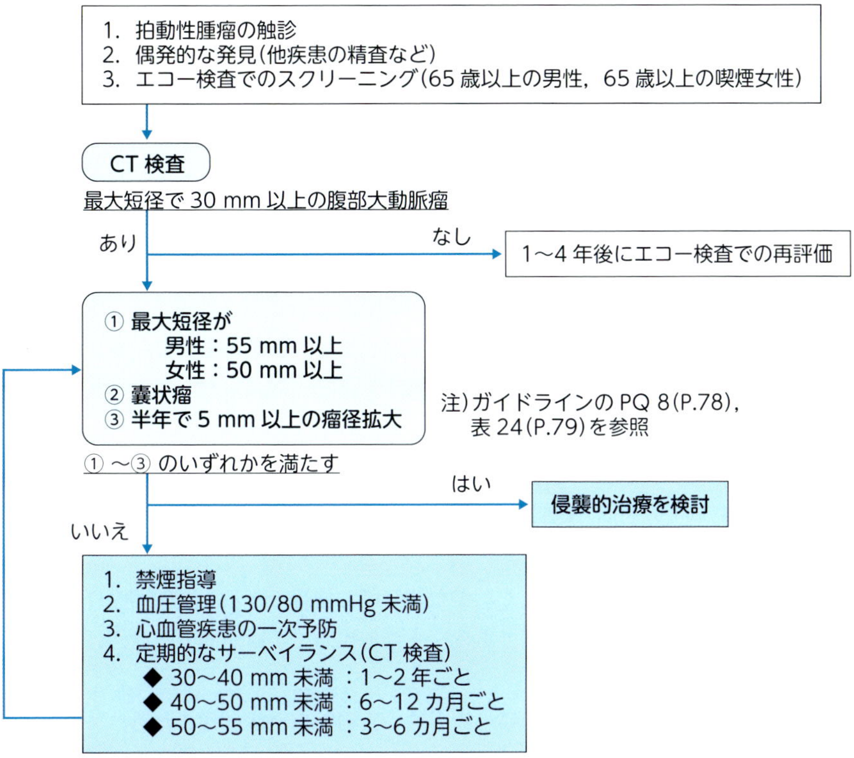

[図2] 胸部大動脈瘤の診断・治療カスケード
〔日本循環器学会/日本心臓血管外科学会/日本胸部外科学会/日本血管外科学会合同ガイドライン. 2020年改訂版 大動脈瘤・大動脈解離診療ガイドライン. https://www.j-circ.or.jp/cms/wp-content/uploads/2020/07/JCS2020_Ogino.pdf（2025年2月閲覧）〕

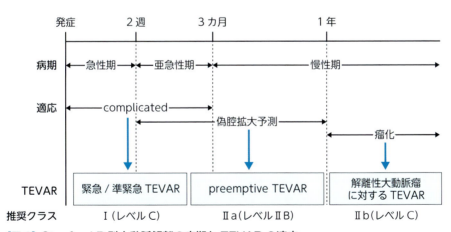

[図3] Stanford B型大動脈解離の病期と TEVAR の適応
〔日本循環器学会/日本心臓血管外科学会/日本胸部外科学会/日本血管外科学会合同ガイドライン. 2020年改訂版 大動脈瘤・大動脈解離診療ガイドライン. https://www.j-circ.or.jp/cms/wp-content/uploads/2020/07/JCS2020_Ogino.pdf（2025年2月閲覧）〕

性B型解離に大別される．
- complicated 急性B型解離は破裂・切迫破裂，分枝灌流障害を呈した症例であり，早期に侵襲的治療の適応となる．uncomplicated 急性B型解離に関しては安静降圧療法の適応となる．
- 急性B型解離発症から2週間から3か月までを亜急性と定義されている．従来であれば外来で定期観察を行ってきたが，近年将来の偽腔拡大を予防することを目的とした preemptive TEVAR が普及している[2]．

- 急性 B 型解離発症から 3 か月以降を慢性と定義されている．最大短径 60 mm 以上に達した症例，また急性大動脈症候群を発症リスクが高い潰瘍様突出像（ULP），穿通性動脈硬化性潰瘍（PAU）に対して侵襲的治療を考慮する．
- ステントグラフト治療は解剖学的条件があり，原則はスライス厚 3 mm 以下の造影 CT 画像により判断する．破裂症例においては造影 CT を行えない場合もあり，単純 CT 画像のみで判断する．

■ 治療

- 胸部大動脈瘤ステントグラフト治療の解剖学的な適応基準の原則は，瘤の中枢・末梢に 20 mm 以上の landing zone の確保が必要である．
- 胸部大動脈瘤の症例で中枢 landing zone が充分に確保できない弓部大動脈瘤に関しては耐術可能であれば開胸手術が推奨されるが，頸部分枝にバイパス術を行う debranching 法，開窓型ステントグラフトで手術施行の可能性がある．
- 腹部大動脈瘤ステントグラフト治療の解剖学的な適応基準は腎動脈下腹部大動脈瘤，腎動脈下動脈に正常大動脈 15 mm 以上，60° 以下の屈曲，総腸骨動脈の拡大 15 mm 以下，腸骨動脈の正常部分の長さが 10 mm 以上である．
- ステントグラフト治療の利点は創部が小さく，または穿刺で施行できる．開胸開腹に比べ手術侵襲が低いため，術後の回復が早く，早期退院が可能である．また他疾患で手術が必要な症例に見合わせて治療が可能である．
- ステントグラフト治療の欠点は根本的な外科手術と違い大動脈瘤自体は残るため，ステントグラフトの移動，分枝からの back flow による瘤内への流入が問題となり，大動脈瘤が再拡大し，破裂の危険があり，追加・再治療を行う場合がある．

■ 予後

- ステントグラフト治療の短期成績は外科治療に比べ良好であるが，長期成績では外科治療に劣ると言われている．
- EVAR においては 4 年後までの瘤関連死亡率は外科手術に比べ有意に低かったが，8 年後には逆転して有意に高くなっている．主な原因は瘤破裂である．再治療率が高く，遠隔期全生存率は EVAR が劣っている．
- ステントグラフト内挿術の遠隔成績が明らかになるにつれ，解剖学的要因だけでなく生命予後や全身状態を考慮した患者選択や外科手術との使い分けの重要性が再認識されつつある．

◆ 文献

1) 日本循環器学会，他．2020 年改訂版　大動脈瘤・大動脈解離診療ガイドライン．
2) Nienaber CA, et al. Circ Cardiovasc Interv. 2013; 6: 407-16.

〈上田大輔　山下慶悟〉

2 人工血管置換術

■ 適応

人工血管置換術の対象疾患は，大動脈瘤や大動脈解離である．

- 大動脈瘤
  - 各部位ごとに手術適応サイズが異なる［表1］が，どの部位でも拡大速度が速い症例（0.5 mm/半年以上の拡大）や囊状瘤（sac depth/neck width＞0.8）の場合は破裂の危険が高く手術が推奨される．
  - Marfan症候群等の結合織疾患などで血管脆弱性が危惧される患者では，通常より小さいサイズでも手術適応となる．
  - 一定サイズを超えると破裂危険性が急激に高まることが知られており，年間破裂率10％を超える場合は専門医へ早期に紹介することが推奨される［図1］［表2］．
  - 最近では，体格に応じて破裂の危険率が異なるとする報告があり[1]，小柄な患者などではより小さい瘤径でも破裂や解離の危険性が高いので，早めの手術を考慮した方が良い場合もある．
- 大動脈解離
  - 人工血管置換術となる症例の多くは，急性Stanford A型であり，primary entryの切除を基本として人工血管置換範囲を決定する施設が多い．
  - Stanford A型でも偽腔血栓閉塞型では，上行大動脈のentryや心膜液貯留がなく，偽腔厚≦10 mm・大動脈径＜50 mmで，耐術に不安がある場合は，内科的治療を選択することもある．

[表1] 手術推奨クラスⅡa以上の大動脈サイズ

部位	径
上行	≧55 mm（Marfan症候群≧45 mm）
弓部	≧55 mm
下行	≧60 mm
胸腹部	≧60 mm
腹部	≧50 mm

〔日本循環器学会/日本心臓血管外科学会/日本胸部外科学会/日本血管外科学会合同ガイドライン．2020年改訂版大動脈瘤・大動脈解離診療ガイドライン．https://www.j-circ.or.jp/cms/wp-content/uploads/2020/07/JCS2020_Ogino.pdf（2025年2月閲覧）〕

[表2] 腹部大動脈瘤の瘤径別推定年間破裂率

最大短径（mm）	破裂率（％/年）
40未満	0
40～50未満	0.5～5
50～60未満	3～15
60～70未満	10～20
70～80未満	20～40
80以上	30～50

（Brewster DC, et al. J Vasc Surg. 2003; 37: 1106-17 より改変）

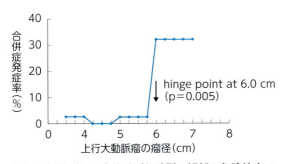
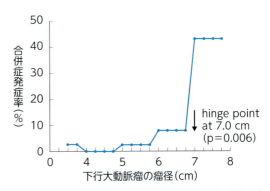

[図1] 部位ごとの瘤サイズと破裂・解離の危険性率 （Coady MA, et al. J Thorac Cardiovasc Surg. 1997; 113: 476-91）

■ 手術

人工血管サイズは，胸部 22〜30 mm・腹部 14〜20 mm である．

● 胸骨正中アプローチ手術

全て完全体外循環・心静止下の手術である．送血路は症例ごとに血管性状や病変の位置によって決定する．

- 大動脈基部置換（再建）術: 大動脈弁と Valsalva 洞および近位上行大動脈を手術範囲とする術式の総称である．左右冠動脈の再建を伴う．また大動脈弁は人工弁置換する術式（Bentall 手術）と，弁尖を温存して人工血管に縫着再建する術式（Reimplantation 法や Remodeling 法）がある．一般に Valsalva 部分に膨らみを有した人工血管を使用することが多い．

- 上行大動脈置換術: 病変が近位に限局していれば遠位上行大動脈を遮断して心静止下に人工血管置換を行うことができるが，病変が遠位に及んでいる場合や大動脈解離の場合は低体温・循環停止・選択的脳灌流下に人工血管置換を行う．

- 弓部大動脈置換術: 低体温・循環停止・選択的脳灌流下に遠位弓部を末梢吻合として，腕頭・左総頸・左鎖骨下動脈を再建し，中枢は近位上行で吻合する人工血管置換術である．低体温の設定は施設によって異なるが，鼓膜・直腸・膀胱といった深部体温を計測して 25〜28℃の中等度低体温で手術を行う施設が多い．頭頸部血流の評価はエコーやオキシメーターが有用である[2]．また遠位弓部に entry を有する大動脈解離や遠位弓部大動脈瘤で末梢吻合が深くなる場合は frozen elephant trunk を使用して一期的により末梢まで治療できる術式を選択することもある[3]．

● 側胸部アプローチ手術

- 下行大動脈置換術: ステントグラフトの普及で対象症例は減っているが，ステントグラフト後の感染などでのトラブル時には必要となることがある．基本的には大腿動静脈の送脱血による部分体外循環で行う．アプローチ肋間は病変部位によって 4〜7 肋間を選択する．片肺換気を要するほか，食道や胸管といった隣接臓器にも注意が必要である．

- 胸腹部大動脈置換術: 側胸部から腹部（後腹膜腔）に及ぶ切開でアプローチする最も広範囲にわたる人工血管置換術である．大腿動静脈の送脱血による部分体外循環や左心房脱血-大腿動脈送血バイパス（左心バイパス）下に，腹腔・上腸間膜・左右腎動脈といった腹部分枝の選択的灌流と再建を要する．また脊髄への血流確保も大切であり，術前 CT での脊髄栄養動脈を同定および術中脊髄栄養動脈・肋間動脈再建や脳脊髄液ドレナージ留置・術中 MEP など様々な手段を駆使して脊髄神経障害の予防および脊髄梗塞時の症状悪化を防ぐ対策が重要である．

● 腹部アプローチ手術

- 腹部大動脈置換術: 腹部正中切開と側腹部切開（後腹膜）がある．腹部大動脈を単純遮断して Y 字人工血管で置換することが多い．病変が腎動脈に及ぶ場合には腎動脈に冷却晶質輸液（乳酸リンゲル液など）灌流を行う．また単純遮断であるので下肢虚血時間などにも注意を払う必要がある．ステントグラフト治療追加時のアクセスルートになるので，将来に備えた人工血管サイズ・形態とする必要がある．

- 術中の一番の注意事項は臓器虚血や塞栓であり，臓器への灌流を保ちつつ，また臓器へ粥腫を飛散させないように細心の注意を払って手術を行う．

- 術中に起こりうる危険について術前造影 CT 画像から察知し，予防策を立てておくことは大変重要で，shaggy aorta や慢性解離の偽腔内血栓・石灰化などを評価して送血・遮断・吻合部位等の術式を決定する．また手術チームで大動脈の部位ごとの性状についての情報を共有しておくことも肝要である．

◆ 文献

1) Maryam T, et al. J Visual Surg. 2018; 4: 124.
2) Orihashi K. Surg Today. 2016; 46: 1353-61.
3) Tamura K, et al. J Thorac Cardiovasc Surg. 2014; 148: 561-5.

〈古川智邦〉

Ⅲ. 手術室 ▪▪▪▪ **4.** 血管疾患の外科手術

3 血栓塞栓除去術

- 急性動脈閉塞（Ⅰ-9-3の項参照）は塞栓症，血栓症に伴い末梢動脈が突然閉塞し5Pと言われる疼痛（Pain），知覚鈍麻（Paresthesia），蒼白（Pallor/Paleness），脈拍消失（Pulselessness），運動麻痺（Paralysis/Paresis）を呈する．血栓塞栓除去術は原因となる塞栓子を除去する目的に行われる．

■ 診断・適応

- 重症度分類として急性下肢虚血の臨床分類（SVS分類）があり，この臨床分類から適応を考慮する．治療のゴールデンタイムは一般的に4〜6時間と言われており，早急な血行再建を要される［表1］．
- 知覚神経・運動神経の高度障害，足部の動静脈のドプラ信号を認めなければ不可逆性（カテゴリーⅢ）であり，適応から除外される［図1］．

■ 治療

- 鼠径から大腿部を切開し大腿動脈を露出し，血管遮断鉗子や血管テープでのターニケットを使用しながら遮断し，大腿動脈を切開する．切開孔から2〜7Frのバルーン付きカテーテルを挿入する．選択されるサイズについての目安は，総大腿動脈から浅大腿動脈は4〜6Fr，大腿深動脈は4Fr，膝窩動脈は3〜4Frであり，下腿3分枝以遠には基本的に血栓除去は不適だが2〜3Frで愛護的に施行することも可能である．血管造影下で塞栓子の存在を把握し，末梢側でバルーンを拡張させ，中枢側まで引き上げて摘出する．近年ガイドワイヤーでの誘導が可能なover the wire型カテーテルが利用されており，高度狭窄に伴う血栓閉塞に対する除去に有用でありより安全に施行できる．血栓塞栓子除去後，切開した大腿動脈は5-0から6-0の非吸収性モノフィラメント糸で縫合閉鎖する．
- 比較的小さな創で血管にアクセスすることができ，カテーテルを使用した低侵襲な手技で行うことができる．
- バルーンの過拡張は内膜損傷や解離の原因となる．カテーテルによる動脈穿孔，破裂がある．
- 慢性閉塞性動脈硬化症に伴う血栓閉塞であった場合，カテーテルの挿入が困難であったり，バルーンによる引き上げ操作が困難であることから完全な塞栓子除去ができないケースが多い．

［表1］急性下肢虚血の臨床分類

カテゴリー	予後	所見		ドプラ信号*	
		感覚消失	筋力低下	動脈	静脈
Ⅰ. 救肢可能	即時性なし	なし	なし	聴取可能	聴取可能
Ⅱ. 危機的					
a. 境界型	ただちに治療すれば救肢可能	軽度（足趾のみ）またはなし	なし	（しばしば）聴取不能	聴取可能
b. 即時型	即時の血行再建により救肢可能	足趾以外にも，安静時疼痛を伴う	軽度〜中等度	（通常は）聴取不能	聴取可能
Ⅲ. 不可逆性	広範囲な組織欠損または恒久的な神経障害が不可避	重度〜感覚消失	重度〜麻痺（硬直）	聴取不能	聴取不能

*重症例では罹患した動脈の血流速度が非常に遅いため，ドプラ音を検出できない場合がある．動脈と静脈の血流信号の見分けが肝要である．動脈の血流信号は律動音（心拍動と同期）であるのに対して，静脈の信号はより一定で，呼吸運動に影響されたり末梢のミルキングで増強したりする（ドプラプローべで血管を圧迫しないように注意が必要）．
（Rutherford RB, et al. J Vasc Surg. 1997; 26: 517-38., Tasc Ⅱ Working Group, 日本脈管学会, 編訳. 下肢閉塞性動脈硬化症の診断・治療指針Ⅱ. メディカルトリビューン; 2007 より）

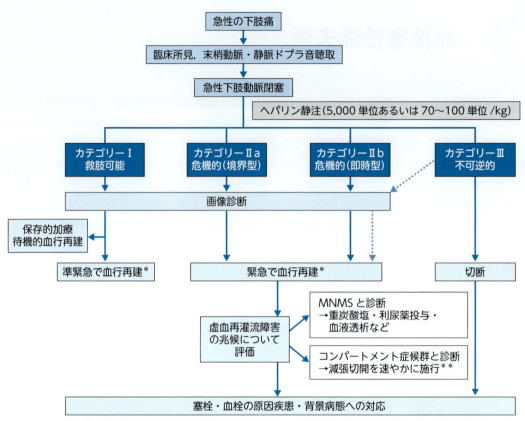

*血栓塞栓除去手術は，血管造影が可能な手術室でオーバーザワイヤー血栓除去カテーテルを用いて透視下で行う
**内圧測定に関して，減張切開を行うカットオフ値に関して一定の見解はない

[図1] 急性下肢動脈閉塞の診断と治療アルゴリズム
〔日本循環器学会/日本血管外科学会合同ガイドライン．2022年改訂版　末梢動脈疾患ガイドライン．https://www.j-circ.or.jp/cms/wp-content/uploads/2022/03/JCS2022_Azuma.pdf（2025年2月閲覧）〕

- 急性動脈閉塞が引き起こされた患者は塞栓症や血栓症を背景に心臓，脳，血管の併存疾患を有していることが多く，急性動脈閉塞解除後の再灌流障害や下肢虚血の進行に伴う下肢壊死など，重篤な転帰を辿ることも多く15～20％の高い死亡率が報告されている[1,2]．
- 塞栓子の除去が奏効した場合でも，背景に高度な閉塞性動脈硬化症を認めた場合再発のリスクが高く，血管内治療または下肢動脈バイパス術を必要とする．

〈西川浩史　山下慶悟〉

4 下肢動脈バイパス術

■ 適応

- 下肢閉塞性動脈疾患（lower extremity artery disease: LEAD）（Ⅰ-9-3 の項参照）に対して行われる．喫煙・高血圧・脂質異常・糖尿病の動脈硬化リスクファクターの是正，運動療法，薬物療法による症状改善が乏しいとされる場合，血行再建術の適応を考慮する．
- 血行再建術は血管内治療と下肢動脈バイパス術に大別され，TASC Ⅱ分類により適応が考慮される．
- 腸骨動脈病変では主に血管内治療が選択されるが，大動脈閉塞や両側腸骨動脈閉塞を認める症例に対して開腹下での大動脈-大腿動脈バイパス術を選択されることがある．また非解剖学的バイパスとして大腿動脈-大腿動脈バイパス術が選択されることもある．
- 大腿膝窩動脈病変では長区域病変（25 cm 以上），高度石灰化病変，狭小な動脈において静脈グラフト，人工血管を使用した下肢動脈バイパス術の良い適応となる．
- 下腿動脈病変では静脈グラフトでのバイパスが原則であり，かつ run-off が見込まれる吻合可能な血管性状を有する場合に適応が考慮される．主に重症虚血肢（虚血性の安静時疼痛・潰瘍・壊死など）に適応さ

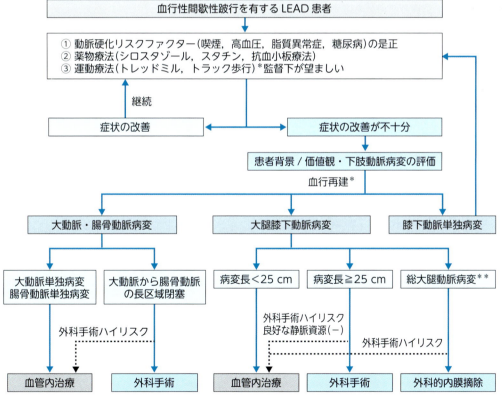

[図 1] 間歇性跛行を有する LEAD に対する治療アルゴリズム
〔日本循環器学会/日本血管外科学会合同ガイドライン．2022 年改訂版　末梢動脈疾患ガイドライン．https://www.j-circ.or.jp/cms/wp-content/uploads/2022/03/JCS2022_Azuma.pdf（2025 年 2 月閲覧）〕

れる［図1］.

- 対象となる血管は，足部・足関節位では足背動脈や足底動脈，下腿では膝下膝窩動脈や脛骨腓骨動脈幹，大腿では膝上膝窩動脈や浅大腿動脈など狭窄部位や吻合可能箇所を検討し選択する．

■ 治療

- バイパスする中枢，末梢の動脈を露出する．皮下にバイパスグラフトを誘導する（in-situ SVG を使用する場合はバルブカッターによる静脈弁切除が必要）．膝関節では屈曲を考慮したグラフト走行となるように注意する．静脈グラフトはねじれによる閉塞をきたしやすいためマーキングをしてねじれないように誘導する．

  ヘパリン化を行い，吻合予定部の中枢，末梢を遮断した上で動脈に小孔をあけ，グラフト径に合わせて吻合孔を作成する．5-0 から 7-0 の非吸収性モノフィラメント縫合糸を使用し連続縫合で吻合する．空気塞栓の予防のため吻合部中枢，末梢の遮断を解除しながら脱気して結紮する．

- 血管内治療では血行再建困難な症例において下肢動脈バイパス術は必要となる．
- 虚血肢の創傷治癒不良がある．
- 末梢病変を含む広範な狭窄病変を有した場合バイパスグラフト開存率は低く適応が限定される．
- バイパスグラフトには人工血管と静脈グラフト（大伏在静脈）があり，静脈グラフトが有意に開存率が高いとされている．
- 膝上膝窩動脈バイパスにおいては人工血管でのバイパスも良好な結果が散見され，静脈グラフトが使用できない場合は人工血管の使用を考慮する．
- 膝下膝窩動脈，下腿動脈バイパスにおいて人工血管は開存率が低く，静脈グラフトの使用が必要となる．
- バイパス術後十分な改善が得られない症例も少なくはなく，バイパス術後症例の 5〜10% 程度が下肢切断に至るとの報告もある[3]．

◆ 文献

1) Norgren L, et al. J Vasc Surg. 2007; 45 Suppl: S5-67.
2) Howard DP, et al. Circulation. 2015; 132: 1805-15.
3) Gerald ST, et al. J Vascular Surg. 2001; 33,948-54.

〈西川浩史　山下慶悟〉

Chapter

IV

ICU

1 心停止後症候群: CAG と PCI の適応

- 総務省消防庁の資料（令和5年版救急救助の現況）によれば令和4年中に院外心肺停止で救急搬送された約14万人の患者のうち心原性は約9万人と高率であった．
- 心原性の原因疾患としては心室細動（VF）などの致死性不整脈とともに急性冠症候群（ACS）が重要である．
- 日本循環器学会の急性冠症候群ガイドライン（2018年改訂版）では，ST上昇型心筋梗塞（STEMI）に対する発症後早期の再灌流療法は予後を改善させる確立された治療法であり，患者到着後10分以内に，バイタルサインのチェックと連続心電図モニターを開始し，12誘導心電図を記録することが推奨されている．
- ST上昇の有無によりリスク評価を行い，適切なタイミングでの侵襲的治療（PCIなど）を検討する［図1］．
- 心肺停止患者において心拍再開（ROSC）後の12誘導心電図でST上昇または左脚ブロック（LBBB）を呈する患者では80%以上に急性冠動脈病変があることが報告されている[1]．
- 大規模な観察研究においてROSC後の12誘導心電図でST上昇がなくても急性冠閉塞がみられることも報告されている[2,3]．
- 院外心停止からROSC後に冠動脈造影を行った患者の検討では，心停止前の胸痛および12誘導心電図のST上昇のいずれも認める場合は87%，いずれかを認める場合は63%の患者に急性冠動脈閉塞を認め，一

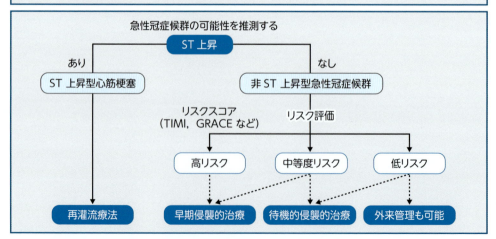

［図1］急性冠症候群の診断・治療フローチャート
〔日本循環器学会．急性冠症候群ガイドライン（2018年改訂版）．https://www.j-circ.or.jp/cms/wp-content/uploads/2018/11/JCS2018_kimura.pdf（2025年2月閲覧）〕

[表1] ST 上昇および心停止前の胸痛と冠動脈閉塞の関係

項目	患者数	急性冠動脈閉塞あり
ST 上昇と胸痛の両方とも認める	15	13（87%）
ST 上昇と胸痛のいずれかまたは両方とも認めない	69	27（39%）
ST 上昇と胸痛のいずれかを認める	49	31（63%）
ST 上昇と胸痛の両方とも認めない	35	9（26%）

(Spaulding CM, et al. N Engl J Med. 1997: 336: 1629-33)

方，いずれも認めない患者においても 26%に急性冠動脈閉塞を認めたと報告されている [表1].

● JRC 蘇生ガイドライン 2020 では，心原性が疑われる院外心停止 ROSC 後に 12 誘導心電図で ST 上昇を呈した患者に対して，緊急冠動脈造影（CAG）による評価を行い，適応に応じて経皮的冠動脈インターベンション（PCI）を行うことを推奨している.

● 心原性が疑われる院外心停止 ROSC 後に 12 誘導心電図で ST 上昇を認めない昏睡状態の患者のうち限られた成人において，緊急的あるいは待機的に CAG で評価し，適応に応じて PCI を行うことのいずれも合理的であることが提案されている.

● 実臨床では ROSC 後の 12 誘導心電図で ST 上昇を認めなくても急性冠閉塞は否定できない. 日本循環器学会の急性冠症候群ガイドラインでは心原性以外の原因が否定され，心筋虚血の存在が強く疑われる場合には，神経学的予後などもふまえた上で緊急 CAG と適応に従った PCI の実施を考慮するよう提案している.

◆ 文献
1) Patterson T, et al. Circ Cardiovasc Interv. 2018; 11: e005346.
2) Dumas F, et al. Circ Cardiovasc Interv. 2010; 3: 200-7.
3) Elfwén L, et al. Am Heart J. 2018: 200: 90-5.

〈笠岡俊志〉

2 心停止後症候群: 体温管理

- 発熱は蘇生後の神経学的機能を悪化するため，心拍再開後に昏睡状態が続く患者では，深部温の測定を行い，37.5℃以下に保つよう 72 時間後まで発熱予防を行う[1]．
- 目標となる温度を決め，一定の温度を維持する体温維持療法を行っても良い［図1］．体温維持療法には，平温で管理する平温療法と，32〜34℃の体温を維持する低体温療法がある．
- 平温療法と低体温療法の効果は同等と位置づけられている[2]．低体温療法は基礎研究での有用性が示されているが，臨床における有用性は明確でない．ただし，低体温療法が有用な心停止患者のサブグループはあるかもしれない．
- 体温維持療法を行う場合は，表面冷却法または血管内冷却法が汎用される［図2］［図3］．持続的な体温モニタリングに基づくフィードバックシステムを備えた機器を使用することが望ましい．

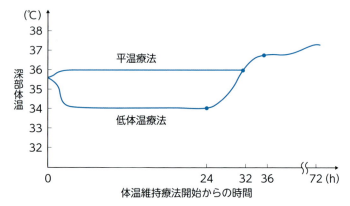

[図1] 体温維持療法（平温療法・低体温療法）の例
グラフは体温維持療法における温度と時間の経過を示す．平温療法の例：24 時間後まで 36℃を維持，その後，72 時間まで 37℃を維持する．低体温療法の例：24 時間まで 34℃を維持，0.25℃/時の復温後，72 時間まで 37℃を維持する．

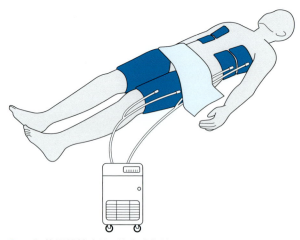

[図2] 体温維持療法: 体表冷却法
フィードバックシステムを備えた機器を使用した体表冷却法の例．温度制御された水が体表にあてたパッドなどを灌流することにより体温を制御する．

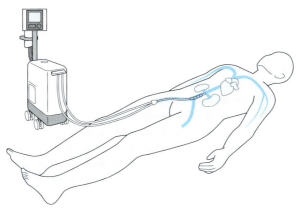

[図3] **体温維持療法: 血管内冷却法**
フィードバックシステムを備えた機器を使用した血管内冷却法の例.
温度制御された水が血管内に留置されたカテーテルのバルン（青）を
灌流することにより体温を制御する.

- 平温療法では，意図しない発熱に注意する必要がある．機器を使用して平温療法を行う場合の保険適応の上限温度は36℃である．
- 低体温療法を行う場合は，心停止後できるだけ早期に導入する．ただし，心拍再開直後の冷却輸液の迅速・大量投与は，再度の心停止を引き起こすリスクがあるため[3]，推奨されていない．
- ECPR（体外循環式心肺蘇生法）施行患者では，迅速な冷却が可能なため，低体温療法が有効な可能性がある．ただし，出血や感染のリスクが増大する可能性があるため，慎重な管理が求められる．
- 体温維持療法中にルーチンで筋弛緩薬を使用することは避ける．シバリングがある場合には筋弛緩薬の投与を検討する．
- 低体温療法を行う場合には，低カリウム血症，不整脈，出血，感染症，シバリング，皮膚トラブル（体表冷却法施行時の凍傷や圧迫による損傷）などの合併症に注意し，必要に応じ対応を行う．
- 低体温療法から，平温に戻す際の復温速度に注意が必要である．急速な復温は脳圧の上昇，不整脈を引き起こすリスクがあるため，0.25〜0.5℃/時の範囲の速度で復温を行う．平温療法を行う場合，自己心拍再開後に軽度の低体温となっている場合は積極的には温めず，自然に復温するように管理する．
- 体温維持療法終了後にリバウンドでの発熱が起こることがあり，予後に悪影響を与える可能性があることに留意する．

◆ 文献
1) Wyckoff MH, et al. Circulation. 2022; 146: e483-557.
2) Dankiewicz J, et al. N Engl J Med. 2021; 384: 2283-94.
3) Kim F, et al. JAMA. 2014; 311: 45-52.

〈内藤宏道　笠岡俊志〉

3 心停止後症候群: 体温管理以外の集学的治療

- 心停止蘇生後の管理は,心拍再開後できるだけ早急に開始することが重要である.救命救急センターなど,蘇生後治療に慣れた施設への搬送を検討する.心停止蘇生後の患者管理のアルゴリズム [図1] および集中治療管理 [図2] を示す[1].

- 心停止の原因を検索し,適切な治療を行う.循環動態が不安定な場合や,心電図上の所見で心筋虚血を疑う場合は冠動脈造影を行う.原因検索のため,CT(コンピュータ断層撮影)の実施を検討する.

- 心拍再開後,意識や呼吸が正常な患者で,経皮的動脈血酸素飽和度(SpO$_2$)が94%未満の場合は酸素投与を行う.意識障害が遷延している場合や,人工呼吸が必要な場合には,気管挿管を行う.

- 低酸素血症(動脈血酸素分圧 [PaO$_2$] <60 mmHg)および高酸素血症を避ける[2].SpO$_2$の目標は94〜98%とし,動脈血ガスのサンプリングを適宜行い,PaO$_2$を75〜100 mmHg の範囲内に保つよう管理する.

- 人工呼吸器管理を行う患者では,動脈血ガスや呼気終末二酸化炭素分圧(ETCO$_2$)を測定し,動脈血二酸化炭素分圧(PaCO$_2$)が35〜45 mmHg となるように管理する.一回換気量は6〜8 mL/kg に制限し,肺保護換気戦略を実施する.体温維持療法中は PaCO$_2$が低下しやすいため注意が必要である.

- 低血圧を避けることが重要である[3].動脈ラインによる観血的動脈圧測定を行い,平均動脈圧を65 mmHg以上,または収縮期血圧を100 mmHg 以上に維持する.定期的な超音波検査により心機能と循環血液量を評価し,尿量(0.5 mL/kg/時以上)や乳酸値(正常値もしくは,心拍再開後の値より低下)も指標とする.必要に応じて晶質液の輸液や昇圧薬の投与を行う.

- 循環動態が不安定な場合は心拍出量のモニタリングを行う.輸液や昇圧薬に反応しない心原性ショックが持続する場合や,心室細動/心室頻拍で循環動態が不安定な場合は,補助循環を考慮する.

- 痙攣がある患者では,診断と治療効果判定のために脳波測定を行う.てんかんの治療にはレベチラセタムまたはバルプロ酸を第一選択として使用する.ルーチンでの抗てんかん薬の投与は行わない.

- 頭部挙上により脳浮腫を予防し,急激な血清ナトリウム濃度の変化や低ナトリウム血症を避ける.

- 早期経腸栄養を行う.体温維持療法中は少量から経腸栄養を開始し,復温後に増量する.平温療法の場合は,増量速度を速めることが可能である.血糖値は140〜180 mg/dL を目標に維持し,必要に応じインスリンの持続投与を行う.低血糖(70 mg/dL 未満)は避ける.

- 鎮静には短時間作用型の鎮静薬や麻薬を使用する.ストレス潰瘍および深部静脈血栓症の予防を行う.ルーチンでの抗菌薬の予防投与は行わない.

- 早期の予後予測に基づく治療撤退が,心停止後の死亡原因の多くを占めると報告されている.早期の予後予測は特異度が十分でないため,心停止後72時間以内に予測を行うことは避ける.

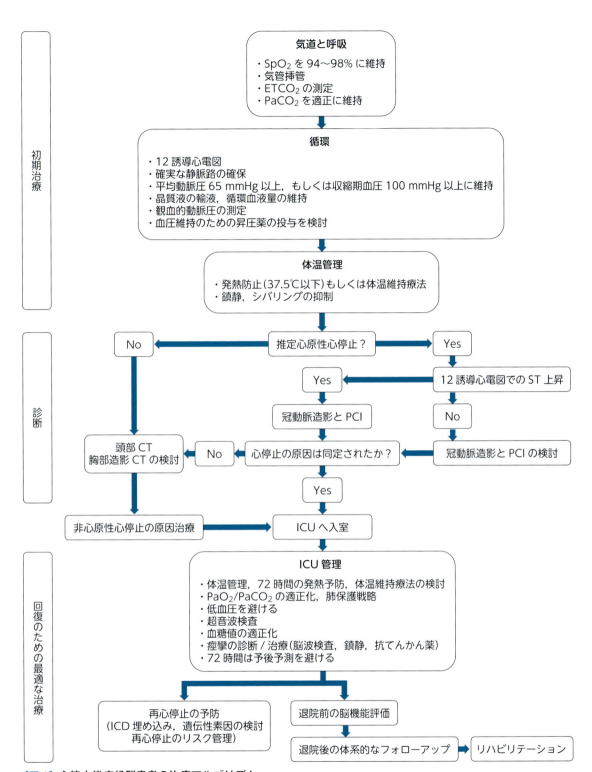

[図 1] 心停止後症候群患者の治療アルゴリズム

CT: コンピュータ断層撮影，ETCO$_2$: 呼気終末二酸化炭素分圧，ICD: 植込み型除細動器，ICU: 集中治療室，PaCO$_2$: 動脈血二酸化炭素分圧，PaO$_2$: 動脈血酸素分圧，PCI: 経皮的冠動脈形成術，SpO$_2$: 経皮的動脈血酸素飽和度
(Nolan JP, et al. Intensive Care Med. 2021; 47: 369-421[1]より改変)

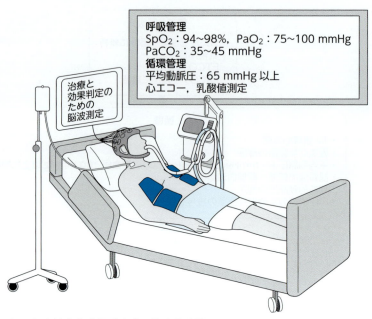

[図2] **心停止後症候群患者の集中治療管理**
補助循環で体位に制限のある場合などを除き，頭部を挙上（15〜30°）し維持する．酸素飽和度，観血的動脈圧を測定し，低酸素や低血圧を回避して管理する．脳波モニタリングを実施し，てんかんの診断や治療効果の評価を行う．発熱を避ける体温管理を徹底し，施設の基準に従って一定の温度を維持する体温維持療法を実施する．$PaCO_2$: 動脈血二酸化炭素分圧，PaO_2: 動脈血酸素分圧，SpO_2: 経皮的動脈血酸素飽和度

◆ 文献

1) Nolan JP, et al. Intensive Care Med. 2021; 47: 369-421.
2) Schmidt H, et al. N Engl J Med. 2022; 387: 1467-76.
3) Kjaergaard J, et al. N Engl J Med. 2022; 387: 1456-66.

〈内藤宏道　笠岡俊志〉

4 心停止後症候群: 脳予後評価

- 心停止後症候群（post-cardiac arrest syndrome: PCAS）は突然の心停止から自己心拍が再開した後に生じる極めて重篤な病態の総称であり，自己心拍が再開しても心筋機能不全や脳機能障害が高頻度に発生する予後不良の病態である．
- PCAS患者の神経学的予後評価にはcerebral performance category（CPC）が用いられる．多くの臨床研究においてCPC 1〜2を予後良好と定義している．
- CPC 1: 機能良好（就労可能），CPC 2: 中等度障害（介助なしで日常生活可能），CPC 3: 高度障害（日常生活に介助必要），CPC 4: 昏睡・植物状態，CPC 5: 死亡
- JRC蘇生ガイドライン2020では，PCAS患者の心拍再開（ROSC）後の神経学的予後評価において，単一の検査では偽陽性を排除するのに十分な特異度が得られないため，神経学的予後評価では常に多角的アプローチを用いることが推奨されている（強い推奨）．
- JRC蘇生ガイドラインにおいてROSC後72時間以降に使用することが推奨または提案されている神経学的所見には，①対光反射，②定量的瞳孔径測定，③両側性の角膜反射の消失，④ミオクローヌス/ミオクローヌス重積状態の出現が挙げられている．
- 定量的瞳孔径測定検査はJRC蘇生ガイドライン2020において新たに追加された評価法であり，瞳孔径，収縮率，収縮速度などを自動的に測定する［図1］．
- いくつかの変数に基づく神経学的瞳孔指数（neurological pupil index: NPi）の低下（3.0未満）は神経学的転帰不良を予測できることが報告されている[1]．
- 予後評価のための血液バイオマーカーとして，ROSC後72時間以内の神経細胞特異性エノラーゼ（NSE）を他の検査と組み合わせて使用することが提案されている．一方，S-100Bタンパク質や神経膠原線維酸性蛋白（GFAP）は予後予測に使用しないことが提案されている．
- 予後評価のための神経生理学的検査として，短潜時体性感覚誘発電位（SSEP）N20の両側消失を別の指標と組み合わせて評価することが提案されている．さらに転帰不良の予測として脳波上におけるてんかん様活動やburst-suppressionを用いることが提案されている．
- イメージングによる予後評価のために，脳CTの灰白質-白質CT値（GWR）や脳MRIの拡散強調画像における高信号領域の存在を用いることが提案されている．

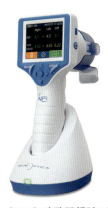
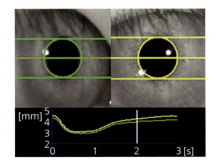

［図1］瞳孔記録計NPi-300（IMI）
（アイ・エム・アイ株式会社提供）

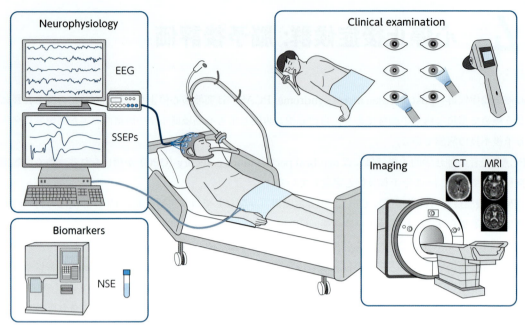

[図2] 神経学的予後予測の指標
(Nolan JP, et al. Intensive Care Med. 2021; 47: 369-421)

- ヨーロッパの蘇生後ケアのガイドラインにおいても，単一の予測因子で100％正確なものはなく，多角的アプローチによる神経学的予後評価が推奨されている [図2]．神経学的転帰不良を予測する場合，誤った悲観的な予測を避けるために，高い特異性と精度が望まれる．
- ROSCから72時間以上経過したGlasgow Coma Scale（GCS）のM≦3の昏睡患者において，交絡因子がない場合，以下の予測因子のうち2つ以上が存在すると予後不良の可能性が高いとされる．
- ①瞳孔反射と角膜反射の消失，②SSEPのN20の両側消失，③脳波の悪性度が高い，④NSE＞60 μg/L，⑤ミオクローヌス状態，⑥脳CT/MRI上のびまん性かつ広範な無酸素性傷害．
- 各項目の最も信頼できる組み合わせや時期はまだわかっていない．
- 神経学的予後評価の際には鎮静薬や低体温などの交絡因子を除外することが重要である．
- わが国ではROSC後の神経学的転帰不良が予測された際の治療の中断は積極的に行われておらず，検討課題である．
- 近年，ROSC後に収集しやすい因子（初期波形など）を用いたPCAS患者の重症度スコア（rCAST）が開発され，神経学的転帰の予測に有用と報告されている[2]．

◆ 文献
1) Oddo M, et al. Intensive Care Med. 2018; 44: 2102-11.
2) Nishikimi M, et al. Resuscitation. 2019; 140: 135-41.

〈笠岡俊志〉

Ⅳ. ICU ■ ■ ■ **2.** 血行動態モニタリング

1 血行動態モニタリング: 肺動脈カテーテル

- 肺動脈カテーテル（pulmonary artery catheter: PAC）は，心不全や心原性ショックの診断・管理のために用いられる血行動態モニタリングデバイスである．

- 肺動脈カテーテルは，肺動脈楔入圧・肺動脈圧・右房圧などの心内圧や，心拍出量・混合静脈血酸素飽和度の，持続的な測定が可能である．

- 治療抵抗性の重症心不全患者（左室駆出率30%以下）を対象としたランダム化比較試験のESCAPE試験では，コントロール群と比較してPAC群で有意な死亡率の改善は認めなかった[1]．本報告以降，心不全患者へのルーチンのPAC使用は推奨されないようになり，PACの使用頻度は低下した．しかし，ESCAPE trialではクロスオーバーによるPACの使用が想定されるより重症な患者は含まれておらず，PACを用いなくても管理が可能であった患者を対象としていたとも考えられ，解釈に注意を要する．

- 近年，心原性ショック症例を対象としたいくつかの観察研究で，PACを使用しなかった症例と比較してPACを使用した症例で予後が良好であったと報告されている[2]．また，より重篤な心原性ショックであるほど，より詳細にPACによる指標が評価された群で予後が良好であった[3]．さらに，近年提示されているいくつかの心原性ショックの治療アルゴリズムでは，PACによって得られる指標を元に戦略が構築されている．

- 日本循環器学会/日本心不全学会の2017年改訂版 急性・慢性心不全診療ガイドラインでの，心不全におけるPACによるモニタリングの推奨度を表1に示す．急性呼吸窮迫症候群や循環不全を呈する患者で臨床的評価が不十分な時は，PACによるモニタリングが積極的に推奨されている．

- PACは，カテーテル室で透視下に挿入されることが多いが，心内圧波形の変化を確認しながらベッドサイドで挿入することも可能である ［図1］．

- PACによって測定可能な指標の正常値を表2に示す．各指標の目標値は，基礎心疾患，急性または慢性経過，各臓器障害の程度などに基づき，個々の症例で設定する必要がある．また，心内圧指標に加えて，混合静脈血酸素飽和度は全身の酸素需給のバランスを示す重要な指標の一つである．

- 強心薬・血管拡張薬・補液・利尿薬などの治療介入に対する血行動態への反応をダイナミックに評価可能な点は，PACの大きな利点である．また，PACによって得られる指標は，機械的循環補助の適応またはステップアップ，機械的循環補助の離脱の可否を決定する際のカギとなる．

- PACによって得られる指標と，心エコーによって得られる指標（左室流出路速度時間積分値，左室流入血流速波形，三尖弁逆流速度，下大静脈径）を比較しておくことは，PACを抜去可能かどうかの判断材料と

［表1］心不全におけるPACによる侵襲的肺動脈圧モニタリングの推奨度

	推奨クラス	エビデンスレベル	Minds 推奨グレード	Minds エビデンス分類
急性呼吸窮迫症候群や循環不全を呈する患者で，臨床的評価が不十分な時．	Ⅰ	C	B	Ⅳb
心不全症状が持続，または血行動態が不安定な急性心不全患者．	Ⅱa	C	B	Ⅳa
利尿薬や血管拡張薬に対し良好に反応する正常血圧の有症候性急性心不全患者．	Ⅲ	B	D	Ⅱ

〔日本循環器学会/日本心不全学会合同ガイドライン，急性・慢性心不全診療ガイドライン（2017年改訂版）より作成〕

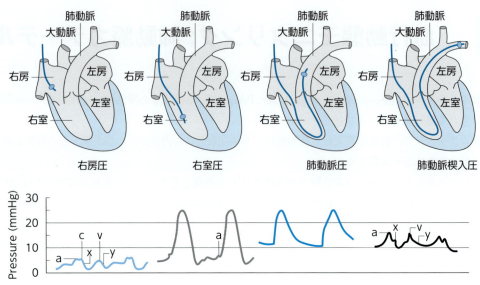

[図1] PAC によって得られる心内圧波形

[表2] PAC によって測定可能な指標の正常値

指標		正常値	定義
一回拍出量	(SV: Stroke Volume)	60-100 mL/beat	
一回拍出量係数	(SVI: Stroke Volume Index)	33-47 mL/beat/m^2	SV/BSA
心拍出量	(CO: Cardiac Output)	4.0-8.0 L/分	HR×SV
心係数	(CI: Cardiac Index)	2.5-4.0 L/分/m^2	CO/BSA
右房圧	(RAP: Right Atrial Pressure)	2-6 mmHg	
右室圧	(RVP: Right Ventricle Pressure)	15-25/0-8 mmHg (収縮期/拡張末期)	
肺動脈圧	(PAP: Pulmonary Artery Pressure)	15-25/8-15/10-20 mmHg (収縮期/拡張末期/平均)	
肺動脈楔入圧	(PCWP: Pulmonary Capillary Wedge Pressure)	6-12 mmHg	
体血管抵抗	(SVR: Systemic Vascular Resistance)	800-1200 dyne-sec/cm^5	(MAP-RAP)×80/CO
体血管抵抗係数	(SVRI: Systemic Vascular Resistance Index)	1970-2390 dyne-sec/cm^5/m^2	(MAP-RAP)×80/CI
肺血管抵抗	(PVR: Pulmonary Vascular Resistance)	<250 dyne-sec/cm^5	(MAP-PCWP)×80/CO*
肺血管抵抗係数	(PVRI: Pulmonary Vascular Resistance Index)	255-285 dyne-sec/cm^5/m^2	(MAP-PCWP)×80/CI
混合静脈血酸素飽和度	(SvO$_2$: Mixed Venous Oxygen Saturation)	60-80%	

BSA: body surface area（体表面積），HR: heart rate（心拍数），MAP: mean arterial pressure（平均血圧）．
*(MAP-PCWP)/CO で評価することも多い（正常値：<3 Wood Units）

なり，PAC の抜去後に心エコーによるパラメータで PAC の指標をある程度予測できるようになり，有用と考えられる．

◆ 文献
1) Binanay C, et al. JAMA. 2005; 294: 1625-33.
2) Chow JY, et al. Can J Anaesth. 2021; 68: 1611-29.
3) Garan AR, et al. JACC Heart Fail. 2020; 8: 903-13.

〈近藤　徹〉

2 血行動態モニタリング: APCO

■ はじめに

- APCO（arterial pressure-based cardiac output）とは，動脈圧波形から推定した心拍出量（CO）を指す．
- APCOは侵襲度・キャリブレーションの有無から図1のように分類できる[1]．
- Noninvasive pulse wave analysis（PWA）は動脈ライン挿入を必要としない．指先に着用したデバイスからvolume clamp methodにより動脈圧波形を構築しCOを推定する．測定値の信頼性は低く，ICUでnoninvasive PWAが有用なケースは少ない．

■ Uncalibrated PWA

- Uncalibrated PWAにはFloTrac®とLiDCOrapid®があり，解析のアルゴリズムは異なる．
- 両者の共通点は，①動脈圧波形から一回拍出量（SV）を推定すること，②推定されたSVを年齢，身長，体重などの患者固有情報や，そこから推測される血管コンプライアンスなどで補正しSV（補正後）を算出することである．
- SV（補正後）に心拍数をかけてAPCOを求める．
- 動脈圧波形が異常な時（ダンピング，大動脈弁閉鎖不全症，機械的循環補助（MCS）使用時など），不整脈（心房細動），小児では測定値の信頼性が乏しい．

■ Calibrated PWA

- Calibrated PWA（PiCCO®）では，APCOの測定に加え，上大静脈中心静脈カテーテルより冷生食を注入し，肺を経由し，動脈カテーテルのサーミスタで経肺熱希釈法（TPTD）によってCOを求めることができる．
- APCOをTPTDによって求めたCOで定期的にキャリブレーションを行うことで，CO測定値の信頼度を高めることができる．

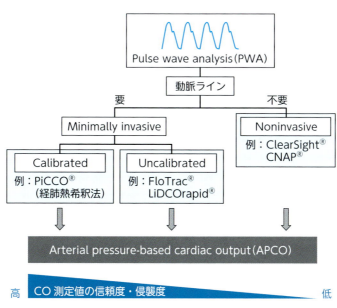

[図1] APCOの種類

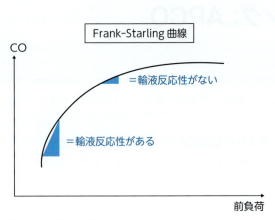

[図2] 輸液反応性

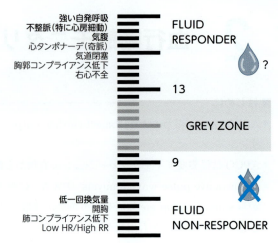

[図3] SVV・PPVの解釈
（Michard F, et al. Crit Care. 2023; 27: 482 を元に作成）

- 大腿・腋窩・上腕動脈いずれかに PiCCO カテーテル挿入が必要なことから侵襲度が高い．
- TPTD では他に，肺血管水分量（EVLW）を求めることができ，肺水腫の評価が可能である．さらに肺血管透過性指数（PVPI）＜3 で心原性肺水腫，PVPI≧3 で非心原性肺水腫（ARDS）を示唆する[2]．

■ 輸液反応性評価での使用
- 輸液の目的は前負荷を増やし，CO を上げることである．
- 4 mL/kg の晶質液を 10 分で投与し，CO または SV が 10〜15％上昇する場合，輸液反応性があるという[3]．CO，SV 変化をみるのに APCO が使用される．
- 輸液チャレンジによる評価が輸液反応性評価のゴールドスタンダードである．
- 輸液反応性評価には動的指標（CO 変化，呼吸性変動）と静的指標（心内圧，左室拡張末期径）があり，動的指標が優れている．
- CO 変化を見る動的指標に受動的下肢挙上テスト（PLR）があり，下肢挙上後の CO 変化を見ることで輸液をせずに輸液反応性評価が可能である．
- 呼吸性変動を見る動的指標に一回拍出量変動（SVV）や脈圧変動（PPV）があり，前述の血行動態モニターで測定できる．SVV，PPV が高い（≧13％）と輸液反応性があるが制約が多く，図3のように ICU において使用できる場面は限られる．

■ 肺動脈カテーテル（PAC）との比較
- 圧波形から求めた APCO より PAC による熱希釈法での CO 測定の方が正確である．
- PAC による持続 CO 測定は測定間隔が長いため，PLR で短時間の CO 変化を見たい時には不向きである．また，PAC では SVV，PPV といった呼吸性変動パラメータの測定ができない．よって，輸液反応性評価においては APCO の方が PAC より優れている．
- PAC は左房圧，肺動脈圧，右房圧などを測定できることから，心不全で血行動態把握が必要なケース，肺血管抵抗が問題になるケース，MCS 症例で有用であり，これらに APCO は不適である．

◆ 文献
1) Saugel B, et al. Br J Anaesth. 2021; 126: 67-76.
2) Teboul JL, et al. Intensive Care Med. 2016; 42: 1350-9.
3) Messina A, et al. Intensive Care Med. 2024; 50: 548-60.

〈川上大裕〉

1 大動脈バルーンパンピング（IABP）の管理

- IABPは適切な管理を怠れば，むしろ有害にもなり得る．駆動中は合併症に対応しながら，トリガーモード，アシスト比，バルーン拡張・収縮の駆動タイミングなどの調整を行う．

■ 管理

- トリガーモードは，心電図，動脈圧，ペーシング（ペースメーカ使用時），インターナル（心停止時に規定拍数で駆動）などから選択する．動脈圧トリガーは心房細動などの不整脈時に安全機構が働かずにバルーン拡張と心収縮が重なる危険があるため，原則的に心電図トリガーを選択する．
- 電気メス使用や体位変換・ベッド移動などのノイズで有効な心電図が得られない場合は，動脈圧トリガーを選択する．
- 心電図でのトリガーミス（R波を認識できない）では，誘導や電極貼り付け位置の変更を行う．
- 不整脈でのトリガーミスでは，抗不整脈でのリズムとレートのコントロール，アシスト比を1：2に下げるなどで対応する．心拍数が140 bpmを超えるとバルーンは十分に拡張できない．外部モニター経由でIABPに信号を取り込む場合，伝達速度の遅れによるトリガーミスが起こるため，可能な限り生体信号を直接IABP本体に入力する．光ファイバー圧センサー付きバルーンカテーテルを使用すると，遅れが少なく正確な圧信号が入力可能である．
- 駆動タイミングの調整は，アシスト比1：2で行うことで適切なタイミングを把握できる．バルーン拡張はdicrotic notch（※）に，バルーン収縮は拡張末期圧が最も低下する位置（★）に合わせることで，diastolic augmentationとsystolic unloadingを最大化できる [図1]．
- 近年では，駆動タイミングを自動制御するオートモードや，駆動タイミングに加えてトリガーモードも自動制御するフルオートモードを搭載した装置がある．しかし，最適なタイミングやトリガーではない可能性があるため，自身で確認・調整する技能が必要である．
- ベッドサイドモニターではaugmentation圧を収縮期血圧と誤認する場合があり，動脈圧はIABPディスプレイで確認する．収縮期血圧はunloadingにより低下しているため，血圧の調整は平均動脈圧を指標に行う．
- 不用意なベッドのギャッジアップは，カテーテルのキンクの危険がある．30°程度までは許容されることが多いが，適切なIABP作動を確認しながら行う．
- 刺入部出血は，IABP管理を困難にする．シース角度調整や圧迫で止血できなければ，外科的に絹糸やナ

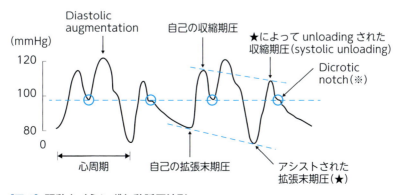

[図1] 駆動タイミングと動脈圧波形

イロン糸を用いてタバコ縫合やU字縫合を行う．運針時のシース損傷に注意しながら，皮膚表面だけでなく，皮下組織まで針を通し血管刺入点が締まるように意識する．

- 抗凝固療法は血栓予防のため，出血傾向がなければACT 150〜180 sec もしくはAPTT 50〜70 sec を目標に未分画ヘパリンの持続投与を行う．ヘパリン起因性血小板減少症患者にはアルガトロバンを使用する．出血傾向で抗凝固療法を行えない場合は，アシスト比1：1での管理を原則として，離脱時の1：2の時間を短くする．
- ヘリウムガスチューブや大腿部のバルーンに血液が混入した場合，バルーンの損傷・破裂を疑う．直ちにスタンバイとしてカテーテルの抜去を行い，必要時は新しいIABPを挿入する．
- 2週間以上の循環補助が必要な場合，IABP入替えやIMPELLAへのupgradeを考慮する．

■ 離脱

- 離脱の指標として，強心薬や血管収縮薬が非投与もしくは低流量で，収縮期血圧＞90 mmHg，平均動脈圧＞60 mmHg，肺動脈楔入圧＜20 mmHg，心係数＞2.0 L/分，末梢循環不全（四肢冷感，チアノーゼ）の消失，不整脈の消失，尿量＞0.5 mL/kg/時などが挙げられるが，絶対的なものではなく，導入の契機となった原疾患がコントロールされていることが肝要である．
- 離脱の方法は，アシスト比を1：2，1：3と下げていくアシスト比ウィーニングと，オーグメンテーションボリュームを20〜30%ずつ50%まで下げていくオーグメンテーションウィーニングの2種類がある．
- 一般的にアシスト比ウィーニングが行われることが多く，1：2の状態で4〜6時間以上循環動態悪化がないことを確認し，1：3に変更して抜去，もしくは1：3を行わずに抜去する施設もある．1：3を行う場合は，血栓付着のリスクがあるため短時間のみとする．循環動態が悪化する場合は，ウィーニングを中止し，アシスト比を1：1に戻す．

■ 抜去

- 通常は20〜30分程度の用手圧迫で止血可能である．抜去時のACTは200秒以下を目標に抗凝固薬を調整または中止し，必要時はプロタミンを使用する．事前に大腿動脈の走行を触知やエコーで確認する．カテーテルの血管刺入点は皮膚穿刺部よりも中枢側であることを意識し，皮膚穿刺部から血管刺入点までを複数の手指で確実に圧迫する．圧迫の強さは，止血点に凝固因子が届き，かつ下肢阻血を起こさないよう，圧迫点で動脈拍動が触れる程度が推奨される．
- 抜去準備：大腿などに皮膚固定している場合は事前に抜糸しておく．圧迫止血が不可能であった際の外科的止血に備え，鼠径部を広く皮膚消毒する．清潔操作でシース周囲にドレープを敷く．シース固定糸を抜糸する．IABPをスタンバイにし，急激な循環動態悪化がないか，10〜20秒観察する．悪化がなければ，バルーンの用手的デフレーションが必要な機種では，50 mLロック付きシリンジを用いてバルーンに陰圧をかけた状態でシリンジをロックする（自動で行われる機種もある）．
- 抜去手順：カテーテルに付着した血栓を下肢に飛ばさないために，シースごと抜去し，1〜2心拍分の血液のwash outを行った後，用手圧迫する．抜去後に下肢動脈拍動を触知もしくはドプラで確認し，血栓塞栓による虚血がないことを確認する．用手での止血確認後は，止血圧迫綿を用いて3時間圧迫固定など施設に準じた方法を行う．
- 高度肥満，出血傾向，複数回の留置などによる皮下組織硬結，鼠径靱帯にかかる高位穿刺の場合は，外科的抜去を検討する．

〈松村宣寿　遠藤智之〉

IV. ICU ● ● ● 3. 機械的補助循環の管理

2 静動脈体外式膜型人工肺（VA-ECMO）の管理

■ はじめに

- 静動脈体外式膜型人工肺（VA-ECMO）は難治性の心停止や心原性ショックの症例に対して導入される。適応や手技に加えてICU管理も重要となるが，実際の管理については施設間でもばらつきがあるのが現状である。エビデンスやエクスペリエンスを交えながらVA-ECMOのICU管理について述べる。

■ VA-ECMO 管理（導入～安定期）

- ICU管理を行う前に重要なのは，カニューレ（送血管・脱血管）の位置確認を必ず行うことである。カテーテルは移動前，移動後で位置がずれることがあり，不適切な留置位置は脱血不良を生じ，また事故抜去となると生命に直結する。

- 実際のECMO管理であるが，当センターではECMO導入直後は流量をCI（cardiac index）＞2.2 L/分/m^2を目標に流量を設定する。SAVE-J研究では，導入時の流量は60 mL/kg/分（体重50 kgでは3 L/分）以上を目標としている[1]。

- 特にECMO導入直後は脱血不良をきたすことがあるため，脱血管が振動していないか，流量の変動が大きくないか，観察する必要がある。導入後に脱血圧の測定を行い，−50 mmHg程度より過剰陰圧にならないように流量調整を行う。それ以上の陰圧がかかるようであれば，溶血やキャビテーションを生じ，血液中の溶解ガスが引き出される。Sweap gasは通常FiO_2 1.0で血液流量とガス流量は1：1を基本とし，血液ガス所見を見ながら調整する。適切な流量が得られているかは，血圧，皮膚所見，Lactate，SvO_2の値も参考にする。自己心拍の回復過程で，流量が導入直後と同じだと，血圧が上昇し後負荷が高くなりすぎてしまうために，血圧は平均血圧（mean arterial pressure: MAP）が65 mmHgを保てるように流量を調整する。心停止蘇生後の場合，高めの血圧管理と通常の血圧管理を比較した研究では差はなかったが[2]，脳蘇生を考えた循環管理が必要である。

- またECMO回路内の血栓形成予防のため抗凝固薬としてヘパリンを投与する。ただし，出血性合併症が生じている場合は慎重に検討する必要がある。管理中の目標としてはAPTT 60～80 msec程度を目標とする。

- ECMO導入中は自己心から順行性に灌流される血流とECMOから逆行性に灌流される血流が大動脈内で交わる。この2つの血流が交わる場所をmixing zoneと呼ぶ。弓部3分枝の一番近位である腕頭動脈の酸素化を評価するために右橈骨動脈に動脈圧ラインを留置し血ガス分析を行う［図1］。

- 難治性の心停止や心原性ショックでは，ECMO導入直後は自己心機能が低下しているためmixing zoneは上行大動脈から大動脈弓あたりに位置し［図1A］，脳への重要な血流を司る弓部3分枝はECMOからの血流により酸素供給される。自己心機能が回復する過程で，自己肺で酸素化された血液が灌流すれば，右橈骨動脈にも自己肺によって酸素化された血流が流れ［図1B］，これを動脈血ガス分析にて評価することができる。このmixing zoneの把握がECMO管理で重要となる。

■ VA-ECMO 管理（安定期～離脱）

- 原因疾患の治療が行われ，十分な臓器灌流が得られており，重篤な不整脈がないことが前提条件となる。心機能が回復してくれば，心エコーで心収縮力が改善し，大動脈弁の開放が認められ，自己肺循環回復に伴い肺血流が増加し，$EtCO_2$が$PaCO_2$に近似してくる。これは心機能回復を最も早期にかつ簡便に知るパラメータとなる[3]。

- MAP＞65 mmHgやIABP（Intra-aortic balloon pumping）のオーグメンテーション圧＞90 mmHgや臓

3

機械的補助循環の管理

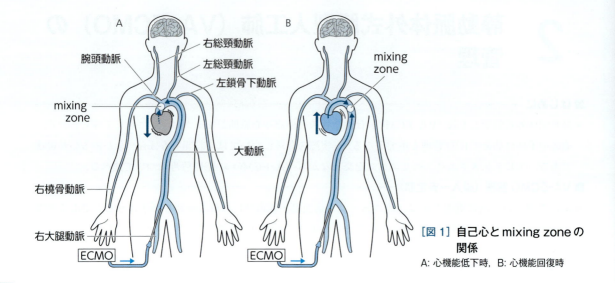

[図1] 自己心と mixing zone の関係
A: 心機能低下時，B: 心機能回復時

器灌流を指標とし，徐々に 0.3〜0.5 L/分ずつウィーニングしていく．ECMO 流量 1.5〜2.0 L/分程度となれば具体的に ECMO からの離脱を考える．回路内の血栓リスクがあるため ECMO 流量は 1.5 L/分以下となる時間帯は最小限とすることが望ましい．

- 血液検査：①動脈血液ガス分析で代謝性アシドーシスの改善，②乳酸値の正常化＜2 mmol/L，③肝機能障害の改善，④臓器障害の進行がない，が指標となる．
- 心エコー：Francis らのシステマティックレビューでは ECPR（ECMO を使用した心肺蘇生法）を除いた心停止や難治性心原性ショック症例で VA-ECMO を導入し，離脱できた患者の特徴として，離脱前の心エコー所見が左室駆出率（left ventricle ejection fraction: LVEF）＞20〜25％，左室流出路血流の速度時間積分値（left ventricular outflow tract-velocity time integral: LVOT-VTI）＞10 cm と報告している[4]．Sawada らは心停止や難治性ショックの適応で VA-ECMO を導入した患者 50 例を対象として，心エコーと肺動脈カテーテルの結果から離脱を予測する指標を後ろ向きに分析して報告している．補正左室駆出時間（corrected left ventricular ejection time: LVETc）＞208 msec かつ肺動脈楔入圧＜15 mmHg の群で離脱率は 78％（18/23 例）であった[5]．ただし，ECMO 流量によってこれらの指標は変わるため，常に ECMO 流量が何 L/分での評価なのか記録すべきである．
- 流量が 1.5 L/分までウィーニングできれば，数十分間 ECMO 流量を 1.0 L/分に下げ，循環動態に影響なければ，クランプテストを 30〜60 秒程度行う．クランプは鉗子にガーゼなどの緩衝材を咬ませて回路が傷つかないようにし，送血側で行う．クランプ後は心拍数，血圧，酸素飽和度，致死性不整脈の出現を観察し，著変なければ離脱可能となる．

■ ECMO 管理中の合併症

- 出血：ECMO 管理中は全身への抗凝固薬投与，血小板減少などの理由により出血性合併症が多く見られる．カニュレーション部位からの出血は，刺入部のずれや皮下組織の小血管の破綻によって起こる．カニューレ位置のずれが原因である場合は，カニューレ挿入方向にテンションをかけ押し込むように固定すると止血が得られる．また小血管の破綻などによる oozing は通常のシース抜去時のような用手圧迫と沈子圧迫により止血が得られる．それでも止血が得られない場合は外科的止血を考慮する．

◆ 文献
1) 坂本哲也, 他. 循環器内科. 2010; 37: 38-43.
2) Kjaergaard J, et al. N Engl J Med 2022; 387: 1456-66.
3) Yoshida T, et al. J Artif Organs. 2005; 8: 63-6.
4) Charbonneau F, et al. Crit Care. 2022; 26: 375.
5) Sawada K, et al. ESC Heart Fail. 2021; 8: 471-80.

〈森山太揮　井上明彦〉

IV. ICU ● ● ● 3. 機械的補助循環の管理

3 IMPELLA CP/5.5 の管理

- 心原性ショックは，血行動態とその結果に伴う代謝動態の両方について管理を行う必要がある．IMPELLA 導入後にショックから離脱されていくかを確認する必要がある

■ 概要

- IMPELLA 留置後も IMPELLA が常時稼働するためには IMPELLA の位置異常の修正や，サクションアラームへの対応が必要となる．また，IMPELLA 導入後に起こる主な合併症として，溶血，出血，塞栓症，下肢虚血が挙げられている．IMPELLA の導入を必要とする心原性ショックは重症度が高く，これらの合併症はさらなる臓器不全の進行を起こしてしまうために，ショックの進行を防ぐ必要がある．

■ IMPELLA 管理

- 位置異常に対する管理
  - 集中治療室では IMPELLA 留置位置が変化することがあるために毎日の心エコーで確認する．IMPELLA のコンソールに正しい位置波形が出現し，流入口が大動脈弁の 3.5〜5 cm の位置にあったとしても，左室心尖部からではなく，左室側壁や僧帽弁からの流入となれば，IMPELLA の軸異常があり，大動脈弁閉鎖不全症，僧帽弁閉鎖不全症，塞栓症，出血のリスクが高くなる．IMPELLA の軸異常により大動脈弁尖を圧迫し，重度の大動脈弁閉鎖不全症を生じれば，肺うっ血が進み，低酸素血症をきたすことがあり，IMPELLA 流入口が僧帽弁前尖に近く，弁の稼働に異常をきたせば，CO（心拍出量）の低下をきたしショックが再燃することもあるために，IMPELLA の位置異常を修正する必要がある．
  - IMPELLA 位置異常については，図 1 の通り，経胸壁心エコーまたは，経食道心エコーを用いて修正を

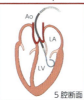
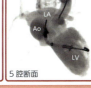
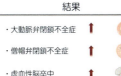
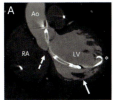
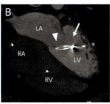
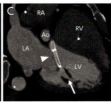
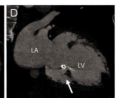
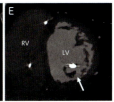

[図 1] IMPELLA 回転不良による出血と血栓症の可能性のあるデバイス留置位置
(Van Edom, et al. JACC Cardiovasc Interv. 2023; 16: 1707-20)

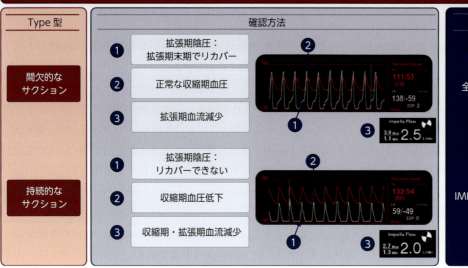
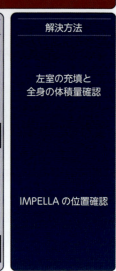

[図2] SmartAssist 機能による循環血液量減少と留置位置異常の鑑別
(Van Edom, et al. JACC Cardiovasc Interv. 2023; 16: 1707-20)

試みるが，修正できない場合にはアンギオ室に移動して，透視下で修正する［図1］．

- パージ液の管理
  - パージ液として5％ブドウ糖にヘパリン50 U/mL を混合させることをメーカーは推奨している．パージ液流量は10 mL/時程度のことが多いために，12500単位は1日に投与されることとなる．
  - 心原性ショックの場合には，凝固異常を併発することが多く，PCI 後であれば，DAPT をローディング後でもあり，その場合は出血のリスクが高いために臨床判断として5％ブドウ糖にヘパリンではなく，$NaHCO_3$（12.5 mEq/500 mL）を混入させることがあるが，メーカー推奨ではないために，病院個々での判断が必要となる．

- サクション対応
  - IMPELLA のサクションの対応については，IMPELLA 流量を維持するために対応が必要となる．IMPELLA コンソール上では自己圧と比較し収縮期圧が通常であるが，拡張期圧の陰圧が解除されるパターンは，左室内容量と全身の体液コントロールを確認する必要がある．IMPELLA コンソール上で自己圧と比較し，収縮期血圧が低く，拡張期血圧の陰圧が解除されないパターンは，IMPELLA のポジションを変更する必要がある［図2］．

- 合併症の経時的リスク
  - IMPELLA の合併症は，溶血，出血，塞栓症，下肢虚血が挙げられる．溶血はIMPELLA 導入後4〜6時間後に多い合併症であり，その後生じることは少ない．また，導入2〜3日間に多い合併症は，出血である．出血や塞栓症に関してはその後生じる可能性は低くなるが，IMPELLA 管理が長くなればなるほど，出血や塞栓のリスクが高くなる．

- 溶血
  - 適切なIMPELLA の位置と十分な体液コントロール，十分な抗凝固をしたとしても溶血をきたす場合には，対応が必要である．IMPELLA 留置後，平均して，16時間程度で溶血尿などの状態変化を生じることがある．

- 下肢虚血
  - IMPELLA 穿刺部の下肢が虚血症状にある場合には，対側の総大腿動脈もしくは上腕動脈に5Frシースを挿入し，順行性送血を得る必要がある．IMPELLA をシース in シースにて挿入している際に，そのシースの足枝から順行性送血を得ることは流量を十分に得られなくなる可能性があり，推奨はしない．

■ IMPELLA 離脱

- IMPELLA CP には8日前後，IMPELLA 5.5 には28日前後の使用日数のメーカー推奨の限界がある．この使用日数を超えてくると，IMPELLA 自体が緊急停止する可能性が高くなるために，緊急離脱を実施する可能性が高くなる．
- 穿刺部から出血のコントロールができない場合には緊急で離脱する場合がある．
- IMPELLA CP からの離脱は使用日数の制限と，IMPELLA 5.5 に upgrade しないという前提がある．よって，IMPELLA CP から離脱する場合には，少量のカテコラミンを使用して離脱する場合と，GDMT（guideline-directed medical therapy）のうちの数種類を導入してから離脱する場合がある．
- IMPELLA 5.5 からの離脱の場合には，長期管理を要した後に離脱することが多いために，GDMT を実施後に離脱する場合がある．使用日数以上に管理する場合には塞栓症や緊急停止に備えて管理する必要がある．
- IMPELLA CP および 5.5 の場合でも，左室機能のリカバリーが図られていることが必要である．
- 実際の離脱の際には，P2 レベルにて CPO（心拍出力）が 0.6 Watts 以上，PAWP が 20 mmHg 以下，LVOT-VTI が 10 以上であることが必要となる．Plevel の weaning を図る際には，6 時間ごとに 1 ずつ下げていき，血行動態の変化がないかを確認する．PAWP が上昇するのであれば，体液量の減量や左室内圧の減圧に対しての薬物療法が必要となる．これ以上左室のリカバリーが期待できない場合には，CPO 維持のためにドブタミンやミルリノンの使用が必要となる．
- 離脱には，外科的に抜去が望ましく，必要に応じて全身麻酔が必要である．

◆ 文献
1) Nakata J, et al. J Intensive Care. 2023; 11: 64.
2) Van Edom, et al. JACC Cardiovasc Interv. 2023; 16: 1707-20.

〈大山慶介〉

4 ECPELLA の管理

- ECPELLA は，ECMO と IMPELLA の両者を同時に使用するときにつくられた用語である．ECMO と IMPELLA の両者を導入した時の管理と離脱について記述していく．

■ VA-ECMO と IMPELLA

- VA-ECMO から IMPELLA を追加する場合
  - VA-ECMO 導入時に，①自己心の拍出が低下しており，ECMO の逆行性送血により後負荷が増大している場合に，大動脈弁が閉鎖し，左室内圧が高くなり，肺うっ血が増大したり，左室内の血流のうっ滞をきたすことがある．また，②VA-ECMO を導入したとしても，十分な臓器灌流を得ることができない場合がある．この①，②どちらかの場合に IMPELLA を追加とする．前者の場合には，IMPELLA 導入後に，左室内圧が改善し，肺動脈楔入圧も低下し，肺うっ血のコントロールが可能となる．後者の場合には，全体の循環補助を強化して，循環不全を改善させることが可能となる．IMPELLA 導入前に IABP やドブタミン，ミルリノンの強心薬を使用することで，改善される場合もあるが，心室細動や心室頻拍を誘発する可能性があり，また，循環不全が 30 分程度確認しても改善がなければ，IMPELLA 導入を検討するべきである．緊急性がある場合には IMPELLA CP が望ましいが，緊急性がなく，凝固異常が少ない場合には，IMPELLA 5.5 を選択することが溶血の少なさと位置異常の少なさから望ましい．

- IMPELLA から VA-ECMO を追加する場合
  - IMPELLA から VA-ECMO を追加する場合は，原疾患に右心不全を合併している場合である．多くは，急性心筋梗塞に右室梗塞を合併しているか，心室細動や心室頻拍が長時間となった際に，両心室のスタニングが生じた状態である．右心不全の状態としての評価としては PAPi（Pulmonary Artery Pulsatility index）が 0.9 以下であり，中心静脈圧 15 mmHg 以上，右房圧/肺動脈楔入圧が 0.6 以下等が指標となる．また，ショック状態も離脱できていないために循環不全の指標として SvO_2 が 60% 以下であり，乳酸値も 2 mmol/L 以上が参考となる．VA-ECMO 導入前にドブタミンや体液コントロールにより改善する場合には，その限りではない．

■ VV-ECMO と IMPELLA

- IMPELLA 導入時に肺うっ血が残存し，血行動態の維持は可能となるも低酸素血症が生じることがある．気管挿管・人工呼吸器管理を実施するも PaO_2/FiO_2 が 60 mmHg 以下となり，ショックから離脱できない場合には，VV-ECMO を選択し，酸素化の維持に努める．VA-ECMO 導入をしてもよいが，IMPELLA 導入に伴い，自己肺を経由した自己心拍出が十分な場合には VA-ECMO 導入をしてもよいが，自己肺酸素化不良の状態が改善されていなければ，IMPELLA により十分に酸素化されていない血液が左室から拍出されるため，冠動脈や頸部分枝への酸素供給は不十分となるいわゆる north-south syndrome に陥る可能性がある．そのために VV-ECMO による酸素化維持の方が生理的な血行動態として管理可能となる．

■ VAV-ECMO と IMPELLA

- IMPELLA と VAV-ECMO を同時に管理する場合は，当初は，自己心の拍出が弱く，IMPELLA と VA-ECMO で全身灌流を管理していたが，自己心の拍出が良好となってくるも，肺うっ血もしくは肺炎等にて，north-south syndrome に陥り，酸素化の管理が人工呼吸器管理では改善できない場合に静脈送血を追加で行う場合が多いと思われる．

■ ECPELLA 合併症

- 出血
  - ECMO の送血・脱血カニューレおよび IMPELLA CP のシースにより両鼠径の動脈に使用しアプローチの変更ができないために，外科的に修復を試みて，留置継続できる状況が望ましい．IMPELLA および VA-ECMO が必要な心原性ショックには，凝固異常が併発していることが多く，IMPELLA のパージ液はヘパリンより $NaHCO_3$ を選択することが望ましい．全身投与のヘパリンに関しては，凝固異常の程度をみて，少量から開始することが望ましい．

- 下肢虚血
  - 穿刺を実施後，ショックが起きた場合には，両側下肢の動脈も攣縮していることがあり，下肢虚血については慎重に評価をする必要がある．両者に対して順行性送血が必要であれば，ECMO の送血管から両者に対してルートを伸ばす必要がある．順行性送血には 0.3～0.5 L/分程度が必要であるために，両者に順行性送血を実施する場合には総 ECMO 流量は循環維持に必要な流量から 0.8～1 L/分を足して維持する必要がある．

- IMPELLA パージ液
  - ECMO および IMPELLA 管理時には出血の合併症のリスクが増大し，凝固異常をきたす可能性があるためにパージ液にはヘパリンではなく，$NaHCO_3$ に変更をした方が，APTT コントロールはしやすい．全身の炎症や凝固異常が改善し，全身のヘパリン投与で APTT コントロール可能となってくれば，パージ液をヘパリンに変更していくことを検討する．

■ ECPELLA からの離脱

- IMPELLA を離脱し，VA-ECMO 管理を継続する場合
  - 左室収縮能の改善があるも，右心不全が継続している場合は右心不全のサポートとして，VA-ECMO 管理が必要となる．IMPELLA の P level を P2 まで weaning しても，PAWP が 20 以下，CI が 2 以上あり，SvO_2 が 60％以下，乳酸値 2 mmol/L 以上とならない場合には IMPELLA のみ抜去可能と考える．

- VA-ECMO を離脱し，IMPELLA 管理を継続する場合
  - IMPELLA 管理が必要であり，VA-ECMO が離脱できる場合は右心不全の改善があり，左心不全のみが残存し，かつ，呼吸状態が人工呼吸器管理が管理可能な状況である．右心不全の ECMO サポートは 0.5 L/分以下でも十分な補助をしている場合があり，PAPi が 1 以上あり，CVP が 12 mmHg 以下であり，人工呼吸器設定で，P/F200 程度であれば，離脱は可能と判断は可能である．また，pump-controlled retrograde trial off という離脱方法があり，ECMO 流量をおよそ−0.8～1.0 L/分と逆流させ，OFF テストを実施する方法である．1 時間程度継続する．乳酸値上昇がなく，血圧維持が可能であれば，離脱可能と判断できる．

- VV-ECMO を離脱し，IMPELLA 管理を継続する場合
  - IMPELLA 導入後に肺動脈楔入圧が低下し，左室 unloading が得られており，心原性肺水腫が改善している状態であれば離脱可能である．この場合，VV-ECMO の離脱は 2～3 日で可能な場合が多い．VV-ECMO の流量を 2 L/分程度として，sweep gas（人工肺への酸素流量）をゼロとして，6 時間程度は経過してから判断する．PEEP 10 程度で，P/F 200 程度あれば，離脱可能である．

- VAV-ECMO および IMPELLA 管理の離脱について
  - 呼吸不全，右心不全，左心不全と 3 つのパターンを検討する．呼吸状態が改善すれば，VA-ECMO と IMPELLA 管理に変更できる．右心不全が改善できれば，VV-ECMO と IMPELLA 管理に変更できる．

◆ 文献

1) Nakata J, et al. J Intensive Care. 2023; 11: 64.

〈大山慶介〉

5 VADの適応

- 救急・集中治療の領域では，機械的補助循環を導入する際に離脱可能かどうかを念頭において導入を決定すべきであるが，離脱が困難になる場合も起こりうる．その場合，適応があればVADへの移行も起こりうる．

■ 補助人工心臓の治療戦略 [図1]

- 治療戦略には5種類ある．Bridge to recovery（BTR）では，心機能回復により離脱を目指す．Bridge to bridge（BTB）では，移植適応後に体外設置型から植込み型補助人工心臓に変更を目指す．Bridge to transplant（BTT）は移植待機を目指す．この場合には，2011年より以前は体外設置型VADが一般的であったが，2011年にBTTでの植込み型VADの開始がされるようになり植込み型VADが一般的となっている．Bridge to candidacy（BTC）では，その時点では，心臓移植適応と判断できないが，VAD装着後に評価をする．Destination therapy（DT）では，心臓移植適応のない患者にVAD使用となる．2021年に長期在宅VADの治療が開始されている．

■ VADの適応と装着時期の考えた方 [表1]

- 重症心不全治療において，重度の心原性ショックであればINTERMACS/J-MACS profileでprofile 1に相当し，適切な薬物加療およびIABP，ECMO，IMPELLA等の経皮的補助循環デバイスを緊急時には導入していくが，IMPELLA 5.5になるECPELLAでも補助流量が不十分であり，心筋回復が乏しい場合には，体外式VADへの切り替えも考慮する．BTTとして，VADを装着する場合には心臓移植の適応と同等に考えられることが多く，心臓移植の適応についての知識も必要となる．また，DTでは，65歳以上の年齢制限や，心臓移植の禁忌となる併存疾患を有する患者にもVAD適応はでき，INTERMACS profileのみならずJ-HeartMate Risk Score[1]も参考とする．1.58以下がlowリスクとされており，1.58と2.48の間がmediumリスクであり，2.48がhighリスクとされている．
- VADを導入するタイミングは，INTERMACS/J-MACS profile[2]を参考に判断される．Profile 1-3では，

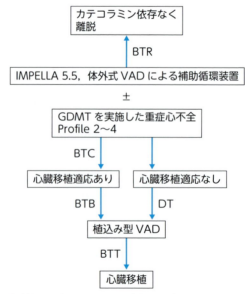

[図1] 植込み型VADまでの重症心不全に対する治療選択

[表 1] INTERMACS/J-MACS profile と VAD の適応

profile	INTERMACS	J-MACS	体外設置型 VAD	植込み型 VAD
1	Critical cardiogenic shock	重度の心原性ショック	○	
2	Progressive decline	進行性の衰弱	○	○
3	Stable but inotropes dependent	安定した強心薬依存	○	○
4	Resting symptoms	安静時症状		○
5	Exertion intolerant	運動不耐容		
6	Excertion limited	軽労作可能状態		
7	Advanced NYHA Ⅲ	安定状態		

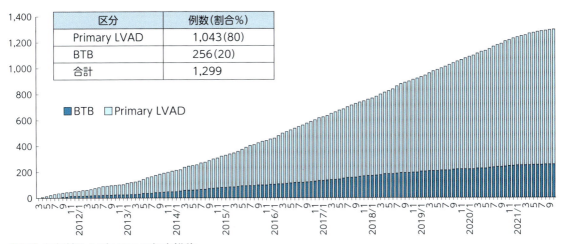

[図 2] 新規植込み型 VAD の年次推移

重度の心原性ショック，進行性の衰弱，安定した強心薬依存と判断された場合には，体外設置型 VAD の設置の適応となる．Profile 2-4 の進行性の衰弱や安定した強心薬の依存，安静時症状であれば，植込み型 VAD の適応である．Modifier A（薬物治療抵抗性の致死的心室性不整脈により頻回に ICD の作動がある）の場合，profile 4-7 であれば，VAD も考慮する．なお，profile 1 への直接の植込み型 VAD 装着は，profile 2 以上よりも予後不良であることが示されているために profile 2 以上となるも，機械的補助循環依存状態となって初めて，植込み型 VAD が考慮され，移植適応を検討する．

■ 日本における植込み型 VAD の現状 [図 2]

- 心臓移植適応患者に対する移植までの BTT としての植込み型 VAD の治療が 2011 年に開始されて以降，「日本における補助人工心臓に関連した市販後のデータ収集（J-MACS）」からの報告によると，2021 年 12 月 31 日までに本国において，約 1300 例の植込み型 VAD が BTT として実施されている．今後，日本全体として ECMO や IMPELLA 等の補助循環管理が必要な病態への治療介入に習熟度があがっていったときに，植込み型 VAD の適応について，その専門家と議論が必要となる．

◆ 文献
1) Kinugawa K, et al. Circ J. 2021; 85: 1906-17.
2) 日本循環器学会, 他. 急性・慢性心不全診療ガイドライン（2017 年改訂版）.

〈大山慶介〉

IV. ICU ●●●● 4. 集中治療室における循環作動薬の使い方

1 血管収縮薬

● ショックの本態は臓器や組織への血液灌流低下とそれに伴う酸素欠乏である. 現在は原因別に**表1**のようなショックの分類が用いられている. 実際には複数の分類にまたがった病態も発生する.

[表1] ショックの分類

分類	臓器/組織灌流低下の原因	病態の例
①循環血液量減少性	循環血漿量の減少	出血, 脱水
②心原性	心拍出量の減少	急性心筋梗塞, 心筋炎, 急性発症の弁膜症, 心筋症, 持続性不整脈, 伝導障害
③血液分布異常性	末梢血管抵抗の低下による循環血漿量の (静脈プールへの) 著しい偏在	敗血症, アナフィラキシー, 神経原性, 副腎不全
④閉塞性	血管の閉塞または外からの心血管の圧迫による血流の (静脈側での) 停滞	緊張性気胸, 心タンポナーデ, 肺塞栓

● 表1の4分類のうち, 血管収縮薬が最も有効となるのは循環血漿量が保たれているが末梢血管抵抗が著しく低下している, ③血液分布異常性のショックである. ①循環血液量減少性ショック・②心原性ショックなど血圧低下の主因が異なる場合にも血圧維持のために補助的に頻用される.

● 原因に対する治療介入下でも平均血圧65 mmHgが維持できない場合に血管収縮薬の開始を考慮する. 実際には, 原因に対する介入が奏効してくるまでの血圧維持のために補助的に使用されることも少なくない. 血圧の目標値は年齢・心機能・腎機能や併存疾患, 副作用の出現状況などによって変わってくる.

● 血管収縮薬は強力な昇圧効果を持つ一方, 心筋酸素需要増大や臓器/末梢組織への灌流低下などの問題も惹起する. ①の病態に血管収縮薬を単独で用いると末梢組織の虚血増悪が懸念される. また②の病態に血管収縮薬を用いる場合は後負荷の増大や心筋酸素需要の増大が循環不全をさらに悪化させる可能性がある.

● 投与中は血圧・脈拍, 心電図や血液ガスデータによるモニタリングを行い, 投与継続の可否を判断する. また, 病態が判明してきたら原因への介入を行い, 血圧維持が可能となり次第速やかな減量離脱を目指す.

● 主な血管収縮薬にはドパミン, ノルアドレナリン, アドレナリン, バソプレシンがある.

● 血管収縮薬はアドレナリン受容体, もしくはV_1受容体を介して作用する. アドレナリン受容体はα_1, α_2, β_1, β_2, β_3の5つのサブタイプがあるが, 血管平滑筋に分布するα_1およびα_2受容体刺激により血管収縮作用が得られる. 血管収縮薬によってはβ_1, β_2刺激作用を併せ持つため, 心拍数/心収縮力増加作用や昇圧効果の強さは薬剤によって異なる. **表2**に各薬剤の作用する受容体と効果を示す.

[表2]

薬物	α	β_1	β_2	Dopa	Vaso	心収縮力	血管抵抗	血圧	心拍数
ドパミン低用量	−	−	−	+	−	+	−	−	+
ドパミン中用量	+	+++	+	+	−	++	+	−	++
ドパミン高用量	+++	+++	+	+	−	++	+++	+++	++
ノルアドレナリン	+++	+	−	−	−	+	+++	+++	+
アドレナリン	+++	+++	+++	−	−	+++	++	+++	+++
バソプレシン	−	−	−	−	+	−	+++	+++	−
フェニレフリン	+++	−	−	−	−	−	+++	+++	−

- 各薬剤の特徴と注意点について記載する．血管収縮薬を含む循環作動薬や鎮静薬，抗不整脈薬は施設毎に投与する際の組成が設定されていることが多い．既定の組成を用いることは誤投与を防ぐために非常に重要である．
- 至適投与量やどの効果が強く表れるかは個人差が大きいため，循環動態をモニタリングしながら薬剤選択や投与量調整を行う必要がある．

■ ドパミン　通常使用量: 0.5～20γ

- 特徴: 用量によって作用が異なる．1～3γの低用量ではドパミン受容体刺激による腎血流増加，3～10γの中用量ではβ受容体刺激による心拍数・心収縮力増加，10～20γの高用量ではα受容体刺激による血管収縮作用が強く表れるとされる．心拍出量増加と血管収縮による昇圧の両方必要な場合に有用である．
- 注意点: 高用量では末梢血管抵抗および肺血管抵抗が増加するため，心機能低下症例では後負荷上昇による心不全増悪をきたし得る．また心筋酸素消費量増大に伴う心筋虚血増悪の危険性がある．催不整脈作用も強い．腎保護目的での投与は推奨されていない．

■ ノルアドレナリン　通常使用量: 0.01～0.5γ

- 特徴: 強いα$_1$受容体刺激作用＋弱いβ$_1$受容体刺激作用を持ち，主に強力な血管収縮作用による昇圧を図る目的で最も多く使用される．β$_2$受容体刺激作用がないため脈拍数上昇は比較的穏やかとされる．
- 注意点: 腸管虚血，不整脈

■ バソプレシン　通常使用量: 0.5～5 単位/時

- 特徴: V$_1$受容体（心筋・血管平滑筋・腸管平滑筋などに分布）刺激作用により，血管収縮作用や腸管蠕動促進作用を示す．V$_2$受容体（腎集合管に分布）刺激作用により水の再吸収が促進され抗利尿作用を示す．ノルアドレナリン投与下でも血圧維持が困難な場合に用いる．
- 注意点: 腸管虚血，不整脈

■ アドレナリン　通常使用量: 0.1～0.5γ

- 特徴: α・β受容体刺激作用を持つためβ$_2$刺激作用による脈拍数上昇が顕著．他の血管収縮薬や強心薬に不応性のショックに使用される．気管支拡張作用も示すためアナフィラキシーや喘息重積発作にも用いられる．成人心停止症例においては，ショック非適応の心リズム（PEA/心静止）の場合，またはショック適応の心リズム（VF/無脈性VT）で電気ショックが不成功な場合できるだけ早くアドレナリンを投与することが推奨される．
- 注意点: 腸管虚血，心筋虚血．アドレナリン反転: 抗精神病薬などのα受容体遮断作用を持つ薬を内服中にアドレナリンを投与した場合，α受容体刺激作用が相殺されてβ受容体刺激作用が優位となり，血圧が低下する可能性があるので注意（アナフィラキシーショックや蘇生時など緊急時の投与は禁忌ではない）．

■ RCT から

ショックに対する昇圧薬投与の比較検討については，ドパミンとノルアドレナリンを比較した2010年のSOAP II試験がよく知られている[4]．ショック症例についてはドパミン群で有意に不整脈イベントが増加し，心原性ショックに限定するとドパミン群で有意に死亡率が上昇した．以上の結果から各ガイドラインではノルアドレナリンが第一選択薬とされている．

◆ 文献

1) 安宅一晃, 他監修. 病棟・ICU・ER で使えるクリティカルケア薬　Essence & Practice. じほう; 2021.
2) 日本蘇生協議会, 監修. JRC 蘇生ガイドライン 2020.
3) 林　淑朗, 監訳. ICU ポケットレファランス. メディカルサイエンスインターナショナル; 2014.
4) Backer DD, et al. N Engl J Med. 2010; 362: 779-89.
5) 日本集中治療医学会, 他. 日本版敗血症診療ガイドライン 2024.

〈細谷弓子〉

Ⅳ. ICU ■ ■ ■ 4. 集中治療室における循環作動薬の使い方

2 強心薬

■ 強心薬とは？

- 救急外来や集中治療室においてショックと判断される場合は早期から適切な介入を行うことが求められる[1].
- 強心薬は，主に末梢循環不全（ショックや末梢低灌流）の治療に使用される薬剤であり，心臓のポンプ機能を改善する.
- 強心薬は，不整脈や心筋虚血・心筋傷害を引き起こす可能性があり，病態に応じた慎重な適応と薬剤選択が必要である.

■ 使用の適応

- ショックは以下の4つに分類され，一般的には心原性ショックに対して強心薬が使用される:
  1. 血液分布異常性ショック
  2. 循環血液量減少性ショック
  3. 心原性ショック
  4. 心外閉塞・拘束性ショック

■ 主な使用例

- 心原性ショックと非心原性ショックを直ちに判断するのは困難なこともある.
  敗血症性心筋症（septic cardiomyopathy）という病態のように[2]，それぞれのショックがオーバーラップする病態も想定される.
- 主に以下の二つの状況において，強心薬を開始・使用する.
  - 明確な心原性ショック（心筋梗塞，不整脈，弁膜症，低心機能）.
  - 輸液と血管収縮薬で前後負荷が調整されたにもかかわらず，組織低灌流が改善しない場合.

■ 強心薬の具体例

- 強心作用（β刺激作用）が強いドブタミンを使用することが多い[3].
- 一方でカテコラミンと作用機序が異なる強心薬として，PDEⅢ阻害薬が注目されている.
- 両薬剤は肺うっ血の改善も期待できる[4].
- 使用中は末梢循環不全が改善されるかを確認していく.
- 末梢循環不全が改善すると判断する指標:
  - 心拍数の改善・混合静脈血酸素飽和度（mixed venous oxygen saturation: SvO_2）の増加・乳酸値（Lac）の低下（改善）・アシドーシスの改善・尿量の増加など.

■ 実際の使用経験

- 普段から頻用する状況にないと実臨床において戸惑うことも多い. 一例として，筆者はドブタミンを1.5〜2 μg/kg/分から開始する. 半日ほどの経過で効果が不十分と判断すれば，4 μg/kg/分→6 μg/kg/分→10 μg/kg/分と増量する.
- 2 μg/kg/分を超えて使用する場合は，静脈炎を避けるために，必ず中心静脈（CV）ラインや末梢挿入型中心静脈カテーテル（PICC）を使用する.
- 高用量（10 μg/kg/分）で効果がない場合は，PDEⅢ阻害薬の併用や機械的補助循環（MCS）の導入を検討する[5].
- ミルリノン（PDEⅢ阻害薬）: 筆者は開始量を0.25 μg/kg/分とすることが多い. 半日程度の経過観察で，

効果不十分と判断する際は 0.5 μg/kg/分に増量する.

- 他の PDE III 阻害薬であるオルプリノンは開始時の loading を行うこともあるが,ミルリノンは,loading は血圧低下を危惧して実施しないことが多い.
- PDE III 阻害薬は腎機能低下例への使用に際しては,血中濃度上昇により心室性不整脈のリスクがあり注意を要する.

■ 離脱時の注意点

- 強心薬を離脱する際は,原因が解消されたことを確認し,末梢循環不全や肺うっ血が再発しないように注意する.減量は慎重に行い,悪化する場合は適切な流量に戻す.
- ドブタミンの離脱
  - 筆者は,4 μg/kg/分⇒2 μg/kg/分と数日かけて減量し,2 μg/kg/分以降の減量に際しては数日辺り 0.5 μg/kg/分程度のペースで減量していく.途中,減量に失敗すると判断する場合は,その手前の流量に戻し,さらに時間をかけて慎重に減量する.
  - 例: 1.5 μg/kg/分⇒1.0 μg/kg/分と減量したときに極端に末梢循環不全の指標が増悪する場合は,再度 1.5 μg/kg/分に戻す.その後,問題なければ 0.3 μg/kg/分ずつ(1.5 μg/kg/分⇒1.2 μg/kg/分)減らしていく.
- ミルリノンの離脱
  - 筆者は,0.5 μg/kg/分⇒0.25 μg/kg/分⇒off とすることが多い.ドブタミンと同様に,途中,減量に失敗すると判断する場合は,その手前の流量に戻す.

■ 最近のトピック

- DOREMI 試験: ドブタミンとミルリノンの心原性ショック患者に対する効果に差は見られなかった[6].
- β 遮断薬併用時: PDE III 阻害薬は β 遮断薬併用患者に有効との報告が多いが,DOREMI 試験のサブ解析の結果では予後に有意差がなかったとされている[7].

◆ 文献

1) 中村研介,他.心臓.2020; 52: 462-7.
2) Beesley SJ, et al. Crit Care Med. 2018; 46: 625-34.
3) Bloom JE, et al. J Am Heart Assoc. 2023; 12: e029787.
4) Tsutsui H, et al. Circ J. 2019; 83: 2084-184.
5) 日本循環器学会,他.PCPS/ECMO/循環補助用心内留置型ポンプカテーテルの適応・操作,2023.
6) Mathew R, et al. N Engl J Med. 2021; 385: 516-25.
7) Supady A, et al. Crit Care. 2021; 25: 289.

〈山本正啓　細谷弓子　花田裕之　菊地 研〉

3 利尿薬

- うっ血を呈する急性非代償性心不全患者に対する利尿薬治療の第一選択はループ利尿薬（フロセミド）静注である．近年の観察研究の結果からは，フロセミド静注による初期治療開始の遅れや，利尿薬を中心とする急性期治療に対する初期の反応性（尿量増加，B-type natriuretic peptide（BNP）低下）不良が短期の予後悪化と関連することが報告されている．したがって，「時間軸」を意識した早期の段階的な利尿薬治療強化が推奨される［図1］[1]．
- フロセミド初回投与後，可能なら1〜2時間以内，遅くとも6時間以内の尿量を評価し，初期投与量のフロセミド静注に反応が乏しい場合（≦100 mL/時）では，速やかに利尿薬強化（ループ利尿薬を倍量に増量または作用機序の異なる利尿薬の併用）を行う[2]．十分な尿量が得られた場合には8〜12時間毎に同量のループ利尿薬の投与を行う．
- 利尿薬投与により十分な尿量が得られない場合には，利尿薬抵抗性の原因（低心拍出/組織低灌流，低血圧，低ナトリウム血症，低アルブミン血症，感染，貧血）の検索とそれに対する治療を行う．
- 利尿薬使用中は副作用，安全性（低血圧，腎機能障害，電解質異常）に配慮しながら慎重にモニタリングを行い，可及的速やかに適正と思われる体液量まで補正する．特に低カリウム血症は致死的心室性不整脈や心房細動の誘因となるため，適切なカリウム補充を行う．

■ ループ利尿薬

- 急性非代償性心不全患者を対象として行われたDOSE試験では，投与72時間でのnet fluid loss（尿量か

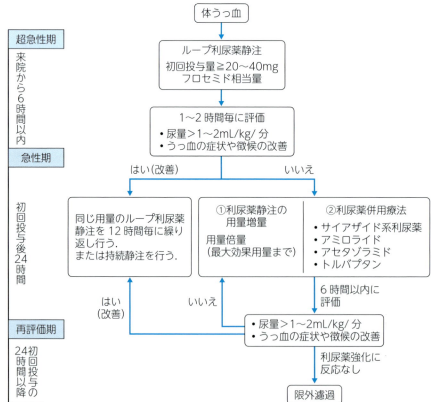

[図1]『時間軸』を意識した急性非代償性心不全利尿薬治療フローチャート
(Shiraishi Y, et al. ESC Heart Fail. 2021; 8: 204-21[1]より改変)

ら投与した水分量を引いた正味の体液減少量），体重減少においてフロセミド高用量静注群（入院前の内服量の 2.5 倍/日）が低用量群（入院前の内服量と同量/日）に対する優越性を示した[3]．N-terminal pro-BNP（NT-proBNP）値の低下も高用量群で良好な傾向であった一方で，血清クレアチニン値の 0.3 mg/dL より大きな上昇は高用量群で有意に高率であった．

- フロセミド初期投与量は，利尿薬内服中の患者では普段の内服量と同量，利尿薬を内服していない患者では 20〜40 mg とする．一定のナトリウム利尿閾値を超えた後は，最大効果用量（ceiling）に向けてループ利尿薬増量の効果は減弱していくため，初期投与量の 2〜4 倍量の投与で十分な効果が得られない場合には，作用機序の異なる利尿薬の併用や利尿薬抵抗性の原因検索を行う．

- DOSE 試験ではボーラス投与群と持続静注群で尿量や呼吸困難の改善に有意差を認めておらず，症例や個々の施設・病棟の状況に合わせて適切な投与法を選択する．

■ トルバプタン

- トルバプタンはアルギニンバソプレシン（arginine vasopressin; AVP）タイプ 2 受容体拮抗薬であり，腎臓集合管での水の再吸収を抑制して利尿効果を示す．

- 最大の臨床試験である EVEREST 試験，わが国の急性非代償性心不全患者を対象とした無作為化比較試験である AQUAMARINE 研究では，プラセボ群や従来治療群に比較して初日からの尿量増加や体重減少の効果に加えて，早期からの自覚症状の有意な改善が示された．

- 収縮期血圧や腎機能，血清 Na 値維持の観点からは，従来のナトリウム利尿薬の増量，併用に比較して安全性は高いと考えられる．

- 通常量は 15 mg であるが，口渇感を感じにくい高齢者では高ナトリウム血症の発現に注意してより低用量（7.5 mg）から開始する．

- 近年発売になったトルバプタンのプロドラッグの静注薬であるトルバプタンリン酸エステルナトリウムは，経口トルバプタンと同等の有効性，安全性を示しており，経口摂取困難な患者でもより早期からの使用が可能となっている．通常量は 16 mg であるが，経口水分摂取困難な患者，高齢者では半量（8 mg）より開始する．

■ サイアザイド系およびサイアザイド類似利尿薬併用

- 急性非代償性心不全患者を対象にループ利尿薬静注に加えて経口 hydrochlorothiazide とプラセボの追加投与を比較した CLOROTIC 試験では，主要評価項目である 72 時間での体重減少は hydrochlorothiazide 群でプラセボ群を有意に上回る一方で，Cr の 0.3 mg/dL 以上の増加で見た腎機能悪化や低カリウム血症の頻度は hydrochlorothiazide 群で有意に高率であった．

- トリクロルメチアジド 2 mg/日（高齢者では 1 mg/日）より開始する．

- ループ利尿薬の副作用である低ナトリウム血症や低カリウム血症を助長する可能性があり，併用する場合にはより慎重なフォローアップと適正な補正が必要である．

■ アセタゾラミド（静注薬は心不全に対する適応では国内未承認）

- 急性非代償性心不全患者を対象とした ADVOR 試験では，フロセミド静注に加えてアセタゾラミド 500 mg 静注を投与することにより，プラセボ群に比較して初日より有意な尿量増加，Na 排泄増加を認め，主要評価項目である 3 日間での臨床的なうっ血改善を有意に高率に認め，入院期間を短縮した．

- わが国では，静注薬は心不全の適応では未承認であるが，肺気腫による重症呼吸不全に対する呼吸性アシドーシスの改善の目的で使用される．

◆ 文献　1）Shiraishi Y, et al. ESC Heart Fail. 2021; 8: 204-21.
　　　　2）Mullens W, et al. Eur J Heart Fail 2019; 21: 137-55.
　　　　3）Felker GM, et al. N Engl J Med 2011; 364: 797-805.　　　　　　　〈秋山英一〉

IV. ICU 4. 集中治療室における循環作動薬の使い方

4 血管拡張薬

■ 総論

- 血管拡張薬は急性非代償性心不全患者において，静脈系を拡張することにより左房圧，肺毛細管圧を低下させ（左室前負荷軽減），また，動脈系を拡張することにより左室後負荷を減少させて一回拍出量を増やすことにより，肺うっ血による自覚症状（呼吸困難，起坐呼吸）を改善する[1]．このため，血管拡張薬は血圧が保たれた急性非代償性心不全患者に対して静注利尿薬と併用して用いることが日本循環器学会のガイドラインでも推奨されている [図1]．
- 冠血管拡張作用，冠微小循環改善作用を有する血管拡張薬は，急性冠症候群患者に対して虚血症状の改善や再灌流補助の目的で用いられる．
- 急性非代償性心不全，急性冠症候群いずれの適応でも長期予後改善効果は示されていないためルーチンの使用は避け，各薬剤の機序や適応を理解したうえで個々の症例で自覚症状の軽減を目的として使用を検討する．
- 血管拡張薬による過度の血圧低下は腎機能悪化を招くことがあるため，低用量より慎重に開始し，投与後は自覚症状，血圧や尿量のモニタリングを行って用量調整を行う．
- 重篤な低血圧，心原性ショック，脱水症，急性右室梗塞患者に対しては血管拡張薬の投与を避けるべきである．また，重症大動脈弁狭窄症や閉塞性肥大型心筋症患者では前負荷の低下により著明な血圧低下をきたす場合があるため注意を要する．

■ 硝酸薬

- 硝酸薬は血中で一酸化窒素（NO）に代謝され，これが血管平滑筋細胞内のグアニルサイクラーゼを活性化し，細胞内のサイクリックGMP濃度が増加する結果，血管拡張作用が生じる．

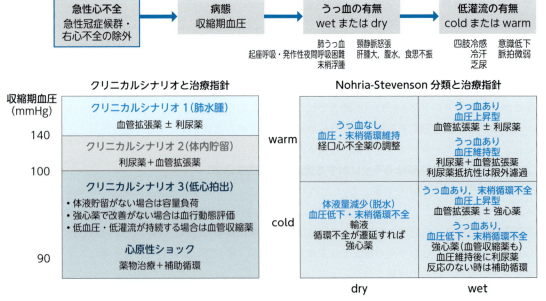

[図1] 急性心不全の初期対応から急性期病態に応じた治療の基本方針
〔日本循環器学会／日本心不全学会合同ガイドライン．急性・慢性心不全診療ガイドライン（2017年改訂版）．https://www.j-circ.or.jp/cms/wp-content/uploads/2017/06/JCS2017_tsutsui_h.pdf（2025年2月閲覧）〕

- 静脈および動脈いずれも拡張させる作用があり，急性非代償性患者の肺うっ血の自覚症状改善に用いられる．また，冠動脈拡張作用も有するため，急性冠症候群患者の虚血症状の改善に用いられる．
- Cotter らは，重症心原性肺水腫患者を対象とした前向き無作為化試験において，高用量硝酸薬主体の治療が高用量フロセミド主体の治療と比べ，早期に酸素化を改善して気管挿管/人工呼吸器治療を回避し，心筋梗塞発症を抑制することを報告した[2]．
- 二硝酸イソソルビド（ISDN），ニトログリセリン（NTG），ニトロプルシドナトリウム水和物（SNP）が用いられる．静脈拡張作用が中心である一方で，ISDN，NTG，SNP の順で動脈拡張作用が強くなると言われているが，臨床的な効果の違い，使い分けは明確ではない．NTG は $0.1 \sim 0.2\, \mu g/kg/$分，ISDN は $1 \sim 2\, mg/$時，SNP は $0.5 \sim 3\, \mu g/kg/$分より開始し，収縮期血圧や自覚症状に応じて増減する．
- 24 時間以上の持続投与により耐性が出現する可能性が指摘されている．頭痛により継続困難な症例が見られるが，投与時間が長くなるにつれ軽減することも多い．

■ ニコランジル

- 硝酸薬としての作用に加えて K_{ATP} チャネル開口作用，冠微小循環改善作用を有しており，急性非代償性心不全患者における左室収縮能および拡張能の改善が期待されている．他の硝酸薬と比較して過度の降圧をきたしにくい．
- 急性心筋梗塞患者に対する primary PCI 前のニコランジルのボーラス投与による再灌流障害の予防や慢性期の心機能改善効果が報告されている一方で，J-WIND-KATP 研究では再灌流療法後の 24 時間のニコランジル投与（$0.10\, mg/kg/$時）は梗塞サイズや心機能に影響を与えなかった．
- $0.05\, mg/kg/$時から開始し，自覚症状や血圧をモニタリングしながら必要であれば増量する．中〜高用量（$0.10 \sim 0.20\, mg/kg/$時）のニコランジル投与が，急性非代償性心不全患者の血行動態改善に有効であることが報告されている．

■ カルペリチド

- 遺伝子組換え α 型ヒト心房性ナトリウム利尿ペプチドであり，静脈系優位の血管拡張作用に加えて，弱いナトリウム利尿作用やレニン・アンギオテンシン・アルドステロン系抑制作用・交感神経抑制作用を有している．
- J-WIND-ANP 研究では，急性心筋梗塞に対して再灌流療法後の 3 日間のカルペリチド投与（$0.025\, \mu g/kg/$分）がプラセボに比較して梗塞サイズを縮小，慢性期の左室駆出率を改善させる効果が示され，副次評価項目では心臓死および心不全入院の複合イベントの減少の可能性が示唆された [図 3][3]．一方で血圧低下の副作用をより高率に認めた．
- 急性非代償性心不全治療の現場で広く用いられているとともに，発症 12 時間以内の急性心筋梗塞患者の再灌流補助としての使用が検討される．ただし近年，カルペリチド投与が院内死亡率の上昇と関連があったとの後ろ向き観察研究の報告がでてきており，急性非代償性心不全患者に対するルーチンの使用は推奨されない．
- $0.025\, \mu g/kg/$分（血圧が低めの場合には $0.0125\, \mu g/kg/$分）より開始し，血圧のモニタリングを行いながら投与量を調整する．

◆ 文献

1) Ishihara S, et al. Clin Res Cardiol. 2016; 105: 971-80.
2) Cotter G, et al. Lancet. 1998; 351: 389-93.
3) Kitakaze M, et al. Lancet. 2007; 370: 1483-93.

〈秋山英一〉

5 アミオダロン・ニフェカラント

- アミオダロン，ニフェカラントはいずれも Vanghan-Wiliams 分類のⅢ群薬に分類され，主にカリウムチャネルを遮断し心筋の不応期を延長することで抗不整脈作用を発揮する．アミオダロンはカリウムチャネル以外にもナトリウム，カルシウムなどのイオンチャネルやアドレナリンαおよびβ受容体の遮断作用なども有する．一方，ニフェカラントは純粋なカリウムチャネル（Ikr）遮断薬である．

- ICU で両薬剤が使用されるのは，主に再発性／反復性の心室性不整脈に対してであり，特に器質的心疾患例の場合が多い［図1][1]．具体的には心室性不整脈による心肺停止からの蘇生後の症例や植込み型除細動器（ICD）植込み後の症例における心室性不整脈の頻発（electrical storm）の治療などの状況が挙げられる．

- 急性期には両薬剤とも静注で用いる．末梢静脈からの投与では高頻度に静脈炎をきたすため中心静脈からの投与が望ましい．アミオダロンは体内での分布容積が極めて大きく，早期に効果を発現させるためには，使用開始時には負荷投与が必要である．具体的には初期急速投与（125 mg を 5％ブドウ糖液 100 mL に溶解し 10 分で点滴），負荷投与（750 m を 5％ブドウ糖液 500 mL に溶解し 33 mL/時で 6 時間点滴），維持投与（6 時間後 33 mL/時から 17 mL/時に減速）と進める．ニフェカラントは 0.3 mg/kg の静注で有効性が見られた場合，0.4 mg/kg/時の速度で持続静注を行うとされるが，急激な QT 延長を避けるため，これよりも少量から開始し必要に応じて増量するのがより安全である[2]．いずれの薬剤も患者の状態（高齢，フレイル，低血圧など）によって減量を考慮する．

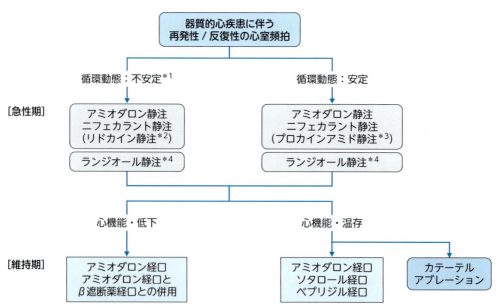

*1：血行動態が不安定の場合は，すみやかに電気的除細動を施行できる環境下で薬剤を使用
*2：他の抗不整脈薬が使用できない場合の代替薬
*3：持続性単形性心室頻拍の場合に限る
*4：少量から漸増して使用する

[図1] 器質的心疾患に合併する再発性／反復性の心室頻拍に対して使用される薬物の選択
〔日本循環器学会／日本不整脈心電学会合同ガイドライン．2020 年改訂版　不整脈薬物治療ガイドライン．
https://www.j-circ.or.jp/cms/wp-content/uploads/2020/01/JCS2020_Ono.pdf（2025 年 2 月閲覧）〕

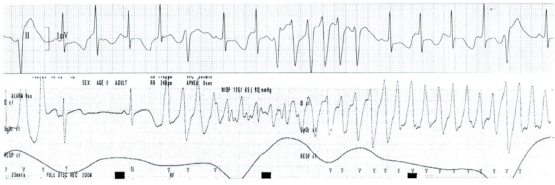

[図2] 過度のQT延長から生じる多形性心室頻拍（torsades de points: TdP）

- 両薬剤の急性期使用における最も注意が必要な副作用として，過量投与による心筋活動電位持続時間の過延長からの多形性心室頻拍（torsades de points: TdP，図2）がある．そのため，使用開始時および使用中は継続的な心電図モニターと頻回のQT間隔の評価が必須である．ニフェカラントはQT間隔でその効果を確認しやすく，QTc時間が550 msを超えた場合は減量・中止が必要である[2]．一方，アミオダロンではQT延長が明確でない場合もあるが，図2に示すように心室性期外収縮による代償性休止期の後の心拍での極端なQT延長やT波の変形が見られる場合などは減量・中止を検討する．TdPに対しては薬剤の減量・中止に加え，マグネシウムの静注，体外式一時ペーシングが有効である．
- 薬物治療が無効の場合はカテーテルアブレーションなどの非薬物療法が必要となるが，そのタイミングや治療戦略は症例の状態に応じ慎重に検討する必要があるため早期からの不整脈専門医の併診が望ましい．
- 急性期を脱した後は内服薬に移行する．アミオダロンは同一薬剤での移行が可能である．この際も内服のみでの血中濃度の立ち上がりには時間を要するため，静注薬使用中に内服を開始し，徐々に内服に切り替えていく必要がある[3]．ニフェカラントには内服薬が存在しないため，Ikr遮断薬という点で類似するソタロールに置き換えることが有効である場合が多いが[4]，ソタロールはβ遮断作用も持つため，移行時の徐脈や血圧低下に注意する．移行の際はアミオダロンと同様にソタロールを開始・増量しつつ，ニフェカラントを減量・中止する方法が用いられる[2]．
- アミオダロンには中長期の使用での心外副作用が複数存在し，時にこれが生命予後にも影響することがあるため注意が必要である．具体的には甲状腺機能低下・亢進，間質性肺炎，角膜症，視神経炎，肝障害，日光過敏症，抗利尿ホルモン不適合分泌症候群（SIADH）などがある．事前にこれらの臓器に異常がないことを確認してから開始し，投与中は定期的な検査（甲状腺機能，肝機能，胸部X線/CT，肺拡散能，KL-6，眼科受診等）の継続が推奨されている．副作用発現時は直ちに必要な処置（薬剤中止，各副作用への特異的治療）を行う．

◆ 文献
1) 日本循環器学会, 他. 2020年改訂版 不整脈薬物治療ガイドライン.
2) 栗田隆志, 他. 心電図. 2009; 29: 10-7.
3) 志賀 剛. 心電図. 2010; 30: 354-8.
4) Watanabe H, et al. Circ J. 2006; 70: 583-7.

〈飯嶋賢一〉

6 吸入NO療法

■ NOの作用機序と効果

- 一酸化窒素（NO）療法は，新生児の肺高血圧を伴う低酸素性呼吸不全の改善に使用されてきたが，2016年に心臓手術の周術期における肺高血圧にも保険適応となった．
- 本項では成人心臓手術の周術期における肺高血圧に対するNO療法について述べる．
- NOは，肺血管拡張作用により肺血管抵抗（PVR）を低下させる．NOは気体であるため換気されている肺領域に届き，選択的肺血管拡張をもたらす．
- NOの選択的肺血管拡張は，肺に備わる低酸素性肺血管収縮（HPV）と共に換気血流比（V/Q比）の改善と肺内シャント減少によって低酸素血症の改善をもたらす．
- NOのPVR低下による右室後負荷軽減は右心不全に有効であり，肺血流増加による左室前負荷および心拍出量の増加をもたらす．

■ NO療法の使用方法（開始・離脱・モニタリング）

- NOは血液内に入ると速やかに不活化されるため肺局所でのみ作用し，全身体血管抵抗（SVR）への影響は少ない．一方，静脈内投与される血管拡張薬は，SVRに影響し血圧の低下や換気の少ない領域の肺血管も拡張するため肺内シャントが増加し酸素化の悪化がみられることがある．
- NOは酸素に触れると直ちに酸化されて毒性の高い二酸化窒素（NO_2）となる．NOが酸素に触れる時間を最小限にするため専用のNO供給システムを用いて投与する．
- アイノフロー®吸入用800 ppmは，NOが充填された吸入用ガス製剤で，アイノフローDSなどのNO専用投与装置を使用して投与する［図1］．
- NO投与濃度は添付文書に，成人心臓手術の周術期における肺高血圧の改善目的での使用時には，吸入濃度20 ppmで吸入を開始し，十分な臨床効果が得られない場合には40 ppmまで増量することができ，吸入期間は7日間程度までと記載されている．
- 低酸素血症改善目的では20 ppmでも十分な効果が得られ，PVR低下目的では，上限80 ppmまでは投与が可能とされメトヘモグロビン（Met-Hb）濃度とNO_2の著明な上昇はほとんどないとされている．
- NO開始後，速やかに（5〜20分）酸素化改善を認め，PVR低下効果が現れる．酸素化改善はSpO_2やPaO_2の上昇で判断し，PVR低下効果は，肺動脈圧低下，中心静脈圧低下，血圧上昇など血行動態の改善で評価を行う．
- NO離脱について，添付文書には，NO吸入濃度を1 ppmまで徐々に減量すること，1 ppmで血行動態および酸素化が安定している場合，12時間毎に離脱を試みることとされている．
- NOの急な中止によるリバウンド現象を予防するため段階的に行う必要がある．NOに関する研究で使用されているNO離脱プロトコルを掲載する［表1］．

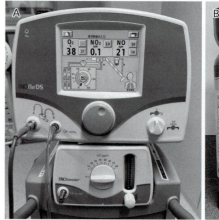
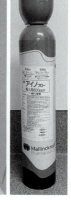

［図1］
A：アイノフローDS アイノブレンダー
B：アイノフロー®吸入用800 ppm

[表 1] NO 療法の weaning（weaning 開始時の NO 濃度が 40 ppm のとき）

	NO 濃度	
weaning 開始	40→20 ppm	少なくとも 24 時間，目標とする酸素化が保たれ，循環動態が安定し，肺高血圧の悪化がみられないとき，NO 療法の weaning を開始
4 時間後	20→10 ppm	weaning 開始時，投与していた NO 濃度を半減する．以降，4 時間毎に 3 ppm まで減量する．
4 時間後	10→5 ppm	
4 時間後	5→3 ppm	
4 時間後	3→2 ppm	3 ppm まで減量できれば，その後 4 時間毎に 1 ppm ずつ減量する．1 ppm まで減量できたあと，呼吸/循環動態の悪化が 4 時間なければ，NO 療法を終了する．
4 時間後	2→1 ppm	
4 時間後	1→中止	

*NO を減量中に，酸素化の悪化（SpO$_2$＜92％），急激な血圧低下（収縮期血圧＜90 mmHg）などがみられたときには，速やかに weaning 前段階の NO 濃度に戻す

■ 治療中の注意点

- NO 使用中は，NO 供給システムのモニタに NO/NO$_2$濃度と酸素濃度が常時表示されるため 24 時間モニタリングを行うことが可能である．
- 高濃度の NO$_2$を吸入すると気管支粘膜の損傷や気管支炎/細気管支炎，肺気腫を引き起こすため濃度上昇に注意する．
- NO/NO$_2$の測定は，患者が実際に吸入する濃度を測定するために，呼吸器などの吸気回路の患者に近い位置でモニタリングを行う必要がある．
- 米国産業衛生専門家会議（ACGIH）の基準では，NO$_2$短期曝露限界（15 分間）は 5 ppm，時間加重平均（1 日 8 時間，40 時間）は 3 ppm とされている．
- NO 使用中，吸入中 NO$_2$濃度は可能な限り定常状態において 0.5 ppm 未満を維持する．
- NO$_2$濃度が 0.5 ppm を超えたときは，NO 専用投与装置に異常がないか点検し，可能であれば NO 減量，NO$_2$ は NO と酸素の反応の結果産生されるため FIO$_2$の減量を行う．
- NO 使用中は，1 日 1〜2 回程度，血液中の Met-Hb 濃度を測定し，2.5％未満に保たれるようにする．NO 20 ppm 吸入時の血中 Met-Hb 濃度は平均 2％以下．
- Met-Hb は酸素との結合力が高く，濃度が上昇すると末梢組織への酸素供給が低下し，組織低酸素を引き起こす可能性がある．
- 血液中 Met-Hb 濃度が，3％以上になると NO 投与の減量を検討する．10％を超えてくるとチアノーゼ，頭痛，不安/意識障害，呼吸困難などの症状が出現する．

■ 注意すべき副作用

- NO 療法の重篤な副作用には，①Met-Hb 血症（頻度不明），②徐脈（0.9％），③心停止（0.4％），④重篤なビリルビン血症（0.4％），⑤気胸（0.4％）がある．
- 他に注意する副作用に，①リバウンド現象，②肺水腫（重症左室機能低下時）がある．
- リバウンド現象は，NO を急に中止すると PVR 上昇（肺高血圧），低酸素血症がみられることである．
- 開放吸引時など，不慮の NO 中断によるリバウンド現象を起こさないために NO 専用投与装置（アイノブレンダー®）にバッグ換気を接続し絶え間なく NO 供給を行う．
- NO の肺血流増加による左心系の容量負荷が起こり，重症左室機能低下があるときには左室充満圧が上昇して肺水腫に至る危険性がある．

〈宇城敦司〉

IV. ICU　5. 集中治療室における循環器疾患の薬物療法

1　開心術後の集学的治療

■ 集学的治療の有効性

- 近年のわが国における高齢化に伴い，フレイル合併高齢心疾患患者が増加している．そして，フレイルは心臓外科領域で重要な予後予測因子である．
- そのため，高齢者への治療方針決定は，健康的側面だけでなく心理的，社会的側面にも視野を広げて評価し患者・家族・介護者とともに行うことが必要である［図1］.
- 開心術後の患者に対して理想的な術後管理チームを作るためには医師だけでなく看護師・診療看護師・理学療法士・臨床工学士・作業療法士・薬剤師・栄養士など様々な職種のサポートが必要である．
- 開心術後の過剰な安静臥床は身体的デコンディショニングを生じ，合併症を助長する．そのため，手術直後から術後急性期リハビリテーション（術後リハ）を行うことは重要である（冠動脈バイパス術後・弁膜症術後における自覚症状と運動耐容能の改善を目的に運動療法を行うことは推奨クラスⅠ）．
- 術後リハこそが，運動耐容能，冠危険因子，自律神経活性，心機能，QOL，人工呼吸器装着期間，ICU在室日数，再入院率，医療費含め様々な面での有効性が証明されている[1]（心臓手術後は可及的早期の離床を

［図1］高齢心疾患患者に対する治療方針の決定プロセス

*ポリファーマシー: 必要とする以上の薬や不要な薬が処方されることによって，有害事象のリスク増加や服薬過誤，服薬アドヒアランス低下などの問題につながる状態．

〔日本循環器学会/日本心臓リハビリテーション学会合同ガイドライン. 2021年改訂版　心血管疾患におけるリハビリテーションに関するガイドライン. https://www.j-circ.or.jp/cms/wp-content/uploads/2021/03/JCS2021_Makita.pdf（2025年2月閲覧）〕

[表1] 早期離床や早期からの積極的な運動の開始基準

指標		基準値
意識	Richmond Agitation Sedation Scale（RASS）	−2≦RASS≦1 30分以内に鎮静が必要であった不穏はない
疼痛	自己申告可能な場合 numeric rating scale（NRS） もしくは visual analogue scale（VAS）	NRS≦3　もしくは　VAS≦3
	自己申告不能な場合 behavioral pain scale（BPS） もしくは Critical-Care Pain Observation Tool（CPOT）	BPS≦5　もしくは　CPOT≦2
呼吸	呼吸回数 酸素飽和度（SaO$_2$） 吸入酸素濃度（FiO$_2$）	<35/min が一定時間持続 ≧90％が一定時間持続 <0.6
人工呼吸器	呼気終末陽圧（PEEP）	<10 cmH$_2$O
循環	心拍数（HR） 不整脈 虚血 平均血圧（MAP） ドパミンやノルアドレナリン投与量	HR：≧50/min もしくは≦120/min が 　一定時間持続 新たな重症不整脈の出現がない 新たな心筋虚血を示唆する心電図変化がない ≧65 mmHg が一定時間持続 24時間以内に増量がない
その他	・ショックに対する治療が施され，病態が安定している ・SAT ならびに SBT が行われている ・出血傾向がない ・動く時に危険となるラインがない ・頭蓋内圧（intracranial pressure, ICP）<20 cmH$_2$O ・患者または患者家族の同意がある	

元の血圧を加味すること．各数字については経験論的なところもあるのでさらに議論が必要である．
（日本集中治療医学会早期リハビリテーション検討委員会．日集中医誌．2017; 24: 255-303）

考慮することは推奨クラスⅡa）．

■ ICU における術後リハの実際

- 集中治療室での術後リハに関しては日本循環器ガイドラインに示されており，その施行はこれを応用し各施設に任されるところである（本格的有酸素トレーニングに入る前のコンディショニングとしてのリハビリテーションを考慮することは推奨クラスⅡa，静注強心薬投与中で血行動態安定した心不全患者に対して厳重な監視下で低強度レジスタンストレーニングなどを考慮して良い，推奨クラスⅡb）．
- 離床開始基準としては，表1を参考に開始する．
- 現場での心臓リハビリプログラムフローチャートは図2を参考とする．
- リハビリプログラムは，順調に経過した待機手術後の歩行自立日数は平均3.8日と報告されており[2]，現在は術翌日から立位および歩行を開始し，術後4日目に歩行自立を目指すプログラムが標準である．
- 術後リハの進行遅延の原因は，心不全の遷延，新規不整脈の出現，術前からの運動機能の低下，急性腎障害・脳合併症の発症が挙げられる[3]．

■ 日本医科大学千葉北総病院集中治療室での取り組み

- 開心術後の集中治療管理は基本的には心臓血管外科医が行っている．
- しかしながら，心臓血管外科医が担う役割（長時間手術，ICU 管理，一般病棟管理，外来，当直）の大きさから常に ICU だけに目配せすることは不可能である．
- そのため，心臓血管外科医は ICU 管理が難渋する症例は集中治療室にコンサルトを行い，集中治療医へ転科する．つまり当院での集中治療室における診療チームリーダーは心臓血管外科医も集中治療医もどちらにでもなりうる．
- 集中治療室では毎朝，集中治療室医師，看護師，作業療法士，臨床工学士らとともに回診を行い，通称「離

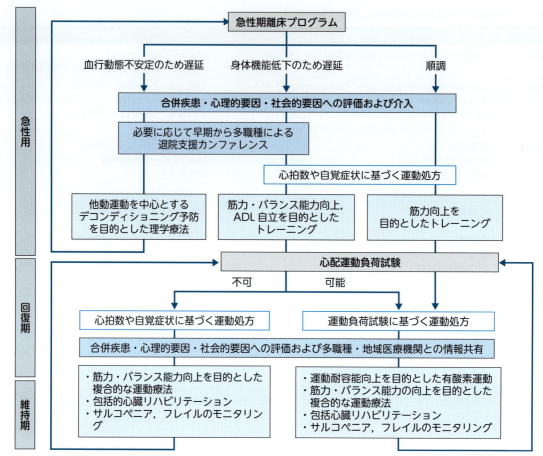

[図2] 高齢心疾患患者に対する急性期から慢性期までの心臓リハビリテーションプログラムのフローチャート

〔日本循環器学会/日本心臓リハビリテーション学会合同ガイドライン. 2021年改訂版 心血管疾患におけるリハビリテーションに関するガイドライン. https://www.j-circ.or.jp/cms/wp-content/uploads/2021/03/JCS2021_Makita.pdf（2025年2月閲覧）〕

床カンファ」といった患者の退院まで見据えた離床のためのカンファレンスを行っている．この離床カンファでは「①入院前のプロファイル（入院前のADL/生活歴/身寄りとなる近親者の確認）」「②疾患に関するプロファイル（今回の入院に関する現病歴/現在行っている治療）」，そして「③リハビリの確認（現在の病態に即した行うべきリハビリと目標とするADLに即したリハビリの確認）」さらには「④退院を見据えた目標設定（独歩退院できそうか/転院が良いか/社会支援の必要性）」といった疾患やリハビリに関してだけでなく，退院後の生活まで見据えた患者対応を多職種で共有し協議する．

- このように術後リハを行うことは，患者に関わる多職種を介入させることで，より包括的な介入となり全身機能の回復，ADLの向上，退院後QOLの改善も期待することができる．

◆ 文献
1) Hillis LD, et al. J Am Coll Cardiol. 2011; 58: e123-210.
2) 森沢知之, 他. 総合リハ. 2015; 43: 459-64.
3) Kato M, et al. Phys Ther Res. 2019; 22: 1-8.

〈澤谷倫史〉

2 急性心筋梗塞の薬物療法

■ 血栓溶解療法

- 現在，診断後可及的早期の経皮的冠動脈形成術（primary PCI）が標準的な再灌流療法となっているが，primary PCI が施行できない状況では血栓溶解療法による再灌流治療が考慮される．Class I の適応となるのは primary PCI が施行できない発症 12 時間以内の ST 上昇型心筋梗塞（STEMI）であり，非 ST 上昇型心筋梗塞（NSTEMI）では適応はない[1]．
- わが国で使用可能な血栓溶解薬はモンテプラーゼとアルテプラーゼがあり，前者は 27500 IU/kg を 60〜210 秒かけて静注，後者は総量 29 万〜43.5 万 IU/kg（0.5〜0.75 mg/kg）の 10% を急速静脈投与（1〜2 分）し，残りを 1 時間で静注する．

■ 抗血小板薬

- アスピリンは単独投与でも心血管死亡率を 20% 程度減少されることが明らかにされており，PCI 施行の有無に関わらずできるだけ早期に投与を開始する．
- Primary PCI（薬剤溶出性ステント留置）を施行する患者においては，ステント血栓症予防のためアスピリンと P2Y12 受容体拮抗薬を PCI 施行前に導入する（抗血小板薬 2 剤併用療法: DAPT）．
- アスピリンは 162〜200 mg を噛み砕いて投与する（以後 81〜162 mg/日）．
- P2Y12 受容体拮抗薬として，クロピドグレル 300 mg（以後 75 mg/日），もしくはプラスグレル 20 mg/日（以後 3.75 mg/日）を投与する．効果発現が早く，安定した血小板凝集能を発揮することから，プラスグレルを第一選択とすることが望ましい．
- 冠動脈ステント（薬剤溶出性ステント）留置後の DAPT 継続期間は高出血リスク（HBR）を考慮したアルゴリズムに従って判断する［表 1］［図 1］．
- 心房細動合併等により抗凝固薬の併用が必要な場合にも，図 1 に示したようなアルゴリズムによって治療を行う．経口抗凝固薬（OAC）としては，ワルファリンよりも直接経口抗凝固薬（DOAC）が望ましい．

■ 抗凝固薬

- 急性期のヘパリン投与は PCI の有無に関わらず有効性が確立している．70〜100 単位/kg の静注を行い，ACT や APTT を指標に治療域を維持する．

■ β遮断薬

- 心筋酸素需要を抑制することで梗塞サイズの減少効果が期待される．低血圧，心不全，徐脈などの禁忌事項がなければ早期導入が推奨されてきたが，心機能が正常の低リスク症例では予後改善効果のエビデンスは限定的である．
- 心不全，致死性不整脈，残存虚血を有する症例においては有効である．

■ レニン・アンギオテンシン・アルドステロン系（RAAS）阻害薬

- 心筋梗塞発症後早期のアンギオテンシン変換酵素阻害薬（ACE-I）もしくはアンギオテンシン II 受容体拮抗薬（ARB）の導入は生命予後を有意に改善させる．特に重症例では予後改善効果が大きい．
- ACE-I を投与されている左室機能低下患者において，ミネラルコルチコイド受容体拮抗薬（MRA）を追加することで心イベントが抑制される．

■ 脂質降下薬

- HMG-CoA 還元酵素阻害薬（スタチン）による LDL コレステロール（LDL-C）降下療法は冠動脈プラークを退縮，安定化させ，心血管イベントの再発を抑制する．

[表1] 日本版高出血リスク（HBR）評価基準

少なくとも主要項目を1つ，あるいは副次項目を2つ満たした場合に高出血リスク（HBR）と定義する．

主要項目		副次項目	
		年齢	≧75歳．年齢は個人差が大きいため一律に評価することは妥当でないが，≧80歳では急激にリスクが高くなる
低体重・フレイル	低体重（男性＜55 kg，女性＜50 kg）は欧米にない本邦に特徴的な出血リスク因子である．特に高齢女性で留意が必要である．フレイルからくる転倒に伴う外傷性の出血リスクが高くなる．		
CKD（eGFR高度低下，透析）	腎機能障害の程度に応じて出血リスクは高くなり，eGFR＜30 mL/分/1.73 m^{2}は特にそのリスクが高い．透析患者は，ACS，非ACSの両者ともに出血リスクが高く，欧米にくらべ本邦では透析患者に対するPCI施行率が高いため注意を要する．	CKD（eGFR中等度低下）	eGFR 30〜59 mL/分/1.73 m^2
貧血	ヘモグロビン値＜11 g/dL．貧血の程度に応じて出血リスクが高くなる．	軽度貧血	ヘモグロビン値11〜12.9 g/dL（男性），11〜11.9 g/dL（女性）の軽度の貧血であっても出血リスクは高い．
心不全	心不全の合併は出血リスクが高いことが報告されている．高齢者に対するPCI施行が多い本邦においては，特に心不全合併が出血リスクとなることを忘れてはならない．		
抗凝固薬の長期服用	PCI施行例の約10%が抗凝固薬を服用しているが，長期間にわたる服用は出血リスクを著しく増加させる．また，高齢者ではPCI施行後の経過で心房細動を合併することも稀ではない．	NSAIDs，ステロイド服用	NSAIDs，ステロイドの長期服用は消化管出血のリスクを高める．
PVD	PVDの合併は，全身の動脈硬化の表現型であり，出血リスクが高い．		
非外傷性出血の既往	入院または輸血を要する消化管出血や尿路出血などの既往は出血リスク因子である．特に6ヶ月以内の出血の既往例や再発例（時期に関わらず）は高リスクと考えるべきである．	非外傷性出血の既往	入院または輸血が必要な6〜12ヶ月以内の初回の非外傷性出血
脳血管障害	特発性脳出血の既往，12ヶ月以内の外傷性脳出血，脳動静脈奇形の合併，6ヶ月以内の中等度または重度の虚血性脳卒中は出血リスクが高い．特に，本邦はアスピリン併用で脳出血のリスクが高くなる．	脳血管障害	主要項目に該当しない虚血性脳卒中の既往
血小板数減少症	血小板数＜100×10^9 Lの症例は出血リスクが高い．		
活動性悪性腫瘍	悪性腫瘍の合併は出血リスクが高いと報告されている． なお，活動性の悪性腫瘍とは12ヶ月以内に診断かつ/または現在治療（手術，化学療法，放射線治療）を要する悪性腫瘍で，完全寛解例や維持療法施行中の例は含まない．		

（次ページにつづく）

[表1] 日本版高出血リスク（HBR）評価基準（つづき）

	主要項目	副次項目
門脈圧亢進症を伴う肝硬変	肝機能障害は早期出血性合併症のリスク因子であり，門脈圧亢進症を合併するとそのリスクは著しく高い．	
慢性の出血性素因	ARC-HBR基準にも包含	
DAPT期間中の延期不可能な大手術	ARC-HBR基準にも包含	
PCI施行前30日以内の大手術または大きな外傷	ARC-HBR基準でコンセンサスが得られている	

〔日本循環器学会．2020年JCSガイドライン フォーカスアップデート版　冠動脈疾患患者における抗血栓療法．https://www.j-circ.or.jp/cms/wp-content/uploads/2020/04/JCS2020_Kimura_Nakamura.pdf（2025年2月閲覧）〕

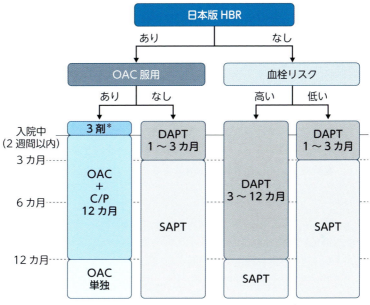

注）短期間DAPTを選択した場合は，DAPT後のSAPTではP2Y$_{12}$受容体拮抗薬を考慮する．OAC単独の場合には，投与可能であればDOACを推奨する．
C/P: クロピドグレル/プラスグレル，DAPT: 抗血小板薬2剤併用療法，
HBR: 高出血リスク，OAC: 経口抗凝固薬，SAPT: 抗血小板薬単剤療法

[図1] 高出血リスク（HBR）をふまえたPCI施行後の抗血栓療法
日本版HBRについては，表1参照
心房細動合併虚血性心疾患の抗血栓療法については，2020年改訂版 不整脈薬物治療ガイドライン 第5章3.5「虚血性心疾患合併心房細動の抗凝固療法」の図14を参照
〔日本循環器学会．2020年JCSガイドライン フォーカスアップデート版　冠動脈疾患患者における抗血栓療法．https://www.j-circ.or.jp/cms/wp-content/uploads/2020/04/JCS2020_Kimura_Nakamura.pdf（2025年2月閲覧）〕

- LDL-C 70 mg/dL以下を目標に治療を行う．AMI発症時に70 mg/dL以下の症例においてもスタチン導入は有効である．
- スタチン最大用量で目標値が達成されなければ，エゼチミブや前駆蛋白転換酵素サブチリシン/ケキシン9型（PCSK-9）阻害薬の併用を考慮する．

■ 硝酸薬

- 冠動脈拡張による血流改善，静脈系の拡張による前負荷軽減，心筋酸素消費量減少効果があるものの，予後改善を示唆するエビデンスは乏しい．
- 心原性ショックや右室梗塞症例に対しては血行動態を悪化させる可能性があるため使用を避ける．

■ 新規心不全治療薬

- ナトリウム・グルコース共役輸送体(SGLT)-2阻害薬は心不全合併症例に投与することで心血管イベント抑制が期待できるが，AMIに対する早期導入を検討した試験では，死亡もしくは心不全入院のリスクを改善しなかった[2]．
- アンギオテンシン受容体ネプリライシン阻害薬（ARNI）は左室機能低下を伴う心不全合併例においてはACE-Iを上回る心血管イベント抑制効果が期待できる．しかしAMIに対する早期導入ではACE-Iに対する優越性は証明されていない[3]．

■ 再灌流補助治療

- カルペリチド（hANP）は梗塞サイズの減少や慢性期の心機能改善，心不全再入院の減少などが報告されており，使用を考慮してもよい[1]．
- アデノシン三リン酸感受性カリウムチャネル開口薬であるニコランジルの静注は，primary PCIを受けるAMI患者において冠微小循環改善効果や慢性期心機能改善効果が報告されており，使用を考慮してもよい[1]．

■ 鎮痛薬

- 胸痛の持続は心筋酸素消費量を増加させ，梗塞の拡大や不整脈の原因となりうる．持続する疼痛には塩酸モルヒネを使用する．塩酸モルヒネは血管拡張作用による肺うっ血改善効果もあるが，血圧低下や呼吸抑制に注意が必要である．

◆ 文献

1) 日本循環器学会. 急性冠症候群ガイドライン（2018年改訂版）.
2) Butler J, et al. N Engl J Med. 2024; 390: 1455-66.
3) Pfeffer MA, et al. N Engl J Med. 2021; 385: 1845-55.

〈松下誠人〉

3 劇症型心筋炎の薬物治療

■ 劇症型心筋炎の定義

- 劇症型心筋炎は，血行動態の破綻を急激にきたし，補助循環を要する症例に限らず致死的経過をとる急性心筋炎と定義される．

- 劇症型心筋炎患者は死亡リスクが高い．補助循環装置を要する場合の死亡率は20〜50%程度とされ，入院30日以内の死亡が多くを占める．10〜15%では，補助循環装置や強心薬からの離脱が困難であり，植込み型補助人工心臓への移行や心臓移植治療が必要となる．

- VA-ECMO離脱の予測因子[1]はCK-MB最高値186 IU/L以下，左室後壁厚11 mm以下，装着48時間後のLVEFの改善やAST値の低下が報告されている．

■ 考慮すべき薬物治療

- 劇症型心筋炎の死亡の多くは急性期に発生するため，極期を乗り切れば自然軽快が期待できる．血行動態を維持することが何よりも重要であり，機械的補助が必要とされるのであれば躊躇せず導入すべきである．薬物治療も血行動態の維持も重要であり，劇症型心筋炎への薬物療法は下記の4つのことを考慮し検討する．

  1）心不全管理
  2）免疫抑制療法（ステロイド療法）
  3）免疫グロブリン療法
  4）抗ウイルス療法

1）心不全管理

- 血行動態の維持には，一般的な心不全加療と同様の治療を行う．

- RASi，β遮断薬などの心保護薬は心筋炎へのエビデンスはない．

- LVEF（≧50%）が保持されている症例に，心保護薬の早期導入に関しては明らかなエビデンスはない．

- LVEFの低下した症例はHFrEFに準じた心保護薬を導入する．LVEFの改善を認めたとしても，少なくとも6か月間以上の治療薬継続が考慮される．

- ポンプ失調と肺うっ血に対するドブタミンもしくはPDE III阻害薬の投与を考慮することは推奨クラスIIaである[2]．

- 心原性ショックを呈する患者に対するノルアドレナリン投与の考慮は推奨クラスIIaである[2]．

- 心原性ショックを呈する患者にドパミン投与の考慮は推奨クラスIIbである[2]．

2）免疫抑制療法（ステロイド療法）

- 心筋炎・炎症性拡張型心筋症に対するステロイド療法の効果は明らかではない．

- すべての心筋炎に効果が期待できるわけではなく，急性リンパ球性心筋炎に対しルーチン使用は望まれない〔推奨クラスIII（not benefit）〕[2]．

- 一方で，亜急性期に再燃・炎症細胞浸潤の残存を認める場合は自己免疫疾患の関与や非感染性の病態を考慮し免疫抑制療法の導入を検討する．

- 急性好酸球性心筋炎/巨細胞性心筋炎に関してはステロイド反応性が良好であり，ステロイドを含めた免疫抑制療法の使用を検討すべきである．

- 巨細胞性心筋炎はステロイドと他の免疫抑制薬と併用することで生存率を改善させる報告がある[3]（推奨クラスI）[2]．

[表1] 急性リンパ球性心筋炎に対する免疫抑制療法のプロトコル例

	3日間	～1年	1年以降
	ステロイドパルス療法	後療法	維持療法
血行動態不安定[*1]	メチルプレドニゾロン 1 g/日×3日間	プレドニゾロン 0.5～1 mg/kg/日で開始 ・7日ごとに5 mg/日ずつ減量（中止も検討）	血中トロポニン，画像検査（心エコー図，心臓MRIなど），心筋生検などで，炎症・心筋の進行性傷害を示唆する証左がなければ，再燃の徴候に注意しながら減量・中止を検討
		初期治療に反応が乏しい場合，下記免疫抑制薬の併用を考慮する	
		シクロスポリン 100～150 ng/mL（トラフ値） あるいは タクロリムス 5～10 ng/mL（トラフ値） あるいは アザチオプリン 1.5～2.0 mg/kg/日	
血行動態安定	原則考慮されない[*2]		

急性リンパ球性心筋炎に対しての免疫抑制療法の効果は限定的であり，ルーチンの施行は推奨されない．
[*1]: 心筋組織ウイルスゲノムの有無を急性期に診断することは困難であるものの，非ウイルス性が推定される，かつ血行動態の不安定な症例に対しては免疫抑制療法の実施を考慮することがある．
[*2]: 血行動態安定例であっても心筋炎の病勢改善が乏しく，かつ自己免疫性疾患の関与が強く疑われる場合には，亜急性期ないしは慢性期に再発予防のための免疫抑制療法が考慮されることがある．
〔日本循環器学会．2023年改訂版　心筋炎の診断・治療に関するガイドライン．https://www.j-circ.or.jp/cms/wp-content/uploads/2023/03/JCS2023_nagai.pdf（2025年2月閲覧）〕

[表2] 急性好酸球性心筋炎に対する免疫抑制療法のプロトコル例

	3日間	～1年	1年以降
	ステロイドパルス療法	後療法	維持療法
血行動態不安定	メチルプレドニゾロン 1 g/日×3日間	特発性もしくは過敏性好酸球性心筋炎	血中トロポニン，画像検査（心エコー図，心臓MRIなど），心筋生検などで，炎症・心筋の進行性傷害を示唆する証左がなければ，再燃の徴候に注意しながら減量・中止を検討
血行動態安定	原則考慮されない（後療法プロトコルからの開始を考慮）	プレドニゾロン 0.5～1 mg/kg/日 ・7日ごとに5 mg/日ずつ減量 ・漸減中止も考慮	
		好酸球性多発血管炎性肉芽腫症もしくは好酸球増加症候群	
		基礎疾患の治療方針に準ずる	

〔日本循環器学会．2023年改訂版　心筋炎の診断・治療に関するガイドライン．https://www.j-circ.or.jp/cms/wp-content/uploads/2023/03/JCS2023_nagai.pdf（2025年2月閲覧）〕

- 急性リンパ球性心筋炎と急性好酸球性心筋炎，巨細胞性心筋炎に対する免疫抑制療法のプロトコルは**表1，表2，表3**に示す．

3）免疫グロブリン療法

- 静注免疫グロブリン（IVIG）の作用は，①受動免疫によりウイルス除去を助ける作用と，②IVIGの抑制性Fc受容体を介して抗原提示細胞とTreg細胞の機能を調節し，心筋上の細胞傷害性T細胞による損傷を減らし，サイトカイン産生を減らす作用がある．
- このように，心筋炎への病態生理的メカニズムをターゲットとし，炎症の抑止・心筋傷害の軽減および臨床症状・予後の改善に役立つ可能性は期待されている．
- しかしながら，急性心筋炎へのIVIGの有効性を検討した大規模RCTは乏しく，有効性は未だ確立されていない（血行動態に関わらず急性心筋炎患者にIVIG投与を考慮することは推奨クラスIIb）[2]．
- わが国で実施された多施設共同研究で，1～2 g/kg×2日間のIVIG投与が1か月死亡率を有意に改善した報告はある[4]．
- さらなるエビデンスの構築が待たれる．

[表3] 巨細胞性心筋炎に対する免疫抑制療法のプロトコル例

3日間	～1年	1年以降
ステロイドパルス療法	後療法（①, ②の併用から開始）	維持療法
メチルプレドニゾロン 1 g/日×3 日間	①プレドニゾロン ・0.5～1 mg/kg/日で開始 ・7 日ごとに 5 mg/日ずつ減量 ・最低用量 5 mg/日で維持	血中トロポニン，画像検査（心エコー図，心臓 MRI など），心筋生検などで，炎症・心筋の進行性傷害を示唆する証左がなければ，再燃の徴候に注意しながら減量・中止を検討
	②シクロスポリンあるいはタクロリムス	
	シクロスポリン ～3 ヶ月: 150～300 ng/mL（トラフ値） 3 ヶ月～1 年: 100～150 ng/mL（トラフ値）	75～100 ng/mL（トラフ値） 再燃の徴候・副作用により調整
	タクロリムス（不耐例ではシロリムス） ～6 ヶ月: 10～15 ng/mL（トラフ値） 6 ヶ月～1 年: 5～10 ng/mL（トラフ値）	5～10 ng/mL（トラフ値） 再燃の徴候・副作用により調整
	①, ②の併用後も改善に乏しい場合	
	アザチオプリン 1.5～2.0 mg/kg/日 あるいは ミコフェノール酸モフェチル 1.0～2.0 g/日	血中トロポニン，画像検査（心エコー図，心臓 MRI など），心筋生検などで，炎症・心筋の進行性傷害を示唆する証左がなければ，再燃の徴候に注意しながら減量・中止を検討

いずれの薬剤も保険適用外
〔日本循環器学会. 2023 年改訂版　心筋炎の診断・治療に関するガイドライン. https://www.j-circ.or.jp/cms/wp-content/uploads/2023/03/JCS2023_nagai.pdf（2025 年 2 月閲覧）〕

4）抗ウイルス療法

- ウイルス性心筋炎はウイルス感染が背景となるため，理論的には抗ウイルス療法が有効となる可能性はある.
- また，検出されたウイルスが真の病原かどうか判断しかねる.
- 抗インフルエンザウイルス薬，インターフェロン，グアニル酸類似体があるが，現時点で有効性が確立された抗ウイルス療法はない.

◆ 文献

1) Matsumoto M, et al. ESC Heart Fail. 2018; 5: 675-84.
2) 日本循環器学会. 2023 年改訂版　心筋炎の診断・治療に関するガイドライン.
3) Cooper LT Jr, et al. Am J Cardiol. 2008; 102: 1535-9.
4) Kishimoto C, et al. Heart Vessels. 2014; 29: 336-42.

〈澤谷倫史〉

4 急性肺血栓塞栓症の薬物療法

- 急性肺血栓塞栓症（pulmonary thromboembolism: PTE）は，主に下肢の深部静脈に形成された血栓が肺動脈を閉塞することで生じる．肺動脈が閉塞することで急速に症状が出現し，場合によっては循環動態が破綻することで心停止に至る．しかしながら急性期を脱した場合，比較的予後は良好とされており，迅速な診断と初期治療が重要となる[1]．

- PTE と診断した後，適切で速やかな治療に移行するために，まずは循環動態の評価を行い，治療方針を決定する（III-3-1 の項の**図 1**，p.198 参照）．

- 初期治療は内科的な薬物療法と外科的な血栓摘出術が挙げられるが，ほとんどの場合にまずは内科的な薬物療法を行う．

- 肺動脈を閉塞している血栓の進展抑制と溶解を促し，また塞栓の原因となった下肢の静脈血栓が再燃しないようにするため抗凝固療法または血栓溶解療法を行う．

- 抗凝固療法はほぼ全例に行うが，血栓溶解療法は患者の重症度とリスクを考慮して施行を判断する．

- 出血リスクが高い場合は重症例でも血栓溶解療法は行わず抗凝固療法のみを行う．

- 内科的な薬物療法を行っても呼吸循環動態が不安定な場合は，薬物療法に固執せず外科治療を考慮する．

■ 抗凝固療法

- 近年，直接作用型経口抗凝固薬（direct oral anticoagulant: DOAC）の登場により，初期治療における抗凝固療法のバリエーションが増えている．

- 従来の治療方法は，未分画ヘパリンの持続投与と経口抗凝固薬のワルファリンへの置換を行っていた．未分画ヘパリンは活性化部分トロンボプラスチン時間（APTT）を対照値の 1.5〜2.5 倍になるように速やかにコントロールする必要がある．未分画ヘパリンは症例間で投与量が大きく異なるため，6 時間ごとのこまめな APTT 測定を行い用量調節が必要となる．ワルファリンは単独で用いると一過性に過凝固状態に傾く可能性があるため，導入時は未分画ヘパリンと併用する．また効果を発するのに 4〜5 日必要となる．

- DOAC は内服すると速やかに血中濃度が上昇し治療効果を発揮する．使用可能な DOAC はエドキサバン，リバーロキサバン，アピキサバンであり，それぞれ大規模国際共同試験（Hokusai-VTE 試験，EINSTEIN 試験，AMPLIFY 試験）を行い有効性と安全性が確認されている．

- 肺血栓塞栓症に対する DOAC の使用方法はそれぞれ若干の違いがある．

- 急性期から使用

  - アピキサバンは初期投与量が維持用量の倍量であり，未分化ヘパリンを使用せずアピキサバン単独での治療が可能である．他の DOAC と比較して半減期が短く 1 日 2 回内服である．従来の治療方法と比較して出血のリスクが低く，内服中止で効果減弱が速いため，出血リスクが高い症例では薬剤選択しやすい．

  - リバーロキサバンも初期投与量が維持用量の倍量であり，未分化ヘパリンを使用せずリバーロキサバン単独での治療が可能である．1 日 1 回内服であり，従来の治療方法と比較して安全性は非劣性にとどまるため，他の DOAC と比較すると出血のリスクは高いと考える．しかしながら，日本人に特化した J-EINSTEIN 試験では，画像評価にて高い血栓消失率が示されており，積極的な血栓溶解が必要な症例ではリバーロキサバンを選択する[2]．

- 急性期の後に使用

  - エドキサバンは全例に 5〜12 日間の未分画ヘパリンを投与した上で処方を開始する．1 日 1 回内服であ

[表1] 血栓溶解療法の禁忌

絶対禁忌
活動性の内部出血
最近の特発性頭蓋内出血

相対禁忌
大規模手術，出産，10日以内の臓器細胞診，圧迫不能な血管穿刺
2か月以内の脳梗塞
10日以内の消化管出血
15日以内の重症外傷
1か月以内の脳神経外科的あるいは眼科的手術
コントロール不良の高血圧（収縮期血圧＞180 mmHg; 拡張期血圧＞110 mmHg）
最近の心肺蘇生術
血小板数＜100,000/mm^3，PT＜50%
妊娠
細菌性心内膜炎
糖尿病性出血性網膜症

(Task Force on Pulmonary Embolism, Eur Heart J. 2000; 21: 1301-36 より改変)

り，DOACの中で唯一用量調節基準があり，従来の治療方法と比較して出血のリスクが低い．

- DOACはショックや血行動態が不安定な患者に対する有用性，安全性は確認されていない．集中治療が必要な症例の初期治療では，血行動態が安定するまで従来の未分化ヘパリン投与と血栓溶解療法の併用を検討するべきである．血行動態安定後にDOACへの切り替えを行う場合が多い．
- そのほかの治療方法としては，合成Xa阻害薬であるフォンダパリヌクスを使用する場合がある．1日1回皮下投与で半減期が長く，作用に個人差が少ないため体重のみで投与量を調節する．出血のリスクも少なく未分画ヘパリンより優れていることが示されているが，半減期は14〜17時間と長く，中和薬がない．腎障害症例には使用できないため，集中治療領域での使用頻度は低い．

■ 血栓溶解療法

- 血栓溶解療法は血行動態の不安定な症例に行うことが多い．わが国では遺伝子組換え組織プラスミノーゲンアクチベータ（tissue plasminogen activator: t-PA）を使用する．未分化ヘパリンを併用しながら，13750〜27500単位/kgを2分間で投与する．
- 保険適応外ではあるが，ウロキナーゼの投与を行う場合がある．末梢動静脈閉塞の場合，6万〜24万単位を7日間投与が可能であるが，PTEの場合は96万単位まで増量することがある．
- 血栓溶解療法は迅速な血栓溶解作用や，血行動態の改善効果が証明されているが，死亡率の改善効果を示している試験はない．
- 血栓溶解療法は，出血性合併症のリスクが高く，いくつかの禁忌項目があるため [表1]，適応は慎重に判断する必要がある．
- ショックを伴う重症例は血栓溶解療法の適応となる．ショックは伴っていないが，重篤化リスクの高い患者の場合は，出血のリスクを慎重に考慮しながら血栓溶解療法の適応を判断する．

◆ 文献

1) 日本循環器学会，他．肺血栓塞栓症および深部静脈血栓症の診断，治療，予防に関するガイドライン（2017年改訂版）．
2) Yamada N, et al. Thromb J. 2015; 13: 2-8.

〈柴田祐作〉

IV. ICU ■■■ 6. 循環器疾患に対する集学的治療

1 循環器疾患と非侵襲的陽圧換気

■ 急性心不全に対する使用

- 急性心不全による急性肺水腫は，肺胞への水分の漏出，肺コンプライアンスの低下，気道抵抗の増加をきたしているため，起坐呼吸および低酸素血症時には positive end expiratory pressure（PEEP）をかけることが最も重要である．迅速に有効な PEEP をかけることができる低侵襲の非侵襲的陽圧換気マスク（NPPV）使用は急性心不全の呼吸不全への第一選択である[1]．

- PEEP は，平均気道内圧の上昇，肺の虚脱箇所への換気改善，機能的残気量の増加，呼吸仕事量の減少，左室後負荷の減少など効果があり，急性心不全の血行動態に非常に有益である．

- ほとんどすべての急性心不全症例に有効とされ，特に急激な後負荷上昇による体液シフトによる電撃型心不全（Vascular Heart Failure, Clinical Scenario 1）には著効する．ただ一部無効症例も存在する．装着後1時間以内に臨床症状や低酸素血症の改善の有無を必ず評価すべきである．

■ 導入直後に注意すべきこと（表1，NPPV guideline）[2]

- 導入時の忍容性の評価は非常に重要である．忍容性が悪い可能性もあるため，意識のある症例では，「必ず楽になる機械であること」を十分に説明し，安心させることが非常に重要である．

- 基本的に，純粋な急性心不全はほぼ NPPV での治療が可能であるとの理解のもと，忍容性が悪い際には鎮静薬の使用を考慮する．塩酸モルヒネ1A（10 mg）＋生理食塩液10 mL を少量ずつ静注していくことを第一選択として積極的に使用すべきである．

- 塩酸モルヒネは長期使用に弊害も多いため，長時間の鎮静を検討する際には後述するデクスメデトミジンを考慮する．

- 急な高 PEEP が忍容性を低下させ，また，リーク増大へとつながるケースもある．装着直後のリークの合併症は非常に多く，有効に PEEP がかかっていないことで十分な効果が得られていないことも想定される．症例ごとに詳細な設定変更を柔軟に行うべきである．

- 意識状態の評価も重要である．高度呼吸不全で高 CO_2 血症となりアシドーシスが進行すると意識障害をきたし，さらに肺胞低換気による高 CO_2 血症を助長していくことも想定される．そのような症例では，まず bilevel PAP モードによる呼吸管理を行い，意識障害や動脈血液ガスデータの改善がなされているかの評価が重要である．

- 高齢化に伴い肺炎を契機とした急性心不全が増加している．症例ごとに排痰能力を適切に評価し，病態の首座を適切に評価することは重要で，そのような症例では気管挿管施行も躊躇すべきではない．

■ 集中治療室での長期使用の注意点

- NPPV は長期の漫然とした使用を念頭におくべきではない（図1，NPPV guideline）[3]．あくまで原疾患の治療をしっかりと行い，短期使用にとどめるべきである．早期 ICU 転出，早期退院，PICU 予防につなげるためのツールとして使用すべきである．

- NPPV は喀痰管理においては気管挿管による人工呼吸管理に

[表1] NPPV の合併症

○マスク関連	
・不快感	30～50%
・顔面の皮膚の紅斑	20～34%
・閉所恐怖症	5～10%
・鼻根部潰瘍	5～10%
・にきび様皮疹	5～10%
○圧・流量関連	
・鼻のうっ血	20～50%
・副鼻腔・耳の痛み	10～30%
・鼻，口の乾燥	10～20%
・眼への刺激	10～20%
・腹部膨満	5～10%
○漏れ	80～100%
○重篤な合併症	
・誤嚥性肺炎	<5%
・低血圧	<5%
・気胸	<5%

(Mehta S, et al. Am J Respir Crit Care Med. 2001: 163: 540-77)

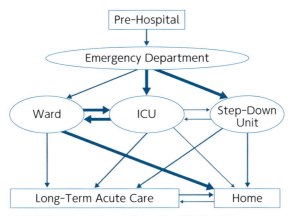

[図1] 欧米でNPPVを使用される患者の流れ
矢印の太さは患者の数の多さを示す．病院前よりNPPVを開始されるのは少数（日本ではまれ）で，多くはICU，救急外来，一般病棟やICUのstep-down unitで導入される（step-down unitは日本ではhigh care unitに相当）．
状態が安定するとICUから一般病棟へ，また不安定なら一般病棟からICUへ移動．長期管理になる場合は，長期型の急性期病棟や在宅へ移行する．
(Hill NS. Respir Care. 2009; 54: 62-70より改変)

比し圧倒的に劣るため，漫然と長期使用することは人工呼吸器関連肺炎（VAP）予防の観点からも避けるべきである．

- NPPV長期使用となる際は，心不全コントロールに難渋しての長期使用の場合は気管挿管による人工呼吸器管理への移行を，PEEPが不要となるも排痰能力や供水による低酸素血症などの問題で離脱困難であれば，交流量酸素システム（HFNC）への移行を検討すべきである．
- 従来，NPPV使用中の鎮静は禁忌とされてきた．しかし，ICUでの使用の激増により，使用中のせん妄対策の観点から少量の鎮静薬使用の可能性が議論されてきている．
- 欧州では24％程度，米国では41％で鎮静が行われている．日本の調査では，鎮静は56％の症例で施行されており，使用薬剤はデクスメデトミジンが27％と最多であった．過鎮静により気管挿管が必要となる可能性をよく注視すべきである．
- 気管挿管による人工呼吸器からの離脱支援としてのNPPVは慢性閉塞性肺疾患に対する研究は多く報告されているが，循環器疾患に対する抜管後の支援が有効とする研究は少ない．
- 循環器疾患に起因する人工呼吸管理からの離脱を考える際は，心不全コントロールが良好であるがゆえに抜管に至ることが想定される．ゆえにPEEPを必要とするNPPVによる支援が必要なケースは少ないと考えられる．むしろ適切な心不全管理の後に抜管を検討するべきである．
- 循環器集中治療におけるNPPV使用時には機械的補助〔大動脈バルーンパンピング（IABP），補助循環用ポンプカテーテル（IMPELLA）〕の使用も想定される．このような症例では端坐位・起坐位がとれず，NPPV使用下での排痰能力は症例ごとにしっかり評価すべきである．この観点から考えると，機械的補助下症例でのNPPV適応は若年症例と高齢者で異なると思われる．

◆ 文献
1) Tsutsui H, et al. Circ J. 2019; 83: 2084-184.
2) Mehta S, et al. Am J Respir Crit Care Med. 2001; 163: 540-77.
3) Hill NS. Respir Care. 2009; 54: 62-70.

〈白壁章宏〉

IV. ICU ■■■ 6. 循環器疾患に対する集学的治療

2 循環器疾患と人工呼吸器管理

- 循環器疾患において，人工呼吸器管理が最も必要とされる病態は，うっ血性心不全の急性期管理である．以前は気管挿管による人工呼吸器管理が主体となっていたが，1990年頃から非侵襲的陽圧換気（non-invasive positive pressure ventilation: NPPV）が使用されるようになり，2000年代から急激に普及した．NPPVが禁忌でなければ，急性期の呼吸器管理はNPPVが主体となっている．

- しかし，NPPVの適応禁忌（①ドレナージされていない気胸，②嘔吐，腸管の閉塞，活動性消化管出血，③大量の気道分泌物，④誤嚥の危険性が高い，⑤GCS 8点以下の意識障害など）を有する患者，NPPV使用後も呼吸不全が改善されない患者に対しては，気管挿管による人工呼吸器管理を行う [表1]．

- その他の循環器疾患における気管挿管の適応は，心原性ショックや難治性心室性不整脈における深鎮静管理，開心術の術後管理，心肺停止などである．

- 急性・慢性心不全ガイドライン[1]では，初期設定として一回換気量10〜15 mL/kg，呼吸数10〜20回/分（$PaCO_2$ 30〜40 mmHgを目標），吸気：呼気比1〜1.5：2，開始時のFiO_2を1.0とし，動脈血ガス分析結果を見ながら調節することを提案している．

- 肺うっ血を伴う急性非代償性心不全の患者には，末梢組織への酸素運搬が最大となるよう2〜10 cmH$_2$O程度の呼気終末陽圧呼吸（positive end-expiratory pressure: PEEP）をかけて管理を行う．

- 急性心不全により肺うっ血をきたした肺胞に対して，PEEPを負荷することにより，肺胞をリクルートメントすることができ，肺内シャントを減らすことで酸素化が改善する．

- また，呼気終末時にも肺胞を虚脱しないため，周期的な虚脱・再膨張に伴う肺障害を防ぐことができ，さらには，胸腔内圧が上昇するため，静脈還流量と左室後負荷が減少し，左室前負荷は軽減するため，心拍出量は上昇する．

- 一方で過度なPEEPは弊害をきたす．循環血漿量不足の患者では，PEEPにより静脈還流量が減少し，前

[表1] 急性心不全に対するNPPVの適応・禁忌・気管挿管への移行基準

NPPVの一般的適応条件
①意識があり，協力的である
②気道が確保できている
③喀痰の排出ができる
④顔面の外傷がない
⑤マスクをつけることが可能
NPPV禁忌事項
①ドレナージされていない気胸がある
②嘔吐，腸管の閉塞，活動性消化管出血がある
③大量の気道分泌物がある
④誤嚥の危険性が高い
NPPVから気管挿管への移行基準
①患者の病態が悪化
②動脈血ガス分圧が改善しない，または悪化
③気胸，痰の滞留，鼻梁のびらんなどのあらたな症状，または合併症の出現
④症状が軽減しない
⑤意識レベルの悪化

〔日本循環器学会/日本心不全学会合同ガイドライン．急性・慢性心不全診療ガイドライン（2017年改訂版）．https://www.j-circ.or.jp/cms/wp-content/uploads/2017/06/JCS2017_tsutsui_h.pdf（2025年2月閲覧）〕

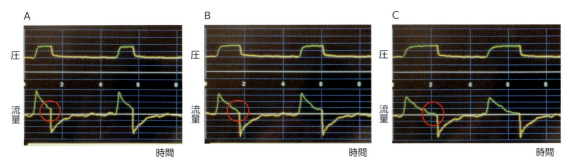

[図1] PCVの吸気時間設定の違いによる同調性
A：吸気時間が短く，吸気途中で呼気に変化しているため，同調性が悪い．
B：吸気流量がゼロのタイミングで呼気に変化しているため，同調性が良い．
C：吸気時間が長く，吸気流量がゼロになっても吸気が継続するため，同調性が悪い．

負荷が減少するため，心拍出量が減少する．
- また，肺胞血管を狭小化・閉塞するため，肺血管抵抗は上昇し，右室後負荷が増加する．さらには，過度なPEEPにより肺胞が過伸展し，人工呼吸器関連肺傷害（ventilator-induced lung injury: VILI）を起こす可能性がある．
- 実際には，急性心不全による肺うっ血の場合，静水圧の上昇が主体であるため，高いPEEPをかけることにより，速やかに液体成分は血管内に戻り，肺うっ血は改善する．同時に利尿薬や血管拡張薬などを用いることで，PEEPを漸減できることが多い．
- 多くの重症循環器疾患患者は，呼吸仕事量が増加し，心拍出量が低下している．酸素需給バランスを維持するためには，人工呼吸器を用いて呼吸仕事量を減らし酸素消費量を減らすことも重要である．
- 自発換気モード（continuous positive airway pressure: CPAP＋pressure support: PS）では自発呼吸を温存するため，呼吸筋の萎縮などは軽減できるが呼吸仕事量は大きい．
- 一方，補助/調節換気モード（assist/control: A/C）では，同調性が得られ，全て強制換気にした場合，呼吸仕事量はほとんど必要とされない．したがって，酸素需給バランスが崩れている急性期では，A/Cで設定することが多い．
- また，人工呼吸器との非同調が増加すると，ICU滞在期間，ICU死亡率が増加し，高い呼吸ドライブも予後不良の因子として報告されており[2]，人工呼吸器との同調性は重要である．呼吸器のグラフィックをみながら，適切な吸気時間の設定，不適切なトリガーの減少，適切な吸気流量を調整する必要がある．
- 基本的なモードである，PCV（pressure control ventilation）もしくはVCV（volume control ventilation）においては，吸気流量がゼロになるように吸気時間や吸気流量を設定する必要がある [図1]．
- 術後肺合併症（postoperative pulmonary complications: PPCs）は，術中から術後にかけて新たに発生した呼吸機能の異常であり，一般的には無気肺，肺炎，気管支攣縮，慢性肺疾患の増悪など多様な疾患や病態が含まれる．心臓手術後のPPCs発生率は30〜60％程度と報告されている[3]．
- PPCsの発生は，周術期死亡率やその他の合併症の発生率と関連していると報告されている．術後対策としては，抜管までの肺保護的換気の継続と適切な抜管時期の判断，また抜管後の無気肺を予防する肺拡張療法，早期離床やリハビリテーションなどが重要である．さらに，抜管後の経鼻高流量酸素療法や非侵襲的陽圧換気などの呼吸補助も有用であるとされている．

◆ 文献
1) 日本循環器学会, 他. 急性・慢性心不全診療ガイドライン（2017年改訂版）.
2) Blanch L, et al. Intensive Care Med. 2015; 41: 633-41.
3) Lagier D, et al. Intensive Care Med. 2019; 45: 1401-12.

〈谷　憲一〉

IV. ICU ■ ■ ■ **6. 循環器疾患に対する集学的治療**

3 循環器疾患と急性腎障害

- 急性腎障害（acute kidney injury: AKI）は，急激な腎機能の増悪により生体恒常性維持が困難となる病態．AKIをきっかけに多臓器機能不全症候群（multiple organ dysfunction syndrome: MODS）となる．
- 診断と重症度分類には血清クレアチニン濃度の変化と乏尿の程度が用いられ，KDIGO分類 [表1] が用いられている．
- AKIの病因は，傷害部位によって腎前性，腎性，腎後性に分類される．
- ICUでの循環器疾患とAKIの関連性には注意を払う必要がある．基本的には腎灌流圧低下に伴う腎前性が要因であることが多いが，遷延する腎灌流圧低下は腎尿細管間質への低酸素障害を惹起し，腎性によるAKIを発症する．
- 循環器関連としては，造影剤投与や血管内カテーテル操作によるコレステロール塞栓によるAKIや心不全による腎うっ血が原因のAKIも考慮する（後述）．

■ AKI KDIGO 定義 [表1][1]

1. ΔsCr≧0.3 mg/dL（48時間以内）
2. sCrの基礎値から1.5倍上昇
3. 尿量0.5 mL/kg/時以下が6時間以上持続

■ 心腎連関

- 心腎連関症候群（cardio-renal syndrome: CRS）の分類
  - 2008年にRoncoらにより定義され，5つのタイプに分類された[2]．ICUで重要となるのはCRS type 1とCRS type 3である．心機能低下と腎機能低下は相互に悪影響を及ぼし，病態を悪化させるという認識が必要である．
  - CRS type 1は急性心不全に伴う急速な腎機能の悪化である．病態生理としては，腎低灌流と腎うっ血という血行動態の認識が重要である．
  - CRS type 3はAKIに続いて認められる心機能の異常となる．臨床上は乏尿による体液過剰や，電解質異常，アシデミア，尿毒症，レニン-アンギオテンシン系や交感神経活性化などが原因となる．

[表1] KDIGO 診療ガイドラインによる AKI 診断基準と病期分類

定義	1. ΔsCr≧0.3 mg/dL（48時間以内） 2. sCrの基礎値から1.5倍上昇（7日以内） 3. 尿量0.5 mL/kg/時以下が6時間以上持続	
	sCr 基準	**尿量基準**
ステージ1	ΔsCr≧0.3 mg/dL or sCr 1.5〜1.9倍上昇	0.5 mL/kg/時未満 6時間以上
ステージ2	sCr 2.0〜2.9倍上昇	0.5 mL/kg/時未満 12時間以上
ステージ3	sCr 3.0倍上昇 or sCr≧4.0 mg/dLまでの上昇 or 腎代替療法開始	0.3 mL/kg/時未満 24時間以上 or 12時間以上の無尿

sCr: 血清クレアチニン
注）定義1〜3の一つを満たせばAKIと診断する．sCrと尿量による重症度分類では重症度の高いほうを採用する．
（日本腎臓学会．AKI（急性腎障害）診療ガイドライン2016．東京医学社．2016．P3 より転載）

- CRSの予防や治療に対する重要な点は，腎灌流圧低下や腎うっ血といった血行動態の関与を考察することである．組織学的な障害が原因であるなら，腎代替療法を考慮しながら上皮細胞修復を待つ必要がある．

■ 造影剤腎症

- 定義: 造影剤投与後，他に腎機能障害をきたす誘因なく，48〜72時間以内に血清クレアチニンが投与前値の25%以上の上昇，あるいは投与前より0.5mg/dL以上の上昇を認めるものである．
- リスク因子: 心血管疾患のリスクが高い糖尿病を伴う腎機能低下患者では発症が多い．加齢，うっ血性心不全，腎毒性のある薬剤使用，脱水，造影剤過量投与．などが挙げられる．
- 予防: リスクが高い症例では極力造影剤を使用しない．使用するにしても低張〜等張性浸透圧造影剤を使用し，必要最小限にする．予防効果が確立しているのは輸液のみであり，12時間前からの等張液の十分な輸液が必要である．NSAIDsや腎毒性薬剤は24時間前までに終了しておく．

■ コレステロール塞栓

- 血管造影，血管外科的手術や抗凝固療法で，血管壁にあるアテローム（粥腫）片が飛散し起こる医原性疾患である．
- AKIを発症する例は過去の報告では50%程度とされている[3]．慢性経過で腎機能が増悪する症例もある．
- 皮膚症状は約半数で認められるとされ，livedo reticularis（網状皮斑）を認める．下肢の末梢動脈を閉塞し，足の色調変化（blue toe症候群）をきたすとされるが頻度は多くはない．
- その他，塞栓した部位が網膜，脳，腸管であった場合はその臓器特有の症状を呈する．多彩かつ，非特異的な症状を認めることがあるので注意が必要である．
- 造影剤腎症との鑑別では，末梢血での好酸球増多，下肢の末梢循環不全が重要で，造影剤腎症は基本的には無症候性である．
- 有効な根治療法はなく，予防と対症療法が中心となる．危険因子である動脈硬化性疾患の予防，それ自体がコレステロール塞栓の予防となる．

◆ 文献

1) 日本腎臓学会．AKI（急性腎障害）診療ガイドライン2016．東京医学社; 2016.
2) Ronco C, et al. J Am Coll Cardiol. 2008; 52: 1527-39.
3) Fine MJ, et al. Angiology. 1987; 38: 769-84.

〈鴟原祥太〉

Ⅳ. ICU ■ ■ ■ **6.** 循環器疾患に対する集学的治療

4 循環器疾患と腎代替療法（RRT）

- ICU 患者の 50％以上が急性腎障害（AKI）に罹患し，最大 13.5％が腎代替療法（RRT）を受けることが示唆されている．循環器疾患と AKI は密接に関わっており，RRT を考慮しなければならない患者も多い．

- まずは AKI をいかにして予防するか，AKI を発症した場合には病態生理を適切に考察し，RRT 導入をいかにして予防するかという観点が重要である（AKI 項目参照）．

- 維持透析患者は冠動脈疾患のリスクが高く，心血管疾患の死亡率が高い．日本の統計調査では，維持透析患者の死因は心不全が 21％と高頻度であることが報告されており[1]，入院理由が異なっても循環器疾患を新規に発症する可能性，体液管理の重要性について考慮する必要がある．

■ AKI における RRT の適応

- 絶対適応: 利尿薬抵抗性肺水腫，重度な代謝性アシドーシス，電解質異常（高カリウム血症など），尿毒症（脳症，心外膜炎，心タンポナーデ，血小板異常による出血傾向）．いわゆる renal indication である．絶対適応がない場合，早期に RRT を導入しても生存率は改善せず，むしろ血液透析依存を起こす可能性が示唆されており[2]，保存的に治療を行い（循環の安定や腎障害の原因回避など）腎機能の改善を待つことも重要な視点である．

- AKI において，上記理由以外（non-renal indication）での早期腎代替療法導入における予後改善のエビデンスは乏しいが，中毒症状を伴うようであれば早期導入が考慮される．

■ RRT のモダリティ選択

- RRT には持続的もしくは間欠的腎代替療法があり，AKI においてどちらを選択するかにおいての明確なエビデンスはない．一般的に，血行動態が不安定な患者の場合は持続的腎代替療法（continuous renal replacement therapy: CRRT）を選択する．

- 血行動態が安定した患者の場合は間欠的腎代替療法（intermitted renal replacement therapy: IRRT）もしくは CRRT のどちらかを慎重に判断する[3]．

- 循環器疾患に限ると，低心機能の心不全患者は急激な除水に耐えられない可能性があり，血行動態が安定していても体重増加が顕著であれば大量の除水が必要となるため，CRRT を選択しても良いと思われる．なお，心電図異常を伴う高カリウム血症は，IRRT での急速補正が望ましい．

- IRRT には電解質や酸塩基平衡が過度に変動することや，不均衡症候群のリスクがあることも念頭に置く．

■ 腎代替療法の種類

[表1] 腎代替療法の種類

間欠的腎代替療法: IRRT	持続的腎代替療法: CRRT
血液透析　HD	腹膜透析　PD
血液濾過　HF	緩徐持続的限外濾過　SCUF
限外濾過　UF（ECUM）	持続的血液濾過　CHF
長期間欠的腎代替療法	持続的血液透析　CHD
PIRRT（SLED, SLED-f）	持続的血液濾過透析　CHDF

■ 具体的な RRT の組み方

- 溶質除去のメカニズムは①拡散（透析），②濾過，③吸着がある．クリティカルケアでは血液透析と血液濾過の組み合わせが CRRT の中心となる．

- SCUF は限外濾過により除水のみを行う．溶質除去は行わないため，利尿薬抵抗性のうっ血性心不全が適応となる．

- CHF は限外濾過と濾過により除水や小分子から中分子の溶質除去を行う.
- CHD は限外濾過と拡散により除水や小分子を中心とした溶質除去を行う.
- CHDF は上記の組み合わせとなる．どの原理を用いるかで予後を改善する明確なエビデンスは現状ない.
- 血液浄化量: KDIGO ガイドラインにおいて，AKI に対する CRRT の至適浄化量は 20〜25 mL/kg/時が望ましいとされている．過去の大規模研究からは，20 mL/kg/時までは浄化量の増加と共に生存率の改善が見込めるとされるが，日本では保険適応の観点で 10〜15 mL/kg/時程度での血液浄化を行うことが多いと思われる.
- RRT 離脱を決定する明確な基準は存在しない．RRT に至った原疾患が解除され，尿量が十分に確保されたこと，クレアチニン値の低下，アシドーシスの増悪がないことなどを目安に RRT 離脱を考慮する.

◆ 文献

1) Hanafusa N, et al. J Jpn SocDial Ther. 2023; 56: 473-536.
2) STARRT-AKI Investigators; Bagshaw, et al. N Engl J Med. 2020; 383: 240-51.
3) 日本腎臓学会．AKI（急性腎障害）診療ガイドライン 2016．東京医学社; 2016.

〈鯣原祥太〉

5 循環器疾患と消化器障害

■ 肝臓への影響

- 血液循環を介した相互作用が心臓と肝臓間に存在し、急性/慢性心不全では、虚血性肝障害（ショック肝）やうっ血性肝障害を起こすことが知られており、相互の臓器に影響を及ぼしあう心肝連関が存在する．
- うっ血性肝障害では、右房圧の上昇が肝静脈へと波及し、肝小葉中心静脈における圧上昇につながる．その結果として、周囲の肝細胞を圧迫することにより微小胆管の狭小化、閉塞が引き起こされ、肝胆道系酵素が上昇すると考えられている．
- したがって、うっ血性肝障害では、胆道系酵素（γGTP、ALP、ビリルビン）の異常所見がみられることが多い．
- 一方、虚血性肝障害では、肝臓組織が低酸素状態となり、肝細胞が壊死する．そのため、ASTやALTなどのトランスアミナーゼの上昇を認めることが多い．
- 肝細胞壊死は肝動脈灌流障害のみでは門脈血流が存在することもあり生じないが、うっ血による中心静脈圧上昇を合併し、門脈血流も阻害されると起きると考えられている．
- 近年、肝臓の線維化を評価する方法として、Fibrosis-4（FIB-4）index が提唱されている．FIB-4 index は［年齢（歳）×AST（IU/L）］/［血小板数（10^9/L）×$\sqrt{ALT (IU/L)}$］から計算される簡便な指標である．急性心不全におけるFIB-4 index は、心拍出量の低下やうっ血性肝障害を反映しており、急性期にFIB-4 index が高値であることは、予後不良であると報告されている[1][図1]．

■ 腸管への影響

- 腸内細菌叢は生後より宿主と制御しあいながら、宿主の免疫系および代謝系に大きな影響を及ぼすことが解明され、循環器疾患との関連も報告されてきている．

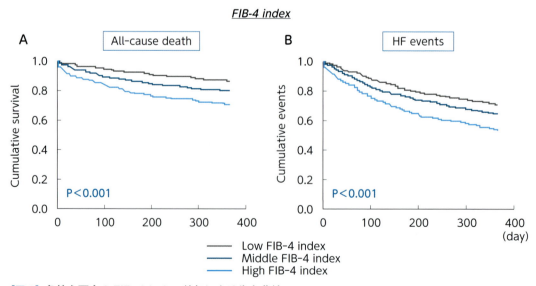

[図1] 急性心不全のFIB-4 index値毎による生存曲線
A：全死因死亡を含む予後が、FIB-4 index値が高い群では、FIB-4 index値が低/中程度の群よりも有意に不良である．
B：心不全イベントを含む予後が、FIB-4 index値が高い群では、FIB-4 index値が低/中程度の群よりも有意に不良である．

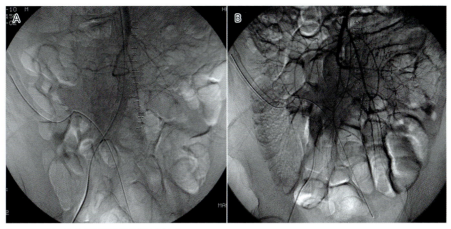

[図2] 選択的上腸間膜動脈造影検査
A．動注療法前: 回結腸動脈領域を主とする腸管を栄養する動脈の狭小化を認める．
B．動注療法後: 動注療法前より血流が改善しており，腸管壁まで腸管の動脈血流を認める．

- 慢性心不全による心拍出量の低下や腸管浮腫により，腸管灌流不足を引き起こし腸管のバリア機能が障害される．障害された腸管から菌体成分が血中に入り，慢性炎症を惹起し，心不全をさらに悪化させると考えられている．
- 非閉塞性腸間膜虚血（non-occlusive mesenteric ischemia: NOMI）は腸間膜血管に器質的閉塞が存在しないにも関わらず，腸間膜虚血や腸管壊死を呈する疾患であり，血圧低下や循環血漿量減少などの状況下で，内因性のバソプレシン，血管収縮薬などにより惹起された腸間膜血管攣縮が引き起こす病態とされる．
- NOMIのリスク因子は高齢，透析，心疾患，長時間の体外循環，カテコラミン使用などであり，維持透析や心臓手術後患者は高リスクである．
- 臨床徴候としては，持続する腹痛や下血，腹膜刺激徴候であり，血液検査ではAST，ALT，CPK，LDH，Lactateの上昇や代謝性アシドーシスであるが，特異性に乏しく早期発見は困難である．
- しかし，致死率は高く予後不良な疾患である．
- NOMIの診断には従来から選択的血管造影検査がゴールドスタンダードとされ，①上腸間膜動脈および主要分枝起始部の狭窄，②腸管分枝の不整像，③腸間膜動脈のアーケードの攣縮，④腸管壁内血管の造影不良が特徴である[図2]．造影CTでも血管造影検査の所見と同様の所見を認めることができ，さらに，上腸間膜動静脈径の減少や，smaller SMV sign（上腸間膜動脈径＞上腸間膜静脈径）も診断の手助けとなる．
- 非手術療法としては，塩酸パパベリンやPGE1の持続動注療法が有用とされており，投与量はパパベリン30～60 mgもしくはPGE1 5～10 μgのbolus後，パパベリン30～60 mg/時などが報告されている．その他には，PGE1の持続静注投与（0.01～0.03 μg/kg/分）の治療法も有用であると報告されている[3]．
- 腹膜刺激症状があれば手術療法が適応となり，不可逆的な虚血状態に陥っている場合は，腸管切除を行う．NOMIは時系列的に非連続的に虚血範囲が進行する可能性があり，血管拡張薬の投与により切除範囲が縮小できる可能性があることから，複数回にわたり腸管を直視下に観察することが有用である．

◆ 文献
1) Shirakabe A, et al. Int Heart J. 2021; 62: 858-65.
2) Wang Z, et al. Nature. 2011; 472: 57-63.
3) Mitsuyoshi A, et al. Ann Surg. 2007; 246: 229-35.

〈谷　憲一〉

6 循環器疾患の血糖管理

■ 集中治療と血糖

- 集中治療を要する重症患者の血糖管理に難渋することが多い．
- 重症疾患の急性期にはコルチゾール，内因性カテコラミン，グルカゴン，成長ホルモン，炎症性サイトカインなどの働きによりインスリン抵抗性が増大し，基礎疾患に糖尿病を有さない患者においても，耐糖能異常が生じやすい状態となっている．
- 特に，重症感染，外傷，手術後のような強い生体への侵襲が加わった場合は顕著な反応がみられる．

■ 急性期循環器疾患と血糖

- 循環器救急疾患で集中治療を要する症例も同様にこうした機序から耐糖能異常が生じやすい状態となっている．
- 侵襲に伴う血糖値上昇は血管内皮障害，白血球機能低下，血漿浸透圧上昇，また感染防御能の低下を引き起こすため，適正な血糖コントロールが望ましい．
- 心原性ショック患者は既存の糖尿病の有無に関わらずいくつかの要因により高血糖に至りやすい．交感神経刺激，心拍出量低下による組織灌流不良，ストレス反応，血管収縮薬の使用などが血糖異常に寄与する．
- MCS（mechanical circulatory support）を要した心原性ショック患者では，糖尿病の状態に関わらず早期に高血糖を呈したという報告がある．これは血行動態の不安定性と血管収縮薬の使用などが寄与するものと考えられる．MCS の使用を要した場合，より強化した血糖管理が必要となる．

■ 急性期循環器疾患患者の血糖管理

- 米国糖尿病学会ガイドラインでは，ICU における血糖管理として，血糖値≧180 mg/dL でインスリン静注を開始することを推奨し，目標血糖値を 140〜180 mg/dL と推奨している．
- NICE-SUGER 試験では，血糖達成目標値を 81〜108 mg/dL とする群と 180 mg/dL 未満とする群の 2 群に分け，死亡と低血糖を評価した結果，108 mg/dL を達成値とした群は 180 mg/dL を達成値とした群にくらべ死亡と低血糖の発生率が有意に高かったという報告がある．
- 厳格な血糖管理は低血糖の発生を増やし，心血管事故の危険性を高めることが報告されている．
- 血糖コントロールの原則は，インスリンを使用することであり病態に応じてスケールを用いて対応するのが一般的である ［表 1］．
- 経口血糖降下薬は低血糖リスクを上昇させるため使用しないことが推奨される．血糖降下薬内服患者が入院した場合，急性期に関しては，原則経口糖尿病薬は中止し，インスリンで血糖管理を行うことが推奨される．急性期はストレスで血糖コントロールの変動が大きくなり，重症度により遷延する低血糖をきたす可能性がある．

［表 1］インスリン皮下注プロトコル
（日本医科大学千葉北総病院）

血糖（mg/dL）	ヒューマリンR（単位）
151〜200	2
201〜250	4
251〜300	6
301〜350	8
351〜	10

[表2] インスリン静注プロトコル（日本医科大学千葉北総病院）

ヒューマリンR（100単位/1 mL）50単位＋生食49.5 mL 1単位/mL　開始速度1.0 mL/h	
血糖（mg/dL）	点滴速度変更
～70	1.0 mL/時減量
71～110	0.5 mL/時減量
111～150	速度変更なし
151～200	0.5 mL/時増量
201～250	1.0 mL/時増量
251～300	1.5 mL/時増量
301～350	2.0 mL/時増量
351～	2.5 mL/時増量

- 低心拍出量や血行障害下では需要に見合う腸管血流の増加が難しく，結果として血圧低下，腸管虚血，腸管壊死を生じるリスクがある．特に大量カテコラミンや血圧低値（目安: 平均血圧60 mmHg未満）の場合には経腸栄養の開始を控えることも必要である．そのためまずはスケールを用いて血糖コントロールを行う．
- 心不全および血行動態が安定したタイミングで，インスリン固定投与や経口血糖降下薬の内服を検討する．
- 低血糖は中等度（41～70 mg/dL），重度（40 mg/dL以下）と定義される．低血糖の発症は，痙攣や脳損傷，不整脈などの有害事象の原因となるが，低血糖発症そのものが死亡のリスク因子であることが報告されている．
- 内科的集中治療室においては，強化インスリン療法に関連した重度低血糖を一度でも発症すると，死亡率上昇やICU滞在期間延長につながることが報告されている．このことからも，低血糖を起こさない血糖管理が極めて重要であると考えられる．

◆ 文献
1) 米国糖尿病学会．ADA診療ガイドライン2024年版．
2) The NICE-SUGAR Study Investigators. N Engl J Med. 2009; 360: 1283-97.

〈諸岡雅城〉

IV. ICU ▪▪▪ **6. 循環器疾患に対する集学的治療**

7 循環器疾患のせん妄管理

■ せん妄とは

- せん妄は，さまざまな要因によって急性に発症する急性の意識変容で，1日のうちもしくは日単位で変動性があるのが特徴である．一般的に症状は一過性で可逆性である[1].

- せん妄の症状は，会話を理解することや指示に従うことが困難になる注意力の低下や，自分の置かれた環境に対する見当識の障害，意識レベルの変動が中心となる．幻覚妄想状態による異常行動や興奮を伴うものは過活動型せん妄と呼ばれる．一方で，傾眠や無気力など意識レベルの低下を伴うものは低活動型せん妄と呼ばれ，過活動型せん妄と低活動型せん妄の両者が見られる場合は混合型せん妄と呼ばれる．

- せん妄は急性の脳機能障害で重症病態と関連した臓器障害の1つと考えられており，特に高齢者に多く，入院する高齢者の10%でせん妄が生じるとされる．また，ICUでのせん妄の発症率は30～80%と報告されている．

- せん妄の管理で重要なものは次の3点である．①疼痛や鎮静のプロトコルを利用しそれに準拠すること(鎮痛・鎮静管理を参照)，②せん妄をスクリーニングするためのツールを使用し，繰り返し評価すること，③せん妄に対しては非薬物介入を中心に行うこと[2].

■ せん妄の評価

- せん妄のスクリーニングには，ICUではCAM-ICU（Confusion Assessment Method for the Intensive Care Unit）がよく用いられる．これは，RASS（Richmond Agitation-Sedation Scale）による不穏・鎮静状態の評価を組み合わせた，せん妄の評価ツール [図1] である．

- CAM-ICUでせん妄と診断されると，RASS +1～+4の場合はhyperactive delirium（過活動型せん妄），RASS 0～-3の場合はhypoactive delirium（低活動型せん妄），観察期間中に両方の状態を示すものはmixed-type delirium（混合型せん妄）に分類される．RASS -4～-5の深い鎮静状態や昏睡，認知症などの先行する精神神経症状のある場合は評価困難とする．

- ICUでは低活動型せん妄が多く，症状が出現しにくいために過小評価され見逃されやすいことに注意が必要である．

- せん妄の発症に関連する因子は通常は単独ではなく複数にわたる．特にベンゾジアゼピン系薬の使用は最も強くせん妄発症と相関するとされる．一方で，オピオイドはせん妄発症のリスクを変化させない．加齢，認知症，先行する意識障害，疼痛，ICU入室前の緊急手術や外傷，APACHE IIスコアの上昇も危険因子として挙げられる．他に，身体抑制やデバイス使用に伴う不動化や，睡眠障害，不適切な光の調整，家族・友人との面会遮断もせん妄発症の危険因子として指摘されている [表1].

■ せん妄への介入

- せん妄は，成人内科ICUやCCUにおいて6か月死亡率を上昇させる独立した危険因子であり，病院滞在日数の延長にも寄与している．また，せん妄期間が長くなることも生命予後と関連している．

- その一方で，既に発症したせん妄に対する治療介入が予後を改善するかどうかは現時点では明らかではない．

- せん妄の治療で重要なことは，せん妄の原因を検索し可能な限りそれを除去することである．疼痛はせん妄をきたす原因として最も重要であり，適切な鎮痛を行うことで改善が見込まれる．

- せん妄それ自体に対する薬物療法は，予防においても治療においても推奨されていない[3].特にベンゾジアゼピン系薬の持続投与はせん妄のリスクを高めるため，使用は控えるべきである．ガイドラインでは，

RASS(Richmond Agitation-Sedation Scale)

ステップ1
患者を30秒間視診のみで観察し，0〜+4を評価
ステップ2
① 大声で名前を呼ぶ，または開眼するよう伝える
② 10秒以上アイコンタクトができなければもう1回繰り返し，−1〜−3を評価
③ 動きがみられない場合は，肩を揺する，あるいは胸骨を摩擦し，−4，−5を評価

スコア	用語	説明
+4	好戦的な	暴力的で好戦的な行動がある
+3	非常に興奮した	興奮して攻撃的な行動（チューブ類の自己抜去など）がある
+2	興奮した	頻繁な非意図的な運動や人工呼吸器のファイティングがある
+1	落ち着きのない	不安で絶えずそわそわしているが攻撃的でも活発でもない
0	意識清明な，落ち着いている	
−1	傾眠	呼びかけると10秒以上の開眼とアイコンタクトがある
−2	軽い鎮静	呼びかけに10秒未満の開眼とアイコンタクトがある
−3	中等尾鎮静	呼びかけに何かしらの動きまたは開眼があるがアイコンタクトなし
−4	不快鎮静	呼びかけに無反応だが身体刺激で動きや開眼あり
−5	昏睡	呼びかけにも身体刺激にも無反応

(Sessler CN, et al. Am J Respir Crit Care Med. 2002; 166: 1338-44)

CAM-ICU(Confusion Assessment Method for the Intensive Care Unit)

ステップ1
RASSによる評価
RASSが−3〜+4：ステップ2へ
RASSが−4または−5のとき：中止し後で再評価
ステップ2
CAM-ICUフローシートによる評価

せん妄＝1+2+(3 or 4)

1：急性発症または変動性の経過
基準線からの精神状態の急性変化である
または，患者の精神状態が24時間で変動している
→ NO → 終了 せん妄ではない
↓ yes

2：注意力の欠如
次の10個の数字を声に出して読む：2314571931
(1の時だけ手を握り締めてもらう)
エラー：1の時に握りしめなかった回数
エラー：1以外の時に握りしめた回数
→ <3 → 終了 せん妄ではない
↓ エラー≧3

3：意識レベルの変化
RASSが0の場合，次のステップに進む
→ RASSが0以外 → 終了 せん妄である
↓ yes

4：無秩序な思考
1. 石は水に浮くか？（葉っぱは水に浮くか？）
2. 魚は海にいるか？（象は海にいるか？）
3. 1グラムは2グラムよりも重いか？（2グラムは1グラムより重いか）
4. 釘を打つのに金づちを使うか？（木を切るのに金づちを使うか？）
5. 指示
2本の指を上げて見せ，同じことをさせる．反対側の手でも同じことをさせる．
→ エラー≧2 → 終了 せん妄ではない
→ <2 → 終了 せん妄ではない

［図1］せん妄評価
(1) せん妄評価は1日3回（各勤務帯）と状態変化時に行う　(2) 評価スケールはRASSとCAM-ICUを用いる
(卯野木健，他．日集中医誌．2010; 17: 73-4., Inoue S，訳．ICUにおけるせん妄評価法（CAM-ICU）トレーニング・マニュアル改訂版．2014より改変)

[表1] せん妄発症の危険因子

	回避や軽減ができない危険因子	回避や軽減が可能な危険因子
患者の要因	年齢 既知の認知機能障害 精神疾患の既往 アルコール，薬物の乱用	聴覚障害，視覚障害，言語障害
疾患の要因	重症の病態（APACHE Ⅱスコア高値） 呼吸器疾患 重症感染症 肝不全 外傷	疼痛 発熱 貧血 低血圧 低酸素血症 血糖異常 尿毒症 脱水症
医原性の要因	人工呼吸器装着 IABP や ECMO，透析などのデバイス装着 緊急手術	ベンゾジアゼピン系薬剤の使用 ステロイドの使用 複数の薬剤投与 身体抑制や不動 カテーテル類 睡眠障害，睡眠中断 鎮静薬や麻薬の中断 水，電解質異常
環境の要因	日光がない（調整できることもある）	訪室者がいない 夜間の点灯 騒音

せん妄のある患者へのデクスメデトミジンの持続投与は，不穏によって人工呼吸からの離脱が困難な場合に限って弱く推奨されている[3]．

- せん妄により不安や幻覚，興奮によって患者が苦痛を感じている時や，不穏によって患者や医療従事者に身体的危険が及びそうな時には，一時的にハロペリドールなどの抗精神病薬を使用することはやむを得ない[3]．

- せん妄の予防には非薬物的介入を複数組み合わせて実施されている．非薬物的介入は，せん妄をきたす危険因子のうち外的に調整可能なものを修正することや，睡眠や光・音などの環境を調整することに主眼が置かれている．他に，離床やリハビリテーションを行うこと，せん妄の評価を繰り返すことも有用である．

- 循環器疾患に特有の管理はないが，非侵襲的陽圧換気や大動脈内バルーンパンピング等の治療デバイスで身体制限を余儀なくされる場合がある．また，心不全での呼吸困難感や急性大動脈解離での疼痛など，身体的苦痛を伴う病態も多い．これらはせん妄の原因になりうるため，せん妄の評価を繰り返したうえで可能な限り原因を除去・回避し，調整可能な危険因子を修正することが重要である．

- ハロペリドールやデクスメデトミジンは低血圧や徐脈などの循環抑制をきたしやすく，慎重に投与すべきである．

◆ 文献
1) 日本精神神経学会．せん妄．高橋三郎，他監訳．DSM-5 精神疾患の診断・統計マニュアル．医学書院; 2014．p.588-94．
2) Palakshappa JA, et al. Chest. 2021; 160: 1326-34.
3) Devlin JW, et al. Crit Care Med. 2018; 46: e825-73.

〈重光胤明〉

IV. ICU ■ ■ ■ 6. 循環器疾患に対する集学的治療

8 循環器疾患の鎮痛・鎮静管理

■ 適切な鎮痛・鎮静管理が必要なのはなぜか

- 重症患者の疼痛や鎮静の管理は，それぞれを単独で行うのではなく，疼痛（Pain），不穏/鎮静（Agitation/Sedation），不動（Immobilization），せん妄（Delirium），睡眠（Sleep）について評価し，介入することが推奨されている．これらの頭文字をとって PADIS 管理という[1]．

- PADIS 管理を適切に行うことで，人工呼吸器や IABP，IMPELLA，ECMO などのデバイスが装着されている患者や，呼吸困難感や胸痛などの苦痛を感じている患者をより安全に管理することができる．また，後述する集中治療後症候群（post intensive care syndrome: PICS）を予防することにもつながる．

- ICU や CCU に入室する重症患者は，原因となる病態が改善して ICU を退室した後に PICS に悩まされることがある．

- PICS の主な症状は，メンタルヘルスの障害（うつ，不安，急性ストレス障害など），認知機能障害，身体機能障害（神経・筋傷害による運動感覚機能の低下，人工呼吸器の離脱困難）である[2]．ICU を生存退室した患者の約 30％でうつや PTSD（心的外傷後ストレス障害）の症状を経験する．また，認知機能障害はもともと健康な若年者にも生じる．

- 身体機能障害は ICU-AW（ICU acquired weakness）とも呼ばれ，四肢の近位筋優位に生じる左右対称な筋力低下と筋萎縮が特徴的であり，人工呼吸器からの離脱困難や，原因となる病態が改善した後の ADL 低下の原因となる．

- 一旦生じた PICS に対する有効な治療法は確立しておらず，ICU/CCU に入室中から適切な PADIS 管理を行って予防することが重要である．その具体的な方法として，ABCDE（FGH）バンドルが推奨される[1,3][表1]．

- 適切な PADIS 管理にもっとも優先されるべきことは，患者の快適性を担保することである．そのためには，疼痛や不快の評価を繰り返して行い，薬物療法だけに頼らず，患者を中心に据えた環境調整やリハビリテーションを行う必要がある．

- ABCDE バンドルを実施することにより，患者の快適性を担保して治療への協力を得ることで安全な ICU/CCU 管理が行うことができる．

■ 疼痛の管理

- すべての患者に対し，痛みや苦痛，不快を感じていないかを繰り返し評価し，可能な限りそれを除去することに努める必要がある．

- 疼痛の評価スケールは，自己申告が可能な成人重症患者では，口頭または視覚による 0〜10 の Numeric Rating Scale（NRS），自ら痛みを訴えられない患者で行動が観察可能な場合には，Behavioral Pain Scale（BPS）[表2] や Critical-Care Pain Observation Tool（CPOT）などの行動評価型スケールが用いられる．

- 疼痛があると判断した場合は，疼痛の原因を検索しなければならない．ICU/CCU では気管挿管による刺激（チューブ不快，口唇・口腔内潰瘍）が疼痛の原因として最も多い．また，デバイスを固定している縫合糸等による疼痛，ドレーンや尿道カテーテルによる刺激，異物や自重による皮膚局所の圧迫も疼痛の原因となる．

- 気管挿管されている患者にはフェンタニルが使用されることが多い．アセトアミノフェンやケタミンを併用することでフェンタニルの投与量を減少させる可能性がある[1]．ケタミンは血圧を低下させにくく処置時の鎮痛鎮静に好まれるが，一般的に鎮痛薬は血圧低下の副作用があるため，循環動態が不安定な患者で

[表1] ABCDEFGH バンドル

A	Awaken the patient daily: sedation cessation 毎日の覚醒試験
	毎日，鎮静薬を中止，または減量して覚醒させ，意識レベルを確認する 鎮静薬の使用を最小限にし，鎮静の深度を浅くする
B	Breathing: daily interruptions of mechanical ventilation 毎日の人工呼吸離脱トライアル
	毎日，自発呼吸を確認し，人工呼吸器から離脱できるかどうか評価する 離脱できない場合はその原因を検索し，離脱のための対策を立てる
C	Coordination: daily awakening and daily breathing, Choice of sedation or analgesic exposure 毎日のAとBの実践と，鎮静・鎮痛薬の選択
	AとBは組み合わせて実施し，適切な鎮静・鎮痛薬を選択し，投与量を最適化する
D	Delirium monitoring and management せん妄のモニタリングと管理
	CAM-ICUなどのスケールを用いてせん妄の評価を繰り返す 薬物的介入だけではなく，非薬物学的介入を行いせん妄を予防する
E	Early mobility and exercise 早期離床
	不動化を避け，早期リハビリテーションを行う
F	Family involvement: 家族を含めた対応
	家族も治療に参画してもらい，患者の情報を共有して不安の軽減に努める
	Follow-up referrals: フォローアップ先への紹介状
	転院先への紹介状にPICSについての情報を記載する
	Functional reconciliation: 機能的回復
	多職種が連携して機能的回復に努める
G	Good handoff communication: 良好な申し送り伝達
	PICSに関する情報を含めた申し送りを行い，治療が継続できるようにする
H	Handout materials on PICS and PICS-F: PICSやPICS-Fについての書面での情報提供
	PICSやPICS-Fについてのパンフレットを用いて患者や家族に情報提供を行う ICU日記などを用いて集中治療中に断片化した記憶を修正し，心理的負担を軽減する

は特に注意を要する．

■ 鎮静の管理

- 不穏やせん妄が生じた場合，まずは痛みや不快の評価を行い，もしあればそれを除去，軽減するように努めなければならない．このような管理方法を，analgosedationやanalgesia-first sedationという[1]．
- 重症患者に対して，人工呼吸管理中のストレスの軽減，不安の軽減，不穏に伴う有害事象の予防のために鎮静薬を使用することができる．非侵襲的陽圧換気を装着した患者には多くで持続鎮静は不要であるが，強い不快や不穏などにより継続が困難と判断される場合は鎮静薬を使用することがある[1]．
- 鎮静薬を使用する際は，毎日鎮静薬を中断もしくは減量して覚醒させること，RASSなどの鎮静スケールを用いて浅い鎮静を心がけること，ミダゾラムといったベンゾジアゼピン系薬の使用を避けることに留意する[1,3]．
- 鎮静薬は，プロポフォールやデクスメデトミジンが使用されることが多い．プロポフォールは呼吸抑制や循環抑制が強い一方で，デクスメデトミジンは呼吸抑制が比較的少なく非侵襲的陽圧換気の際にも使用しやすいが，徐脈や血圧低下をきたしやすいので注意が必要である．

■ 睡眠の管理

- 重症患者では睡眠の断片化や浅睡眠の比率は多くなり睡眠の質が低下するとともに概日リズムが乱れ，睡

[表2] BPS（Behavioral Pain Scale）

項目	説明	スコア
表情	穏やかな	1
	一部硬い（例えば，まゆが下がっている）	2
	まったく硬い（例えば，まぶたを閉じている）	3
	しかめ面	4
上肢の動き	まったく動かない	1
	一部曲げている	2
	指を曲げて完全に曲げている	3
	ずっと引っ込めている	4
人工呼吸器との同調性	同調している	1
	時に咳嗽，大部分は呼吸器に同調している	2
	呼吸器とファイティング	3
	呼吸器との調整がきかない	4

目標値: 合計点数4点以下
（Payen JF, et al. Crit Care Med. 2001; 29: 2258-63）

[表3] 不眠時，不穏時の処方例

睡眠導入薬	ラメルテオン（8 mg）1錠/1日1回・夕食後 レンボレキサント（5 mg）1錠/1日1回・眠前 ベンゾジアゼピンが処方されていれば中止する
不眠時（屯用）	トラゾドン（25 mg）0.5-1錠1日2回まで2時間以上あけて[a]
不穏時（屯用）	ペロスピロン（4 mg）1錠1日3回まで1時間以上あけて[b] 効果が不十分な場合は以下への変更を検討 リスペリドン内服液（0.5 mg）1包1日3回まで1時間以上あけて[b] クエチアピン（25 mg）0.5-1錠1日3回まで1時間以上あけて[b]
不穏時（屯用） 内服できない時	ハロペリドール注（5 mg）0.5-1 A 30分以上かけて静注1日2回まで1時間以上あけて[b]
不穏が続く時	ブロナンセリンテープ（20 mg）1枚/回　1日1回[b]

a）うつ病・うつ状態に保険適応
b）統合失調症に保険適応
（大阪市立総合医療センター　救命救急センター）

眠不足に陥る．睡眠不足は苦痛の原因となり，せん妄の発生や人工呼吸期間の延長，認知機能障害と関連している可能性がある．

● 睡眠を妨げる要因は，環境因子（騒音，光，室温，他のベッドでの作業など），生理的因子（痛み，口渇，咳嗽，嘔気，尿意，便意など），ケア関連因子（処置，バイタルサイン測定，カテーテルやモニターによる行動制限，気管チューブや胃管，尿道カテーテルなど），心理的因子（不安，恐怖，孤独感，時間間隔の喪失，慣れない環境など）に大別される．

● 睡眠障害に対しては，まずは睡眠を妨げる要因を除去，回避する非薬物療法を行う．薬物療法 [表3] は，ベンゾジアゼピン系薬はせん妄の原因となるため使用すべきではない．メラトニン受容体作動薬は有害作用の報告が少なく，せん妄を予防する効果も報告されている．デクスメデトミジンは睡眠の質を改善する可能性が指摘されており，非人工呼吸器装着患者の睡眠促進に寄与する可能性がある．わが国では，集中治療における人工呼吸器離脱後の鎮静にも適応がある．

◆ 文献
1) Devlin JW, et al. Crit Care Med. 2018; 46: e825-73.
2) Needham DM, et al. Crit Care Med. 2012; 40: 502-9.
3) Balas MC, et al. Crit Care Med. 2013; 41: S116-27.

〈重光胤明〉

IV. ICU ▪▪▪▪ **6. 循環器疾患に対する集学的治療**

9 循環器疾患の栄養管理

■ 急性期循環器疾患と栄養

- 急性期循環器疾患患者（例: 心筋梗塞，心不全，心原性ショックなど）は，集中治療室（ICU）での適切な栄養管理が極めて重要である．栄養管理は患者の回復を促進し，合併症を防ぎ，全体的な治療成績を改善するための基盤となる．

- 適切な栄養管理は，心筋の修復を促進し，心機能を改善し，全身のエネルギー状態を最適化するのに役立つ．栄養不足や過剰な栄養摂取は，心臓の代謝に悪影響を及ぼし，回復を遅延させる可能性がある．

- 急性心不全では，栄養状態がより悪化しやすい環境になっていると推測できる [表1]．急性心不全に伴う栄養状態の悪化を防ぐために，可能な限り無駄な絶食を回避し，経口摂取が十分でない場合は，経腸栄養を適宜考慮する必要がある．

- その効果には腸管粘膜の維持，萎縮予防，免疫維持，腸管運動障害による腸内細菌の異常増殖の抑制などが期待される．一方で注意すべき点として，高血糖にならないようにエネルギー過剰投与を回避する必要性，誤嚥予防のための体位調整や胃内残量測定の検討，消化管への血流増加による血行動態の不安定への配慮などがある．

■ 栄養投与方法

- 2016年に報告された日本版重症患者の栄養療法ガイドラインを含めいくつかのガイドラインで，重症患者の栄養剤投与経路に関して静脈栄養法よりも経腸栄養法が推奨されている．

- 心原性ショック症例で機械的補助が必要な症例においても，早期からの十分な経腸栄養法は施行可能であることが報告されている．

- 経腸栄養の投与方法として，間欠投与と持続投与がある．重症患者を対象とした報告で，間欠投与に比べて持続投与の方が下痢の頻度が少なかったと報告されている．心不全患者では健常者に比べ腸管の消化・吸収能が低下しているため，急性期の経腸栄養管理では持続投与が望ましいと考えられる．

- 経腸栄養剤には消化態栄養剤（ペプチド型栄養剤）と半消化態栄養剤があるが，両者では在院期間や感染症発症率，死亡率などの有意差がないとされる．

- **目標となる投与エネルギー量については，体重あたり25〜30 kcal/日として計算する簡易式や，Harris-Benedict の式などが広く使用されている．** 急性期には過剰なエネルギー投与は死亡率を上げることが報告されており，投与初期には目標投与エネルギー量より少なく投与する方がよい．

- 日本版重症患者の栄養療法ガイドラインでは，経腸栄養の開始時期は重症病態に対する治療を開始した後，可及的に速やかに，具体的には24時間以内，遅くとも48時間以内に開始することを推奨している．

- しかし，経腸栄養では消化管の酸素消費量増加と腸管血流増加が生じると考えられ，低心拍出量や血行障

[表1] 急性心不全において栄養状態を悪化させる要因（慢性心不全と比較して）

1. 炎症性サイトカイン，カテコラミン系，ナトリウム利尿ペプチド系のさらなる活性化によるたんぱく質異化，脂肪分解の亢進
2. 努力呼吸による呼吸筋仕事量の増加
3. 肝うっ血によるアルブミン生成低下
4. 腸管浮腫による栄養素の吸収低下
5. 食事摂取量の減少

（日本心不全学会ガイドライン委員会，編　心不全患者における栄養評価・管理に関するステートメント. 2018）

[表2] 経口摂取・経腸栄養法・静脈栄養法の利点と欠点

	利 点	欠 点
経口摂取	・消化管の構造が生理学的に維持できる ・胃腸の消化に必要なエネルギーが増えることで脳へ供給される血中酸素が増加する ・身体的側面と心理・社会的側面をもつ ・心理・社会的側面は，脳内の神経物質が活性化される ・食事を介したコミュニケーションが生まれる ・視覚，味覚，嗅覚，聴覚，触覚などの受容器を介して大脳に刺激を与える ・口腔内衛生の維持につながる	・嗜好があるため必要な栄養素がすべて供給できる可能性はない ・食思不振によって摂取量が左右される
経腸栄養法	・消化管の構造が生理学的に維持できる ・医療者側の期待投与量が供給できる ・病態別に必要な栄養素が供給できる	・消化器症状の発現が懸念される ・チューブの自己（事故）抜去の可能性がある ・チューブに対する違和感がある
静脈栄養法	・食思不振にかかわらず必要な水分・電解質・栄養素が投与できる ・消化管が使用困難症例においても施行が可能である	・長期投与により消化管の構造が生理学的に維持できない場合がある ・高血糖・静脈炎，敗血症などの重篤な合併症が惹起する可能性がある

（日本心不全学会ガイドライン委員会，編　心不全患者における栄養評価・管理に関するステートメント．2018）

害下では需要に見合う腸管血流の増加が難しく，結果として血圧低下，腸管虚血，腸管壊死を生じるリスクがある．特に大量カテコラミンや血圧低値（目安: 平均血圧 60 mmHg 未満）の場合には経腸栄養の開始を控えることも必要である．

● 経腸栄養が開始困難な場合には静脈栄養の開始を検討する．ELCO（Extracorporeal Life Support Organization）のガイドラインでは，5〜7 日間にわたって経腸栄養が施行困難な場合は，静脈栄養を開始することが推奨されている．経口摂取・経腸栄養法・静脈栄養法の利点と欠点を**表2**に示す．

■ 非侵襲的陽圧換気装着中の栄養管理

● 非侵襲的陽圧換気（noninvasive positive pressure ventilation: NPPV）の装着中は嘔吐や胃食道逆流証により胃内容物が口腔内に達すると誤嚥を生じる可能性が高く，投与時期は症例ごとに慎重に検討すべきである．

● NPPV ガイドラインでは，経口摂取が困難で，嚥下機能に問題がなく短時間の NPPV 中断に耐えうる症例での経腸栄養を推奨している．しかし，高齢化が深刻な急性心不全を含む循環器救急疾患で NPPV を使用する際は，この限りではないことが多く，嘔吐の危険性を十分に念頭に置いた慎重な経腸栄養開始時期検討が必要である．

● 経腸栄養の早期開始が望ましいが，症例においては投与開始時期を慎重に検討し，経静脈栄養での開始も躊躇すべきではないと思われる．

◆ 文献

1）日本心不全学会ガイドライン委員会，編．心不全患者における栄養評価・管理に関するステートメント．2018．

2）日本循環器学会，他．2023 年 JCS/JSCVS/JCC/CVIT ガイドライン フォーカスアップデート版．PCPS/ECMO/循環補助用心内留置型ポンプカテーテルの適応・操作．

〈諸岡雅城〉

IV. ICU ■■■ 7. 循環器集中治療とリハビリテーション

1 循環器疾患のリハビリテーション（理学療法）

● 急性期心臓リハビリテーション（心リハ）の目標は，入院前 ADL の再獲得と二次予防教育の開始である．この時期に臥床期間が長期化すると，運動耐容能・身体機能の低下やフレイルが進行する．よって，急性期心リハの主なプログラムは早期離床である．

● 早期離床の効果は，機能的自立の改善，せん妄の減少，人工呼吸器期間の短縮，ICU 滞在・在院日数の短縮，6 分間歩行距離の改善，身体機能に関する QOL の改善，筋力の改善が報告されている[1]．

[表1] 重症患者の離床と運動療法の開始基準案

カテゴリ	項目・指標	判定基準値あるいは状態
自覚症状	痛み	（自己申告可能な場合）NRS≤3 または VAS≤30 mm （自己申告不能な場合）BPS≤5 または CPOT≤2 耐えがたい痛みや苦痛の訴えがない
	疲労感	耐えがたい疲労感がない
	呼吸困難	突然の呼吸困難の訴えがない
神経系	鎮静，不穏（RASS）	−2≤RASS≤＋1 （安全管理のためのスタッフ配置が十分な場合）RASS＋2 も可
	意識レベル（GCS や JCS）	呼びかけで開眼する程度
呼吸器系	呼吸数（RR）	5/mim≤RR≤40/min
	経皮的動脈血酸素飽和度（SpO$_2$）	SpO$_2$≥88％または≥90％
	吸入酸素濃度（F$_I$O$_2$）	F$_I$O$_2$<0.6
	呼気終末陽圧（PEEP）	PEEP<10 cmH$_2$O
	人工呼吸の管理方針	Lung rest（肺を休ませる）設定ではない
循環器系	心拍数（HR）	40 bpm≤HR≤130 bpm
	収縮期血圧（sBP）	90 mmHg≤sBP≤180 mmHg
	平均動脈圧（MAP）	60 mmHg≤MAP≤100 mmHg
	昇圧薬の投与量	開始前時点で直近に新規投与開始または増量がない
	不整脈	循環動態が破綻する可能性のある不整脈がない
	心筋虚血	新規心筋虚血を示唆する心電図変化や未治療の心筋虚血がない
デバイス	デバイスやカテーテル類	挿入部が適切に固定されている
その他	頭蓋内圧（ICP）	ICP<20 mmHg かつ開始前時点で直近に値の増加がない
	体温（BT）	BT<38.5℃ 低体温療法中ではない
	出血	活動性の出血がない ヘモグロビン濃度≥7 g/dL
	骨格系	不安定な骨折がない
	脳血管イベント	24 時間以内に脳血管イベントがない
	血栓塞栓症	血栓塞栓症がコントロールされている
	臓器虚血	新規発症もしくはコントロールされていない臓器虚血がない

離床や運動療法を開始するには患者または患者家族の同意が必須であり，開始基準の使用は患者または患者家族の同意が得られたことを前提としている．

BPS, Behavioral Pain Scale; BT, body temperature; CPOT, Critical-Care Pain Observation tool; ICP, intracranial pressure; NRS, Numeric Rating Scale; RASS, Richmond Agitation-Sedation Scale; RR, respiratory rate; VAS, Visual Analogue Scale.

（日本集中治療医学会集中治療早期リハビリテーション委員会．重症患者リハビリテーション診療ガイドライン 2023．日集中医誌．2023; 30: S905-72）

[表2] 急性心筋梗塞患者に対する心臓リハビリテーションのステージアップの判定基準

1. 胸痛，呼吸困難，動悸などの自覚症状が出現しないこと．
2. 心拍数が 120/min 以上にならないこと，または 40/min 以上増加しないこと．
3. 危険な不整脈が出現しないこと．
4. 心電図上 1 mm 以上の虚血性 ST 低下，または著明な ST 上昇がないこと．
5. 室内トイレ使用時までは 20 mmHg 以上の収縮期血圧上昇・低下がないこと．
   （ただし 2 週間以上経過した場合は血圧に関する基準は設けない）

負荷試験に不合格の場合は，薬物追加などの対策を実施したのち，翌日に再度同じ負荷試験を行う．
〔日本循環器学会/日本心臓リハビリテーション学会合同ガイドライン. 2021年改訂版心血管疾患におけるリハビリテーションに関するガイドライン. https://www.jacr.jp/cms/wp-content/uploads/2015/04/JCS2021_Makita2.pdf（2025年2月閲覧）〕

心臓リハビリテーションADL表
《 退院までの手順です 》

担当医師: _____（PHS: _____）
担当理学療法士(PT): _____

ステージ	場所	条件	リハビリ	病棟での行動様式	洗面歯みがき	トイレ	日付時刻サイン
I	病棟		呼吸理学療法	bed上ギャッジアップ 体位変換	洗面 歯みがき 髭剃り ベット上自立	ベット上	／ : Dr PT
II	↓	酸素　L	車椅子	椅子坐位 5時間/日以上が目標 検査は車椅子移動	↓	車椅子 病棟トイレ	／ : Dr PT
III	↓		50m歩行	病室内歩行可能 シャワー可能 次回はリハビリ室で行います。		歩いて 病棟トイレ	／ : Dr PT
IV	リハビリテーション室	自立・付き添い 酸素　L	100m歩行	病棟内・電話ボックス・ラウンジまで歩行可能 次回は歩いてリハビリ室までいらして下さい 歩きやすい靴の準備をお願いします。			／ : Dr PT
V		自立・付き添い 酸素　L	500m歩行	院内自由 歩いて検査に移動します。 階段の利用は、許可が出るまで控えてください。			／ : Dr PT

[図1]

- 長期臥床により廃用が進行し，健常高齢者においても10日間の臥床で下肢筋力が約14%低下する[2]．重症患者では廃用のみでは説明できない四肢の急速な筋力低下であるICU-AW（ICU acquired weakness）が約40%に発症する[3]．
- 重症患者の早期離床と運動療法の開始基準を表1に記載する．とりわけ循環器系からみる早期離床の可否は，心拍数，血圧，不整脈など循環動態が維持できているかで判断される．
- 急性心筋梗塞の場合，表2の基準により心リハの進行基準が定められ，ステージアップを進めていく．ステージアップのADL表は施設ごとに作成していることが多く，当院では図1を用いている．
- 人工呼吸器装着，腎代替療法，VV-ECMO患者は，リスクベネフィットを考慮し挿入されているデバイ

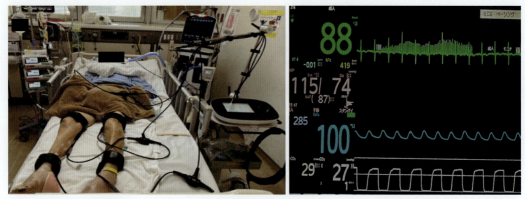

[図2] NMES使用場面（左），NMESによる電磁干渉（右）

スに配慮すれば，早期離床を実施できるとされる．
- 医師，看護師，リハスタッフなどの多職種により早期離床の可否を検討する．
- 循環動態が不安定な場合，ベッド上で排痰，関節可動域訓練，ポジショニング，筋力トレーニング，神経筋電気刺激療法（neuromuscular electrical stimulation: NMES）などを実施する．
- NMESは運動神経に対して電気刺激を行い骨格筋を収縮させる物理療法である[図2]．永久ペースメーカや植込み型除細動器（ICD）植込み患者およびIABP使用患者において，電磁干渉のためNMESの使用は原則禁忌となっている．

◆ 文献
1) Schweickert WD, et al. Chest. 2011; 140: 1612-7.
2) Kortebein P, et al. J Gerontol A Biol Sci Med Sci. 2008; 63: 1076-81.
3) Appleton RT, et al. J Intensive Care Soc. 2015; 16: 126-36.

〈吉沢和也〉

IV. ICU ■■■ 7. 循環器集中治療とリハビリテーション

2 循環器疾患のリハビリテーション（作業療法）

- 現代の集中治療における目的は，救命とその先にある社会復帰，ひいては自分らしく生きることであると言われている．そのためには身体機能，認知機能，精神機能，社会機能へのアプローチが必要である．
- 循環器疾患の作業療法は，これらの機能に対して患者のライフスタイルや価値観に合わせた活動でアプローチし，activities of daily living（ADL）能力の改善，身体活動性および quality of life（QOL）を向上させることができる[1][図1]．
- 作業療法は，単に運動をさせるだけではなく，患者自身がやりたいこと，生き甲斐，趣味活動など患者にとって価値のある活動を用いる点が特徴である [図2]．そのため心身機能の改善に留まらず，主体性や社会復帰に向けたモチベーションの維持が可能であり，退院後のライフスタイルを考慮した介入を行うため生活習慣の改善にも繋がる．
- Intensive care unit（ICU）での作業療法の効果として，post intensive care syndrome（PICS）のうち，特に認知機能障害，せん妄などの精神機能障害，社会機能障害の改善が期待でき，その上で ADL 能力改善を促進することが作業療法士の役割である[2]．そのため，術前や ICU 入室中にこれらの障害が予測されるのであれば，作業療法の処方が必要となる．
- 作業療法の処方は，先行研究と同様に可能な限り理学療法と同時に行うことが望ましい．Richmond Agitation-Sedation Scale（RASS）が−1〜＋1 を逸脱している場合でも，理学療法士と協働して離床の頻度と時間を確保し，ICU acquired weakness（ICU-AW）の予防とともに，能動的活動への準備を整えることができる．作業療法士の人員などの関係で理学療法との同時処方が困難であれば，RASS が−1〜＋1 となった状態など，患者の能動性や活動性が出現してくる時期での処方が望まれる[3]．
- ICU での作業療法は，複数の randomized controlled trial（RCT）において重篤な有害事象の報告はなく，安全かつ実行可能であると考えられる．ICU 患者の活動性向上を阻害する因子は様々あるが，チーム内で綿密なリスクコミュニケーションを取り，適切に対処していくことが求められる [表1]．

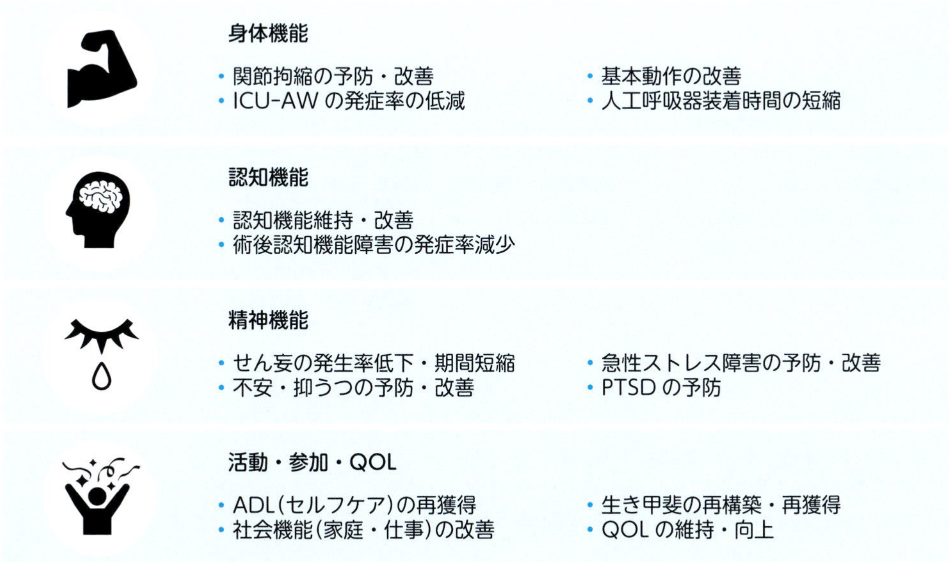

身体機能
- 関節拘縮の予防・改善
- ICU-AW の発症率の低減
- 基本動作の改善
- 人工呼吸器装着時間の短縮

認知機能
- 認知機能維持・改善
- 術後認知機能障害の発症率減少

精神機能
- せん妄の発生率低下・期間短縮
- 不安・抑うつの予防・改善
- 急性ストレス障害の予防・改善
- PTSD の予防

活動・参加・QOL
- ADL(セルフケア)の再獲得
- 社会機能(家庭・仕事)の改善
- 生き甲斐の再構築・再獲得
- QOL の維持・向上

[図1] 作業療法により期待できる効果

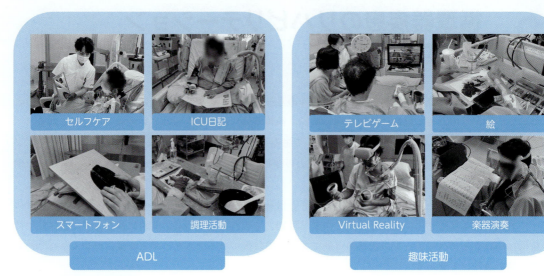

[図2] 作業療法実践場面

[表1] ICUにおける作業療法のRCT

	Schweickert WD et al 2009	Álvarez EA et al 2017	Patel BK et al 2023	Rapolthy-Beck A et al 2023
収載誌	Lancet	J Crit Care	Lancet Respir Med	Am J Occup Ther
サンプルサイズ	49 vs 55	70 vs 70	99 vs 99	15 vs 15
対象	1. 18歳以上 2. 入院前Barthel Index (BI) 70以上 3. 人工呼吸器装着時間が24時間以上72時間未満	1. 60歳以上 2. 発症後24時間以内にICU入室 3. 非挿管患者	1. 18歳以上 2. 術前BI 70以上 3. 人工呼吸器装着時間が24時間以上96時間未満	1. 18歳以上 2. 48時間以上の人工呼吸器の使用が必要
介入	作業療法士＋理学療法士による ①自動運動 ②座位・立位 ③車いす移乗 ④歩行	作業療法士による ①認知刺激 ②ADL練習 ③上肢機能練習etc.	作業療法士＋理学療法士による ①早期離床	作業療法士による ①セルフケア ②認知課題，余暇活動，マインドフルネス ③reality orientation ④意思決定支援 ⑤多感覚刺激
結果	せん妄期間短縮 人工呼吸器期間短縮	せん妄発症率減少 せん妄期間短縮 ADL改善 認知機能改善	認知機能障害発生率減少 ICU-AW発生率減少 ADL改善 QOL改善	身体機能改善 認知機能改善 ADL改善 QOL改善
有害事象	SpO₂80%未満（0.2%） 人工呼吸器非同調など（4%）	記載なし	カテーテル誤抜去（0.1%） 直腸チューブ脱落（0.1%） 血行動態の変化（0.4%） 呼吸困難感（0.3%）	有害事象発生なし

Barthel Index: 10項目の基本的ADLの自立度を合計0〜100点で評価する標準的な尺度．

◆ 文献
1) Norris J. Am J Lifestyle Med. 2020; 14: 61-70.
2) 日本集中治療医学会早期リハビリテーション検討委員会．日集中医誌．2017; 24: 255-303．
3) Deemer K, et al. Can J Anaesth. 2023; 70: 139-50.

〈塚越大智〉

Ⅳ. ICU ■ ■ ■ 7. 循環器集中治療とリハビリテーション

3 循環器疾患のリハビリテーション（言語聴覚療法）

- ICUの重症患者における嚥下障害の正確な頻度は不明である．48時間以上の人工呼吸管理を受けた心臓外科患者では，抜管後の嚥下障害を51%に認めた．先行文献をまとめると，人工呼吸管理後早期の嚥下障害は概ね50%に発生すると推察されている[1]．

- ICUに関連した嚥下障害についてはICU-ASD（ICU-acquired swallowing disorders）[2]と提唱されており，気管挿管チューブによる口腔・咽頭・喉頭の圧迫による損傷や神経筋障害による筋力低下など[表1]の複合的な要因からなる．

- 重症患者に対して，嚥下機能に関わるリハビリテーションを行うことに関しては，行うことを弱く推奨されている（GRADE 2C: エビデンスの確実性＝「低」）[1]．エビデンスの質は低いが，肺炎発生減少効果を認めた報告もあるため，摂食嚥下リハビリテーション開始基準[表2]と患者の全身状態を見て開始することが望ましい．

- 集中治療領域における嚥下障害の評価，訓練方法は国際的に統一されておらず，一般的な嚥下障害の評価，訓練が汎用されている．

- 嚥下障害のスクリーニングについては，特別な設備を必要とせずベッドサイドでも簡単に行える方法が理想的であるが，不顕性誤嚥の場合もあるため，口腔機能・形態の評価，反復唾液飲みテスト（RSST），改訂水飲みテスト，フードテストなどの方法を複合的に組み合わせて判断することがある[表3]．

- 嚥下内視鏡検査（video endoscopic examination of swallowing: VE）による嚥下機能評価は簡便であり，咽喉頭を直視下に観察できるため，ICUにおける診療に利便性が高い．VEに基づいたマネジメントを考慮する場合は，実施にあたり十分な設備において技量が成熟した医療従事者で臨み，肺炎や有害事象の発生を回避するように配慮する．

- ICU入室中の重症患者に対して，VEに基づいたマネジメントを行うことについては，行わないことを弱く推奨されている（GRADE2D: エビデンスの確実性＝「非常に低」）[1]．肺炎発症や再挿管などの有害事象の発生が指摘されているが，対象となったRCTは1件でありエビデンスは不確実である．

- 摂食嚥下リハビリテーションの手法には，摂食を行う直接訓練と基礎的な嚥下を促す間接訓練がある．重症患者に特化した訓練方法はないが，手法に関しては，日本摂食嚥下リハビリテーション学会の訓練法の

[表1] ICU-ASDの要因

要因	
1. 気管挿管チューブによる口腔・咽頭・喉頭の外傷	声帯・口腔咽頭の炎症や潰瘍・肉芽・瘢痕形成，披裂軟骨脱臼，反回神経麻痺による声帯麻痺，口唇や歯の損傷
2. 神経筋障害による筋力低下	脳卒中などの原疾患に加えて，嚥下頻度の低下による廃用性筋萎縮，critical illness polyneuromyopathy（CIPNM）などから起こる嚥下筋の筋力低下
3. 口腔・咽頭・喉頭の感覚障害	CIPNMや局所の浮腫による求心性の感覚障害による嚥下反射や反射的な喉頭閉鎖の減弱・消失
4. 認知機能の障害	ICUせん妄，意識障害，鎮静薬の使用などによる嚥下先行期の障害
5. 胃食道逆流	背臥位や高度の鎮静・麻酔の使用，胃食道蠕動運動の低下や経鼻胃管の留置は胃食道逆流を増長し，誤嚥性肺炎の原因となる
6. 呼吸と嚥下の協調不全	頻呼吸による嚥下時無呼吸（喉頭閉鎖）の短縮，呼吸障害による誤嚥に対する生理学的予備能力の低下

（常峰かな，他. INTENSIVIST. 2019; 11: 492-501）

[表2] 嚥下・摂食リハビリテーションの開始基準

> 1) RASS: −1≦RASS≦1
> 2) 気管チューブが抜管されている
> 3) 呼吸数＜35/min
> 4) 平均血圧＞65 mmHg
> 5) 発熱がなく全身状態が落ち着いている（体温＜38℃）
> 6) 口腔内の湿潤・清潔が保たれている

RASS, Richmond Agitation Sedation Scale
（日本集中治療医学会．集中治療における早期リハビリテーション　根拠に基づくエキスパートコンセンサス～．日集中医誌．2017; 24: 255-303）

[表3] 改訂水飲みテストとフードテスト

	改訂水飲みテスト（MWST）	フードテスト（FT）
手技	1. 冷水 3 mL を口腔底に注ぎ，嚥下を指示する． 2. 嚥下後，反復嚥下を 2 回行わせる． 3. 評価基準が 4 点以上ならば，最大で 2 施行を繰り返す． 4. 最低点を評点とする．	1. ティースプーン 1 杯量のプリン（約 4 g）を舌背前部に置き，嚥下を指示する． 2. 嚥下後，反復嚥下を 2 回行わせる． 3. 評価基準が 4 点以上ならば，最大で 2 施行を繰り返す． 4. 最低点を評点とする．
評価基準	1：嚥下なし，むせる and/or 呼吸切迫	
	2：嚥下あり，呼吸切迫（不顕性誤嚥の疑い）	
	3：嚥下あり，呼吸良好，むせる and/or 湿性嗄声〔フードテストの場合は口腔内残留が中等度（約 25％以上）の場合を含む〕	
	4：嚥下あり，呼吸良好，むせない（フードテストの場合は口腔内残留がほぼなしの場合を含む）	
	5：4 に加え，反復嚥下が 30 秒以内に 2 回可能	

FT, food test; MWST, modified water swallow test.
（日本集中治療医学会集中治療早期リハビリテーション委員会．重症患者リハビリテーション診療ガイドライン 2023．日集中医誌．2023; 30: S905-72）

まとめ（2014 版）が参考になる[3]．

● 具体的には，誤嚥するリスクの高い患者に対して，食品調整や一口量の調整，体幹角度調整を行うことは，食塊の送り込みを容易にし，誤嚥を軽減することがあるため，各患者にあった工夫を検討する．

◆ 文献

1) 日本集中治療医学会集中治療早期リハビリテーション委員会．日集中医誌．2023; 30: S905-72．
2) Macht M, et al. Crit Care Med. 2013; 41: 2396-405.
3) 日本摂食嚥下リハビリテーション学会医療検討委員会．日摂食嚥下リハ会誌．2014; 18: 55-89．

〈川上友理子〉

4 心臓手術術後のリハビリテーション

- 心臓外科手術後のリハビリテーションは，術後の合併症予防および身体機能，日常生活動作能力の早期再獲得を目指すことを目的に，血行動態の安定化と並行して集中治療室（intensive care unit: ICU）から開始される．

- 術後順調に経過した待機的手術後の歩行自立までの獲得日数は，平均3.8日と報告されている．

- 重症患者リハビリテーション診療ガイドライン2023[1]の開始および中止基準案を参考に，各施設の特性に応じた多職種チームでの総合的な判断に基づいて実施していく．

- 術後の血圧や心拍数の目標値は，心機能や術式によって異なるため，上記基準を参考に，医師を中心としたチームで設定すべきである．また，投与されている昇圧薬や抗不整脈薬などの種類によって離床や運動の是非が判断されることは少ないが，投与直後や増減した際には慎重に判断すべきである．

- 術後は，致死性不整脈や，心房細動，心室性期外収縮などが生じ，血行動態を破綻させる可能性があるため，開始前だけではなく，実施中および実施後も心電図変化がないかモニタリングをする．

- 機械的循環補助の導入中は，安静が最優先となる．VA-ECMOやIMPELLA装着中の離床や運動療法は，適切な安全管理の下，トレーニングされた多職種チームであれば実施可能であると報告されているが，安全性および有効性についての質の高いエビデンスは不足しており，今後さらなる知見の集積が必要である．

- 術後の過剰な体液貯留や血管内脱水など，水分バランスの異常により離床や運動時に血行動態が大きく変動することがあるため注意する．

- 胸水貯留や安静臥床による無気肺形成など，術後では酸素化障害や換気障害をきたすことがあり，これらの予防，改善には離床を中心としたリハビリテーションが有効である．また，人工呼吸器関連肺炎の予防にもヘッドアップや離床が推奨されている．

- 活動性の出血の有無について，ヘモグロビン値などの血液生化学検査や挿入されているドレーンの性状，量の経時的変化を開始前に把握し，開始後もそれらの変化に注意する．

- 心原性ショックによる血行動態の破綻や術中人工心肺の長時間使用は，脳灌流障害によって覚醒が遅延することがあり，離床や運動療法を阻害し，臥床時間の遷延に伴うデコンディショニングに繋がるリスクがある．そのため，術前および術中情報を把握し，術後の覚醒経過を予測するとともに，デコンディショニングの是正を術後早期から開始することが重要である．

- 術後の急性腎障害に対する持続的腎代替療法施行中におけるリハビリテーションの安全性が示されており，安全管理のもと，ベッド上での運動や離床は可能である［図1］．

- 術創部やデバイス挿入部の疼痛は，しばしば離床や運動を阻害する要因となるため，開始前から適切な鎮痛管理を行う．また，離床や運動により疼痛が増悪する場合は，鎮痛薬の追加や変更を適宜医師に打診し，疼痛の軽減に努める．

- 多くのデバイスやカテーテル類が留置されている中で行われる術後リハビリテーションは，予定外抜去のリスクを伴う．そのため，開始前に挿入部の固定や適切な長さを確認し，複数のスタッフでの介入など安全管理に努める．また，これら留置物による行動制限は，身体活動量の低下を招く恐れがあり，多職種で協議しながら不要な留置物は抜去し，過剰な安静臥床を避ける工夫が必要である．

- 低侵襲心臓手術後は，従来の胸骨正中切開による手術と比べて，立位や歩行の自立を早期に獲得できることが報告されている．一方で，再膨張性肺水腫や下肢虚血を稀に合併し，術後離床が弊害され，重篤な身体機能低下を引き起こすことがある．

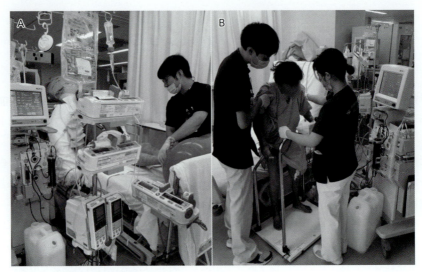

[図1] 持続的腎代替療法試行中のリハビリテーション
A: ベッド上でのエクササイズ，B: 立位練習

[表1] ICUでの身体機能評価法

指標	評価ツール	ベッドサイド	包括的	患者の協力
筋肉量	MRI/CT	×	×	×
	生体電気インピーダンス法	△	×	×
	エコー検査	○	×	×
	四肢周径	○	×	×
筋力	Medical research council (MRC)-sum score	○	×	○
	握力	○	×	○
活動	ICU mobility scale (IMS)	○	×	○
動作	Functional status score for the ICU (FSS-ICU)	○	△	○
	Perme ICU mobility score	○	○	○
身体パフォーマンス	Physical function ICU test-scored (PFIT-s)	○	○	○
	Chelsea critical care physical assessment tool (CPAx)	○	○	○

- サルコペニアやフレイル，重複疾患を有している高齢患者やICUでの長期在室を要する患者は，術後に身体機能，認知機能，精神機能障害をきたす集中治療後症候群（post intensive care syndrome: PICS）や入院関連機能障害（hospitalization-associated disability: HAD）に陥るリスクが高い．
- 心臓外科手術後患者の22％にHADが発生し[2]，認知的および精神的PICSの発生率はそれぞれ21～38％，16～99％と報告されている[3]．
- 心臓外科手術患者に対するICUでの身体機能評価法はいくつかあるが [表1]，PICSやHADを診断，予測する特定の評価ツールは統一されておらず，状態や目的に合わせて使い分ける．
- 術後72時間以上のICU在室を要した手術後患者においてICU退室時の身体機能がHADの予測に有効であったことが報告されている．

◆ 文献
1) 卯野木健, 他. 日集中医誌. 2023; 30: S905-72.
2) Morisawa T, et al. J Clin Med. 2022; 11: 640.
3) Phillips EK, et al. Intensive Crit Care Nurs. 2024; 83: 103718.

〈平川功太郎〉

IV. ICU ■ ■ ■ 8. 循環器集中治療とチーム医療

1 循環器集中の看護

■ はじめに

- 循環器救急疾患には，心停止，急性心不全（心原性ショック等），不整脈などがあり原因として急性心筋梗塞，弁膜症，心筋症，心筋炎，肺塞栓，大動脈解離，大動脈瘤破裂などがある．これらの疾患は循環動態が保てない場合が多く，CCU・ICUなどでの集中治療の継続が必要となる．

- とくにその原因が急性心筋梗塞の場合など，発症現場での迅速な対応に加え，医療機関での治療・看護の継続が重要であり，血行再建術を早期に行うために多職種でのチームダイナミックスが重要である．

- CCUやICU入室の適応基準に加えて，循環器救急の主要疾患に対するアセスメント，救急薬剤・資機材の準備，人員確保などを行っていく必要がある．

■ 入室前情報収集と初期評価

- ICU入室前に得られた情報（鑑別診断や治療方針を含む）に基づいて治療・検査を継続していくことが重要であり，主な循環器救急疾患への対処方法を熟知しておく必要がある．呼吸困難や胸痛などの主要症状についてはそのアセスメント力を高め対応していく．

- 心不全の重症度判定にはNYHAによる心機能分類［表1］が広く用いられており，種々の身体労作により生じる自覚症状に基づいて判定される．しかしⅡ度の範囲が広すぎるとの指摘もあり，最近ではⅡS（slight limitation of physical activity）とⅡM（moderate limitation of physical activity）に細分化することが提案されている．

- 呼吸困難の程度を客観的に表現するためHugh-Jones分類［表2］などを活用することもあり，患者本人の自覚症状を的確に捉え，情報を共有することが重要である．

■ 循環器救急疾患の治療と検査の介助

- 循環器集中治療においてVA-ECMOやIABP，IMPELLA，LVADなどの補助循環装置やSwan-Ganzカ

［表1］NYHA心機能分類

NYHA クラス	定義
Ⅰ	心疾患はあるが身体活動に制限はない．日常的な身体活動で疲労，動悸，呼吸困難あるいは狭心痛を生じない．
Ⅱ	軽度の身体的活動の制限がある．安静時には無症状．日常的な身体活動で疲労，動悸，呼吸困難あるいは狭心痛を生じる．
Ⅲ	高度な身体活動の制限がある．安静時には無症状．日常的な身体活動以下の労作で疲労，動悸，呼吸困難あるいは狭心痛を生じる．
Ⅳ	心疾患のため，いかなる身体活動も制限される．心不全症状や狭心痛が安静時にも存在する．わずかな労作でこれらの症状は増悪する．

(The Criteria Committee of the New York Heart Association. 1964)

［表2］Hugh-Jonesの分類

Ⅰ	同年齢の健康者と同様の労作ができ，歩行，階段昇降も健康者なみにできる．
Ⅱ	同年齢の健康者と同様に歩行できるが，坂道・階段は健康者なみにはできない．
Ⅲ	平地でも健康者なみに歩けないが，自分のペースなら1マイル（1.6 cm）以上歩ける．
Ⅳ	休み休みでなければ50 m以上歩けない．
Ⅴ	会話・着替えにも息切れがする．息切れのため外出できない．

(FLETCHER CM. Proc R Soc Med. 1952; 45: 577-84)

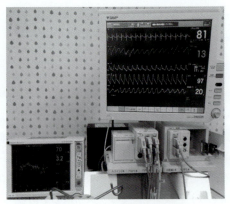

[図1] RA-RV-PA-PAWPの圧波形

テーテル，PICOなどのパラメータ機器が多様にあり，それぞれの使用方法や観察項目（正常値含む）など熟知しておく必要がある［図1］．また，日常からそれぞれのトラブルシューティングなどについて，医師・看護師・臨床工学技士などで確認し合い，チェックリストなどを共通化したり，シミュレーションを行っておくと良い．

■ 多職種カンファレンスの開催と看護計画立案（家族ケア含む）

- 集中治療室での治療が開始され，おおよその治療計画が立案されたら医師・看護師・薬剤師，臨床工学技士などの多職種でのカンファレンスを行うことも重要である．短期目標や中長期的な治療の目標をチーム全員で共有し，それぞれが専門的なアプローチを開始することが大切であり，早期リハビリなどを含め現在の段階に応じた看護計画の立案と実践につなげることが望ましい．
- 循環器救急疾患により突然の入院となったご家族への介入についてもリエゾンの介入など多職種での関わりが重要であり，家族ケアについては，家族のニードを理解するためCNSフェイススケール等が用いられる．ニードとコーピングをそれぞれのカテゴリーに分け，31項目について，対象家族の行動を4段階で評価し，何らかの理由で評価できなかった場合は，「評価不可」とする．各カテゴリーの平均値を算出し，数値が高いほどそのニード・コーピングが高いと判断する．
- 循環器集中治療および全身管理と同様に，家族ケアの充足を図っていくことが大切である．

◆ 文献
1) 吉田　清，他．指導医が教える循環器診療の基本．南江堂; 2011.
2) 香坂　俊，編．極論で語る循環器内科 第3版．丸善出版; 2022.

〈伊波早乃〉

2 薬剤師の役割: 薬物療法の最適化に焦点を当てて

- 薬剤師は，集中治療における多職種チームの中で，薬物療法の最適化に重要な役割を果たしている．これは，循環器集中治療においても変わらないと考える．

■ 薬物療法を見直す

- 薬剤師が薬物療法の正確なリストを作成し，独自の視点で見直すことは，薬物療法の最適化において重要な要素である．英国の保健サービスのNHS England（National Health Service England）では，ICUの治療を提供するための仕様書の中で，このように記載されている[1]．
- 薬物療法を見直すとは，「治療について患者と合意に達した上で，患者の薬物療法を批判的に検討し，薬物療法に関連する問題を最小限に抑えること，無駄を省くことによって，薬物療法の影響を最適化すること」と，National Institute for Health and Care Excellence（NICE）ガイドラインで定義されている[2]．その過程を図2に示す．
- 薬物療法を見直すことは，「薬物療法が行われていない診断はなかったか？」，「薬物療法の目標は達成されているか？」「薬物療法は，投与量，薬剤選択，治療期間に関して，本邦における最新の診療ガイドラインと一致していたか？」，に焦点を当てて行われる[3]．また，現症に薬物療法が関係しているか，という視点でも行われる[3]．
- 2020年に公表された「集中治療室における薬剤師の活動指針」では，薬物療法を見直すこととして，薬物療法に関与するために「薬剤師は，患者のICU入室時に患者背景および薬歴，副作用，アレルギー歴などを確認し，薬物療法を継続すべきか妥当性について評価する」ことと，「ICU入室時に薬物療法による副作用が疑われる場合は，薬物療法との因果関係について評価する」ことを挙げている[4]．

■ 薬物リストの作成

- 薬物療法の正確なリストを作成することは，薬物療法を見直すことと補完的で不可欠な過程である．英国では，少なくとも2種類の情報源をもとにこのリストが作成される．国際薬剤師・薬学連合では，フォーマットの1例をツールキットで提供しており，わが国の持参薬報告とは，薬剤の導入理由，継続中止理由，薬剤師のコメントを記載する点で異なる［表1］．薬物療法の正確なリストは，通常，入退院時に作成されるが[1]，ICU退室時にも作成されることで，不要な薬物療法を中止できる可能性がある[5]．
- 薬物療法の正確なリストによる，ICU退室時に医療者間で行う情報伝達は，"good-hand-of-communication"の1つと考えられ，surviving sepsis campaign診療ガイドライン2021ではフォローアップにおけ

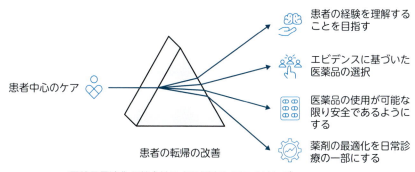

［図1］薬物療法の最適化（medication optimisation）
（https://www.england.nhs.uk/medicines-2/medicines-optimisation/）

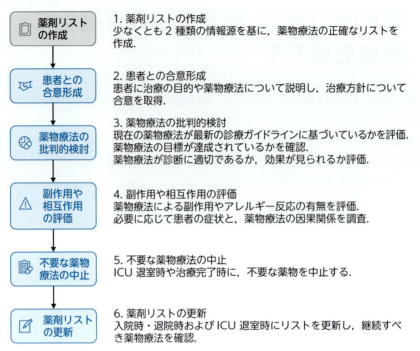

[図2] 薬物療法を見直す過程

[表1] 国際薬剤師・薬学連合が作成した medication reconciliation の toolkit

薬剤名 (一般名・商品名)	剤形	用量	服用頻度	投与経路	適応症	オーダー状況	対応措置	備考
アムロジピン	錠剤	5 mg	朝1回	経口	高血圧症	□継続 □変更 ☒中止/ 未オーダー	低血圧のため一時中止	48時間後にバイタルサインを再評価
アトルバスタチン	錠剤	10 mg	就寝時	経口	脂質異常症	□継続 □変更 ☒中止/ 未オーダー	継続	
Pantprazole (本邦未採用)	カプセル	40 mg	朝1回	経口	胃食道逆流症	□継続 □変更 ☒中止/ 未オーダー	再処方せず,再開を提案予定	
ビタミン B$_{12}$	錠剤	1200 mcg	朝1回	経口		□継続 □変更 ☒中止/ 未オーダー	再処方せず,保留して再評価予定	CBC 値は正常範囲内 ビタミン B$_{12}$ 値を確認予定
Valerian root (本邦未採用)	浸剤	不明 (「ティーバッグ1包」)	就寝時	経口	睡眠補助	□継続 □変更 ☒中止/ 未オーダー	再処方せず,病院で入手不可のため中止を提案	24-48時間以内に不眠症の有無を再評価

CBC: complete blood count
(https://www.fip.org/file/4949)

るベストプラクティスの1つとされる[6]. コクランシステマティックレビューでは,薬物療法の正確なリストを作成することで再入院を減らす可能性があると報告されている[7].

・わが国では,薬物療法の正確なリストを「作成できている」ことを証明する標準的な指針はなく,実施状

況が明らかにされていない．施設ごと，個々の薬剤師ごとに実施状況に大きな差があると考えられる．英国では，入院時に薬物療法の正確なリストを作成することを国の目標として定めているものの[8]，入院患者全体の90%にリストを作成するという到達目標に達していない．

■ 問題点・課題

- 集中治療においてはいくつかの問題を抱えている．例えば，状態を悪くして入院した患者においては，患者本人から，正確な薬物療法の記録を迅速に手に入れることができないことが多い．

- また，独自の視点で薬物療法を見直し，正確なリストを作成する過程で，他のチームメンバーとの間で薬物療法の考え方にコンフリクトが生じ，提案内容が受け入れられないこともある．薬剤師は，チームメンバーとの信頼関係や協力関係を築くことも重要だが，それぞれの薬剤の提案に至った理由を確実に説明できることが推奨される．

- 薬物療法の見直しでは，重症患者管理に必要な薬と循環管理に用いられる様々なデバイスに影響を与える薬剤の知識だけでなく，患者の併存疾患を管理するための標準薬物療法の知識もまた必要とされる．薬剤師は，薬物療法の正確なリストを作成し，独自の視点で薬物療法を見直すためは，広範な薬物療法の知識が必要となる．

謝辞

本項を作成するにあたり，英国の Medication reconciliation に関する情報源と実情について情報提供いただいた The University of Manchester の Dr. Richard S Bourne に心より感謝申し上げます．

◆ 文献

1）England NHS. Adult critical care services 2019. [updated 13 June 2022. Available from: https://www.england.nhs.uk/publication/adult-critical-care-services/]

2）Medicines N, et al. National Institute for Health and Care Excellence: Guidelines. Medicines Optimisation: The Safe and Effective Use of Medicines to Enable the Best Possible Outcomes. NICE; 2015.

3）Ravn-Nielsen LV, et al. JAMA Intern Med. 2018; 178: 375-82.

4）日本集中治療医学会集中治療における薬剤師のあり方検討委員会．日集中医誌．2020; 27: 244-7.

5）Bourne RS, et al. BMJ Qual Saf. 2022; 31: 609-22.

6）Evans L, et al. Intensive Care Med. 2021; 47: 1181-247.

7）Bülow C, et al. Cochrane Database Syst Rev. 2023; 1: Cd008986.

8）(NICE) NIfHaCE. Medicines optimisation, Quality standard [QS120] 2016. [Available from: https://www.nice.org.uk/guidance/qs120/chapter/Quality-statement-4-Medicines-reconciliation-in-acute-settings]

〈吉廣尚大〉

Ⅳ. ICU ■■■ 8. 循環器集中治療とチーム医療

3 循環器集中治療と臨床工学技士

■ はじめに

- 循環器集中治療においては，特に多くの生命維持管理装置やモニタリング装置が使用されるため，臨床工学技士の専門性が強く活かされる領域である．さらにこれらの装置を使用する際には緊急対応が必要になることが多く，よりスピーディーかつ正確に業務を行うことが求められる．

■ 臨床工学技士法と臨床工学技士の業務

- 1960年代以降，医工学技術の発展により医療現場には多くの医療機器が導入されるようになった．国内では1956年に心房中隔欠損の患者に対する心臓血管外科手術で初めて体外循環を行った記録がある．同時期には血液透析や人工呼吸も導入されるようになり，「生命維持管理装置」を活用したライフサポートが行われるようになった．
- 医療現場に生命維持管理装置などの医療機器が導入されるとその医療機器の信頼性，安全性を維持するための適切な管理が必要となる．さらに，生命維持管理装置は生体に対して様々な生理学的影響を及ぼすため，これを十分に理解しなければ効果的な治療が行えない．そこで，「医工学」や「臨床工学」といった学問が誕生した．1987年には「臨床工学」を医療現場で実践し，「医療の普及および向上に寄与すること」を目的に臨床工学技士法が制定，施行された．
- 臨床工学技士法では，臨床工学技士の業務として，「医師の具体的指示の下に生命維持管理装置の操作および保守点検を業とすることができる．」と規定されている．
- 厚生労働省通知を踏まえ，医療安全と業務の効率性の観点から，生命維持管理装置以外の高度で複雑な医療機器の管理についても臨床工学技士が担うこととなっている［表1］.
- 2021年10月には，医師の働き方改革のためのタスク・シフト/シェア推進を目的に臨床工学技士法が改正され，業務拡大が行われた．改正臨床工学技士法では，集中治療室（ICU・CCU）において生命維持管理装置装着患者に対する静脈路確保，静脈注射（輸液ポンプ等を使用）が認められている．
- 一方で，臨床工学技士法で規定されている業務範囲から逸脱した医行為を医師の指示の下に行い立件された事案が判明していることから，臨床工学技士に指示を出す医師は，法令で定められた臨床工学技士の業務範囲について正しい知識を有している必要がある．

■ 臨床工学技士に求められる能力

- 生命維持管理装置すべてを使いこなす能力
  - 循環器救急・集中治療の特徴として，①時間的に切迫している，②多様なモニタリング技術を活用する，③生命維持管理装置を複数使用する，という点が挙げられる．そのため，臨床工学技士は治療，検査で使用する医療機器を適切かつ迅速に運用できなければならない．
  - 例を挙げると，劇症型心筋炎で急速に心原性ショックが悪化すると，即座に補助循環が必要となる．同

[表1]「集中治療室（ICU）における安全管理指針」で示された臨床工学技士業務

- 生命維持管理装置の操作ならびにトラブル処理を行うにあたっては，臨床工学技士が関与することが望ましい
- 臨床工学技士がICU内に常時勤務することが望ましいが，その体制ができない場合でも緊急時に臨床工学技士が適切に対応できる体制であることが望ましい
- 生命維持管理装置の重要な操作およびトラブル処理を実施するためのマニュアルを整備すること
- 生命維持管理装置の操作（設定変更など）およびトラブル処理の実施について記録を残すこと

2007 年	**集中治療室における安全管理指針** **（厚生労働省）**	生命維持管理装置の操作ならびにトラブル処理を行うにあたっては，臨床工学技士が関与することが望ましい． **臨床工学技士が ICU 内に常時勤務することが望ましいが，その体制ができない場合でも緊急時に臨床工学技士が適切に対応できる体制であることが望ましい．**
2011 年	血液浄化器取り違い死亡事故	24 時間 365 日の CHDF 回路組み立てにおける臨床工学技士当番制に移行し，緊急連絡先は腎臓内科当番医となった．
2014 年	**特定集中治療室管理料 1，2 の新設** **（厚生労働省）**	急性血液浄化療法の導入とトラブルは昼夜発生し，緊急性・重症度が高く迅速な判断とその対応が必要とされていることから，臨床工学技士の 24 時間勤務体制をとることが望ましいと考えられる．
2020 年	新型コロナウイルス感染症パンデミック	専任の臨床工学技士が，常時，院内に勤務していること．〔施設基準〕
2022 年	わが国の集中治療医療提供体制を 強靭化するための提言 （日本集中治療医学会）	ECMO や人工呼吸器など高度な医療機器を用いる集中治療を効率的に提供するには，臨床工学技士という人材の有効活用を目的とした戦略的な配置を事前に計画しておくことを提言する．
	集中治療部設置のための指針 （日本集中治療医学会）	集中治療に関する総合的・専門的な知識と技能を有する臨床工学技士（認定集中治療関連臨床工学技士，集中治療専門臨床工学技士など）が勤務することを推奨する．当該臨床工学技士が ICU 内に専従勤務することが望ましいが，少なくとも専任の臨床工学技士が常時院内に勤務していること．専任臨床工学技士は他業務の兼任も可能であるが，24 時間体制で ICU 業務を優先すること．
	重症患者対応体制強化加算の新設 **（厚生労働省）**	人員配置等について，専門性の高い看護師や臨床工学技士が手厚く配置され，専門的なケア・技術を実施している実態を踏まえた，メリハリのある評価を検討すべき．
		救命救急入院料又は特定集中治療室管理料に係る届出を行っている保険医療機関において 5 年以上勤務した経験を有する専従の常勤臨床工学技士が 1 名以上配置されていること．〔施設基準〕
2023 年	**新興感染症発生・まん延時における** **医療について（厚生労働省）**	「人工呼吸器や ECMO については，機器の整備だけでなく，患者推計から求められるピーク時の重症患者数を参考に，人工呼吸器・ECMO 及びその管理が可能な医療職（医師，看護師，臨床工学技士等）を都道府県毎に確保すること．」

［図 1］集中治療室への臨床工学技士配置の歴史的変遷

時に気管挿管，人工呼吸管理が開始となる．状況によっては体外式心臓ペースメーカが必要となり，後に急性腎障害を発症すれば持続腎代替療法が必要となる場合がある．数十分のうちに立て続けに生命維持管理装置によるライフサポートが必要になるのである．

- 臨床工学技士が血液浄化装置など特定の医療機器しか扱えない場合には，上記のような状況に迅速対応できない．また，複数の臨床工学技士で対応しようと思っても，常時対応することができなくなる．したがって，救急・集中治療に携わる臨床工学技士はすべての生命維持管理装置の操作，管理を習熟していることが求められる．

- 患者状態を的確に把握する能力
  - 生命維持管理装置は生体に生理学的影響を及ぼす．大動脈内バルーンパンピング（IABP）は拡張期オグメンテーションにより拡張期圧，平均血圧を上昇させる．VA-ECMO が行われるとガス交換は生体肺と人工肺で行われ，逆行性の血流が生まれる．すると，心臓から拍出される血液と遠心ポンプによって灌流される血液とがぶつかり合う．PaO_2 を評価するにはこの血流がぶつかり合う場所（ミキシングポイント）を想像することが必要となる．
  - 血液浄化を行うと電解質や血液生化学データ，そして薬理学的作用に影響を与える．体外循環によって凝固線溶系にも影響を与える．
  - 医療機器のトラブルは医療機器の警報の作動や測定値の変化から発見に至ることもあるが，バイタルサインや血液データなどから発見されることもある．
  - 生命維持管理装置が稼働している状況下では，これらの影響を理解した上で患者状態を評価し，医師に適切に報告しなければならない．

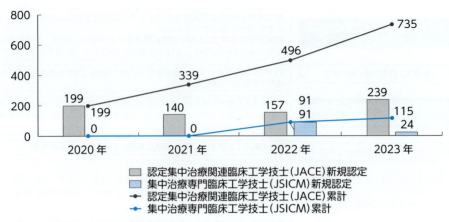

[図2] 認定集中治療関連臨床工学技士・集中治療専門臨床工学技士　認定者数推移

- 多職種とコミュニケーションをとる能力
  - 患者の状態をチームで正しく理解するためには，臨床工学技士による患者状態評価を多職種に説明することが必要となる．情報共有の方法はカンファレンスにおいて口頭で行うほか，診療記録に記述することも必要となる．
  - 口頭にしろ，文書にしろ，医療チーム間では共通言語が必要となる．救急・集中治療における共通言語は「救急・集中治療医学」である．
  - この領域で業務を行う臨床工学技士には，病態生理の理解に基づき，生命維持管理装置の操作，管理を行うことが必須とある．

■ 集中治療専門臨床工学技士（日本集中治療医学会）

- 循環器集中治療で業務を行う臨床工学技士は，病態生理，診断，治療に関する高い知識が必要となる．さらには臨床工学技士の基本的技能として，集中治療で使用されるすべての医療機器に精通している必要がある．特に人工呼吸，血液浄化，補助循環といった生命維持管理装置を用いた医療に関する知識，技術は専門職種として高いレベルでの業務が求められる．
- 日本集中治療医学会では，集中治療に関する高い知識をもっている臨床工学技士を「集中治療専門臨床工学技士」として認定している［図2］．本制度は2022年から開始となったばかりであり，まだ100名強の認定者数であるが，将来的にはすべての集中治療室をもつ医療機関に配置されることが理想である．

■ おわりに

- 循環器集中治療を安全かつ効果的に実施するには，生命維持管理装置をはじめとした医療機器と病態生理，診断，治療を熟知した質の高い臨床工学技士の存在が不可欠である．医師，看護師，理学療法士，薬剤師など多職種と適切なコミュニケーションのもとに，臨床工学技士のさらなる質向上が必要である．

〈相嶋一登〉

IV. ICU ■■■ 8. 循環器集中治療とチーム医療

4 循環器集中治療と管理栄養士

■ 栄養管理の概要

- 循環器集中治療領域における栄養管理のエビデンスは少なく，各種ガイドラインにおいても明確に示されていない．
- 「日本版重症患者の栄養療法ガイドライン」に準じて早期経腸栄養（経管栄養あるいは経口栄養）に努めるとともに，必要に応じて静脈栄養を検討する．
- 一般的な栄養指標であるアルブミンやプレアルブミンは，うっ血や炎症，肝障害などにより影響を受けやすいため，病歴や診察所見などを基に総合的に判断する必要がある．

■ 栄養開始時期

- 集中治療管理を要する循環器疾患患者においては，栄養投与量の不足や栄養開始遅延の傾向にあるとされており，特にわが国は他国と比較して経腸栄養の開始が遅いことが指摘されている[1]．
- 急性心不全患者を対象とした観察研究において，気管挿管患者における早期経腸栄養は，入院日数，人工呼吸器管理日数，感染症発症率が減少する可能性が示唆されている[2]．
- 開心術後における報告では，フローチャートを用いた介入により早期経腸栄養を安全に導入できる可能性が示唆されている[3]．

■ 必要栄養量

- 「心不全患者における栄養評価・管理に関するステートメント」では，ICU における集中治療が必要な重症患者を対象として検証されたデータに基づき「急性期 1 週間は算出した目標量より少なく投与する」と記載しているが，急性心不全患者に当てはまるかについては明確ではない．
- 急性心不全患者においては入院後の栄養状態の悪化が退院後の予後に影響することが報告されており[4]，一律に栄養投与量を控えるのではなく，入院時の栄養状態や全身状態に応じて栄養投与量を検討する必要がある．
- 心臓血管外科術後患者においては，ICU に 3 日以上滞在する場合，栄養投与量が不十分であることが多いとされているが，栄養投与量の増加が予後を改善するかについては明らかではない[5]．

■ 栄養管理の実際

- 管理栄養士の役割・多職種連携
  - 管理栄養士は，循環器集中治療チームの一員として，患者の身体所見や血液検査結果を確認し，多職種カンファレンスなどで情報を共有した上で，積極的に栄養管理方法を提案・相談することが求められる [表 1]．
- 栄養投与方法・内容
  - 循環動態と消化器症状を確認し，栄養開始時期を検討する．経管栄養の場合，投与開始時は少量低速（10〜20 mL/時程度）からの開始や，グルタミン製剤（水分 20〜50 mL 程度に溶解し 1 日 3 回）などの投与を検討する．経管栄養の開始・増量が困難な場合は静脈栄養の開始も考慮する．
  - 腎機能障害を併発している場合も少なくないが，腎不全用栄養剤はタンパク質や電解質含有量が少ないため，栄養状態も観察したうえでその必要性を検討する．
  - 「NPPV（非侵襲的陽圧換気療法）ガイドライン 改訂第 2 版」より，NPPV ではマスクの付け外しが容易であることから，嚥下機能に問題がなく短時間の NPPV 中断に耐えうる症例においては，十分な経口摂取が推奨されている．

[表 1]

観察項目	
循環動態	循環動態が安定していれば経腸（経管・経口）栄養の開始を検討する 補助循環管理中であっても経腸栄養は禁忌とはならないが，多職種で慎重に検討する 〈目安〉・血圧: 平均血圧 60 mmHg 以上 　　　　・尿量: 0.5 mL/時以上（非透析患者） 　　　　・昇圧薬: ノルアドレナリン 0.1γ 以下
呼吸状態	〈呼吸管理別の栄養管理方法の一例〉 ・侵襲的陽圧換気療法 　経管栄養 ・非侵襲的陽圧換気療法 　短時間の離脱が可能であれば経口栄養を検討 　離脱が難しい場合は経管栄養を検討 ・酸素療法 　経口栄養（酸素需要が増えている場合は控える） ※いずれも必要に応じて静脈栄養を検討
消化器症状	腸蠕動音，腹部膨満・緊満，胃管排液量，腹部 X 線　など
水分・電解質	In-out バランス，投与水分量，尿量，体重，浮腫，胸部 X 線，血液検査，利尿薬，持続的腎代替療法　など
嚥下機能	歯の状態，唾液飲み込みテスト，水飲みテスト，フードテスト　など

- 高齢患者においては低栄養や義歯の不具合などで誤嚥のリスクがあることに配慮する．嚥下機能については多職種で確認をしたうえ，食事の種類や食形態を工夫する．

● 水分・電解質

- 1 日の in-out バランスや体重，浮腫，胸部 X 線，血液検査などの経過を観察し，投与水分量について確認をする．

- 利尿薬や持続的腎代替療法（continuous renal replacement therapy; 以下 CRRT）で除水が必要となる場合，電解質（ナトリウム; Na，カリウム; K，リン; P，マグネシウム; Mg）の推移を観察する．

- Na が高値，低値を示す場合は Na 投与量の問題だけではなく，脱水や体液過剰の可能性もある．脱水の場合は，経管からの水分投与や輸液量の追加を行う．体液過剰の場合は栄養剤の含有水分量を少なくする（高濃度栄養剤への変更など）ことや，薬剤溶解液の減量について多職種で検討する．

- Na 投与量を制限する場合，中心静脈栄養や経管栄養に含まれる Na 量の減量や，薬剤溶解用の生理食塩水をブドウ糖へ変更するなどを検討する．

- K が高値，低値を示す場合は不整脈のリスクとなるため，栄養からの K 投与量の減量・増量を検討する．

- 特に CRRT 施行中では，P や Mg が除去されやすい．P は生体のエネルギー産生に携わる ATP や赤血球の酸素運搬のために必要であり，Mg は不足すると不整脈の原因となる．日々の P，Mg の観察とともに，低値であれば補正について多職種と検討する．

◆ 文献

1) 東別府直紀，他．日集中医誌．2014; 21: 243-52.
2) Saijo T, et al. JPEN J Parenter Enteral Nutr. 2022; 46: 443-53.
3) 福勢麻結子，他．胸部外科．2019; 72: 338-43.
4) Nakayama H, et al. Am J Cardiol. 2016; 117: 1305-9.
5) Rehman A, et al. JPEN J Parenter Enteral Nutr. 2017; 41: 1188-94.

〈福勢麻結子〉

5 循環器集中治療と意思決定支援

- 循環器領域において重症例も多岐にわたり対応しなければならない．終末期と言っても院外心停止のように急速な転帰のこともあれば，心不全など悪化と改善を繰り返しながら穏やかな状態の悪化となることもある．終末期医療の定義として厚生労働省は2015年に「人生の最終段階おける医療」とその呼び方を定めた．また2014年に発表された日本集中治療医学会・日本救急医学会・日本循環器学会での提言では「急性重症患者に対して適切な医療を尽くしても救命の見込みがないと判断される時期」と定められた[1]．

■ 事前指示およびACPの定義について

- 患者や家族の希望に沿った医療を提供するためには病状や予後，今後の見通しを医療従事者と患者が共有したうえで，今後の治療・ケアの目標を話し合うことが不可欠である．
- 事前指示（アドバンス・ディレクティブ）は将来意思決定能力を失った際に，自らに行われる医療行為に対する意向を前もって示すことであり，どのような治療を受けたいかを示す（リビングウィル）ことであり，具体的には心肺蘇生や（DNAR），人工呼吸など各医療行為と患者間で設定される．
- 一方でACP（アドバンス・ケア・プランニング）とは事前指示を含めて今後の本人の意思の決定においては時間をかけて形成していくプロセスそのものである．
- 患者自身の考えを整理し自身の考えを持つのみではなく，周囲を含め共通認識すること．
- 患者の意思が定まっていなければ，日常での考えや，ふと漏らした内容も重要な情報となる．その際は本人の価値観や人生そのものを含めて患者の意思を構築していく（広義のACP）．
- 可能であれば，「人生の最終段階」でどのような医療を受けたいかを話し合っておく．場合によっては代理意思決定者を設定することもある．（狭義のACP）
- 病状により意思表示できない場合や不明の場合には，得られた情報から患者の人となりを想定し推定意思を決定することもACPの一部となる［図1］．

■ 意思決定支援（SDM）の実際の流れ

- 意思決定において最も重要なのは主治医のみで決定するのではなく，複数名かつ多職種で検討する意思決定支援（shared decision making: SDM）のプロセスを経て決定することが望ましい[2]．
  - Step 1: 本人の意思決定能力を判断する

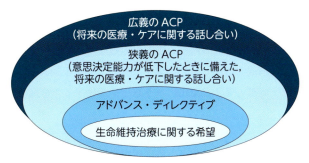

[図1] ACPの概念図
ACP: アドバンス・ケア・プランニング
〔日本循環器学会/日本心不全学会合同ガイドライン．2021年改訂版 循環器疾患における緩和ケアについての提言．https://www.j-circ.or.jp/cms/wp-content/uploads/2021/03/JCS2021_Anzai.pdf（2025年2月閲覧）〕

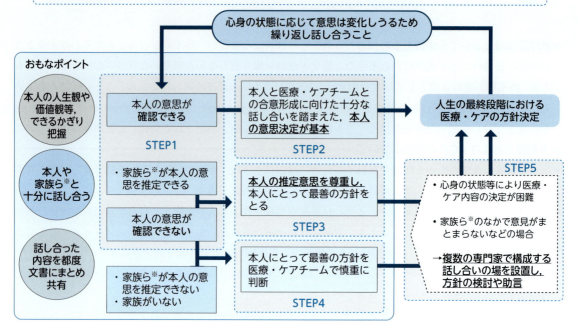

[図2]「人生の最終段階における医療・ケアの決定プロセスに関するガイドライン」に基づいた意思決定のプロセス
〔厚生労働省．人生の最終段階における医療・ケアの決定プロセスに関するガイドライン．2018年3月改訂．，厚生労働省．第6回在宅医療及び医療・介護連携に関するワーキンググループ 資料3．ACP（アドバンス・ケア・プランニング）普及・啓発について（報告）〕

- Step 2:（本人の意思が確認できる場合）：本人と医療・ケアチームとの合意形成に向けた十分な話し合いを踏まえた本人の意思決定を基本とする
- Step 3:（本人の意思が確認できず，かつ家族らが本人の意思を推定できる場合）：本人の推定意思を尊重し，本人にとって最善の方針を取る
- Step 4:（本人の意思が確認できず，かつ家族らが本人の意思を推定できない場合もしくは家族らがいない場合）：本人にとって最善の方針を医療・ケアチームで慎重に判断する
- Step 5:（心身の状態等により医療ケアの内容の決定が困難な場合や家族らのなかで意見がまとまらない等の場合）：複数の専門家で構成する話し合いの場を設置し，方針の検討や助言を行う
- 上記については患者の状況・病態・考えの変化により意思は変化するため検討は繰り返し行うことが望まれる．

■ カンファレンスについて

- Step 5 などでの倫理カンファレンスにおいては，各疾患の病態や予後など医学的な問題のみならず，患者背景やその周囲の問題および治療に関わることでの生活の質の変化（QOL）について検討することで多方面から患者の状況を議論する必要があり Jonsen らが 1992 年に発表した 4 分割法が活用されることが多い[3]．

医学的適応(Medical Indications)	患者の意向(Patient Preferences)
善行と無危害の原則 1. 患者の医学的問題は何か？　病歴は？　予後は？ 2. 急性か，慢性化，重体か，救急か？　可逆的か？ 3. 治療の目標は何か？ 4. 治療が成功する確率は？ 5. 治療が奏効しない場合の計画は何か？ 6. 要約すると，この患者が医学的および看護的ケアからどのくらいの利益を得られるか？　また，どのように害を避けることができるのか？	**自律性尊重の原則** 1. 患者には精神的判断能力と法的対応能力があるか？能力がないという証拠はあるか？ 2. 対応能力がある場合，患者は治療への意向についてどう言っているか？ 3. 患者は利益とリスクについて知らされ，それを理解し，同意しているか？ 4. 対応能力がない場合，適切な代理人は誰か？　その代理人は意思決定に関して適切な基準を用いているか？ 5. 患者の事前指示はあるか？ 6. 患者は治療に非協力的か，または協力できない状態か？　その場合，なぜか？ 7. 要約すると，患者の選択権は倫理・法律上最大限に尊重されているか？
QOL(Quality of Life)	周囲の状況(Contextual Features)
善行と無危害と自律性尊重の原則 1. 治療した場合，あるいはしなかった場合に，通常の生活に復帰できる見込みはどの程度か？ 2. 治療が成功した場合，患者にとって身体的，精神的，社会的に失うものは何か？ 3. 医療者による患者のQOL評価に偏見を抱かせる要因はあるか？ 4. 患者の現在の状態と予測される将来像は延命が望ましくないと判断されるかもしれない状態か？ 5. 治療をやめる計画やその理論的根拠はあるか？ 6. 緩和ケアの計画はあるか？	**忠実義務と公正の原則** 1. 治療に関する決定に影響する家族の要因はあるか？ 2. 治療に関する決定に影響する医療者側(医師・看護師)の要因はあるか？ 3. 財政的・経済的要因はあるか？ 4. 宗教的・文化的要因はあるか？ 5. 守秘義務を制限する要因はあるか？ 6. 資源配分の問題はあるか？ 7. 治療に関する決定に法律はどのように影響するか？ 8. 臨床研究や教育は関係しているか？ 9. 医療者や施設側で利害対立はあるか？

[図3] Jonsen の4分割法
4つの側面より事例を検討する

■ 最後に

- 改めてSDMにおいては上記のACPを踏まえて多職種で検討することが重要であり，決して医療者の個人の価値観のみで決定してはならないことを強調する．

◆ 文献

1) 日本集中治療医学会，他．救急・集中治療における終末期医療に関するガイドライン〜3学会からの提言〜．平成26年．
2) 日本循環器学会，他．2021年改訂版　循環器疾患における緩和ケアについての提言．
3) Jonsen AR, et al. 赤林　朗，他監訳．臨床倫理学 第5版．新興医学出版社; 2006. p.13.

〈有元秀樹〉

6 循環器集中治療と終末期ケア・緩和ケア

■ 終末期における検討

- 循環器領域において患者の状態が絶対的に不良で治療によって救命の見込みがなく，治療の継続がむしろ患者にとって不利益となる可能性がある場合に，終末期として検討するフローを示す[1]．
- 患者に意思決定能力がある，あるいは事前指示がある場合：本人の意思を尊重するが，意思決定能力の評価を慎重に検討する．家族も同様の意向であるかも確認する．
- 患者の意思は確認できないが推定意思がある場合：患者の意向を家族が判断できれば，その推定意思を尊重する．
- 患者の意思が確認できず推定意思も確認できない場合：家族側と十分話し合い，本人ならどう判断するかという視点で検討する．
  - 家族側が積極的な対応を希望している場合：終末期の現状を説明し，意思の再確認までは現状の措置を継続する．一方で医療側は継続して状況の説明を行い理解を得る努力をする．
  - 家族側が延命措置の中止を希望する場合：患者にとって最善の対応をするという原則に従い協議のうえ，延命措置を減量・終了する方法について選択する．

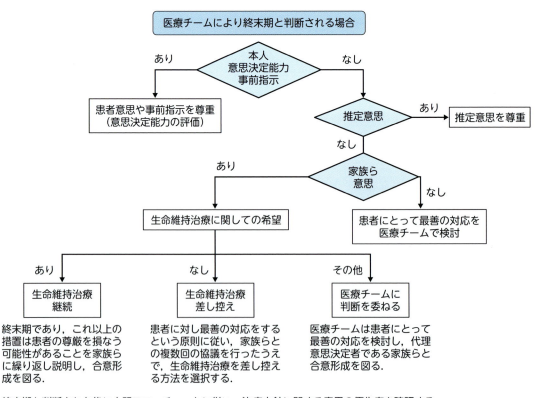

終末期と判断された後に上記フローチャートに従い，治療方針に関する意思の優先度を確認する

[図1] 患者・家族意思の有無による終末期における対応
〔日本循環器学会/日本心不全学会合同ガイドライン．2021年改訂版　循環器疾患における緩和ケアについての提言．https://www.j-circ.or.jp/cms/wp-content/uploads/2021/03/JCS2021_Anzai.pdf（2025年2月閲覧）〕

- 家族側が医療側に判断を委ねる場合: 医療チームは患者にとって最善の対応となるよう家族側と合意形成を図る.
- 本人の意思が不明で，身元不詳などの理由により家族らと接触できない場合: 延命措置の中止の是非やその方法について患者にとって最善の対応に判断する（前項Ⅳ-8-5参照）.
- 延命措置についての選択肢: 現在まで行っている治療についての対応として
  1. 現在の治療を継続する（withhold）　　以後の新たな治療の追加を行わない
  2. 現在に治療を縮小する（withdrawal）　昇圧薬の減量，腎代替療法の中止など
  3. 現在の治療を終了する　　　　　　　　ECMO や人工呼吸の終了など
  4. 1～3 を部分的に選択する

ことが挙げられる. 一方で上記についてはカリウム製剤の投与や筋弛緩薬の投与など積極的な安楽死とは異なることを理解する必要がある[2].

■ 循環器疾患における予後予測

- 急性冠症候群や心不全についてはいくつかの予後予測スコアがあり，客観的な臨床データより死亡率や生存退院後の予後予測が可能であり方針決定の参考となりうる. 以下に代表的なスコアを紹介する.
- 急性期冠症候群の予後予測モデル
  - GRACE スコア: 年齢，心拍数，収縮期血圧，血清 Cre 値，Killip 分類，心停止の有無，心筋バイオマーカー，心電図の ST 変化の 8 因子から評価可能

    https://www.mdcalc.com/grace-acs-risk-mortality-calculator
- 急性心不全の予後予測モデル
  - OPTIMIZE-HF リスクスコア: 年齢，収縮期血圧，心拍数，血清 Cre 値，Na 値，入院原因，左室駆出率の 7 因子から評価可能
  - GWTG-HF リスクスコア: 人種，年齢，収縮期血圧，心拍数，血清尿素窒素値，Na 値，COPD の有無に関する 7 つの変数
- 慢性心不全の予後予測モデル
  - SHFM（Seattle Heart Failure Model）: 臨床基本情報，使用薬剤，デバイス，検査所見情報から 5 年後までの生命予後を算出できる

    http://depts.washing-ton.edu/shfm/
  - MAGGIC 予後モデル: 3 年後までの予後予測が可能であり，ウェブサイト上で計算できる

    http://www.heartfailurerisk.org/

[表 1] わが国で使用可能なオピオイドと開始時の投与方法

一般名	用量	備考
コデインリン酸塩*	10 mg/回　頓用 もしくは 1 日 3 回使用	処方量によっては麻薬扱い
経口塩酸モルヒネ**	2.5 mg/回　頓用 もしくは 1 日 4 回使用	腎障害時は半量より開始
塩酸モルヒネ注**	5～10 mg/日 持続静注/皮下注投与	腎障害時は半量より開始 高度腎障害時は 1/4 量も検討

＊　呼吸器疾患に伴う鎮咳には保険適用があるが，心不全には適用がない.
＊＊心不全には保険適用はないが激しい咳嗽の症状に対して使用可能. わが国で使用可能な経口塩酸モルヒネは 10 mg 錠であり，粉末での使用を要する.
〔日本循環器学会/日本心不全学会合同ガイドライン. 2021 年改訂版　循環器疾患における緩和ケアについての提言. https://www.j-circ.or.jp/cms/wp-content/uploads/2021/03/JCS2021_Anzai.pdf（2025 年 2 月閲覧）〕

■ 終末期の臨床対応

- 循環器疾患の終末期としての対応として苦痛緩和に関して難治性呼吸困難に対する症状緩和のエビデンスが豊富であること，心不全に対する保険適用はないが，激しい咳，疼痛に対して保険使用可能のため，塩酸モルヒネの静注，皮下注や粉末が処方されている [表 1].

- しかしオピオイドは鎮静作用がないため，耐えがたい苦痛に対してはミダゾラムデクスメデトミジン塩酸塩，プロポフォールなどの鎮静薬の併用を行う.

- 生命維持装置の中止に至っては適切なプロセスが必要となる. 例えば一度始めた人工呼吸器を中止できない訳ではないが，多職種でのカンファレンスで妥当性を検討されたのであれば抜管や昇圧薬の中止により自然の死（allow natural death）を許容することも妥当である. そのためには各施設でのコンセンサスの形成が重要となることを理解する必要がある.

◆ 文献

1）日本循環器学会, 他. 2021 年改訂版　循環器疾患における緩和ケアについての提言.
2）日本集中治療医学会, 他. 救急・集中治療における終末期医療に関するガイドライン～3 学会からの提言～.
　平成 26 年.

〈有元秀樹〉

索 引

あ行

アセタゾラミド	241
アセチルコリン負荷検査	138
圧負荷	83
アドバンス・ケア・プランニング	299
アドレナリン	236
アトロピン	73
アブレーション	141
アミオダロン	244
アンロード	122
意識下挿管	52
意識変容	272
意思決定支援	299
一時ペーシング	146
イノウエバルーン	164
イベントレコーダ	23
医療被ばく	180
院外心肺停止	212
インスリン	270
右心カテーテル	148
右心カテーテル検査	158
うっ血性肝障害	268
栄養	278
栄養管理	297
エキシマレーザーカテーテル	130
エタノール	168
エルゴノビン負荷検査	138
嚥下障害	285
嚥下内視鏡検査	285
塩酸パパベリン	269
オービタルアテレクトミー	131

か行

拡張期雑音	31
下肢虚血	117
下肢動脈バイパス術	209
下肢閉塞性動脈疾患	209
過剰心音	30
家族ケア	11
下大静脈フィルター	172
合併症	117, 119, 151
カテーテルアブレーション	144

カテーテル血栓除去術	170
カテーテル血栓溶解療法	174
カテーテル検査	166
カニューラ	116
カニュレーション	117
カルペリチド	243
看護	289
感染性心内膜炎	94
冠動脈造影	127
冠動脈バイパス術	186
管理栄養士	297
冠攣縮	136
緩和ケア	302
気管挿管	50, 262
救急車	4
急性下肢虚血	110
急性下肢動脈閉塞症	110
急性冠症候群	40, 47, 53, 57, 212
急性心筋炎	91, 150
急性心筋梗塞	53
急性心筋梗塞後左室自由壁破裂	188
急性心不全	75, 260
急性心膜炎	36, 89
急性大動脈解離	16, 47, 48, 104
急性動脈閉塞	207
急性肺血栓塞栓症	27, 47, 170, 172, 198
急性肺塞栓症	16
弓部大動脈置換術	206
強心薬	238
胸痛	16
胸腹部大動脈置換術	206
胸部大動脈瘤	108
虚血	33
虚血性肝障害	268
起立性低血圧	21
近位側深部静脈血栓症	174
くも膜下出血	37
経カテーテル的大動脈弁留置術	156
経肺熱希釈法	223
経皮的冠動脈インターベンション	130

経皮的心肺補助装置	198
経皮的大動脈弁形成術	154
劇症型心筋炎	93, 255
血液ガス分析	28
血管拡張薬	242
血管損傷	117
血管内イメージング	132
血管内視鏡	132
血管内石灰化破砕術	131
血行動態	148
血栓吸引療法	130
血栓塞栓除去術	207
血栓溶解療法	57, 98, 251, 259
血糖	270
高カリウム血症	36
抗凝固薬	251
抗凝固療法	258
抗血小板薬	251
呼吸音	32
コレステロール塞栓	265
コントラストエコー	168

さ行

サイアザイド系利尿薬	241
再灌流補助治療	254
作業療法	283
左室拡張末期容量	83
左室自由壁破裂	42, 63
左室造影	129, 139
左室補助・除荷	122
左室瘤	63
酸塩基平衡異常	28
しきい線量	180
脂質降下薬	251
事前指示	299
持続腎代替療法	295
失神	20, 97
集学的治療	248
収縮期雑音	31
修正 Duke 診断基準	94
集中治療管理	218
集中治療専門臨床工学技士	296
終末期	302
循環器救急疾患	10, 289

305

硝酸薬	242, 254
ショック	14, 236
徐脈	72
心エコー	55
心音	30
心筋梗塞	18, 127
心筋生検	150
神経学的予後評価	219
神経筋電気刺激療法	282
神経調節性失神	21
心原性失神	21
心原性ショック	53, 63, 119, 140, 228, 238
人工血管置換術	205
人工呼吸	295
心室中隔穿孔	42, 63, 188
心室頻拍	68, 144
心臓カテーテル検査	152
心臓カテーテル室	182
迅速導入	52
腎代替療法	266
心タンポナーデ	43, 63
心停止	12, 228
心電図	33
心嚢穿刺手技	56
心拍出量	149
深部静脈血栓症	27
心不全	18, 43
心不全治療薬	254
心房細動	65
心房頻拍	65, 142
心膜液貯留	63
心膜摩擦音	32
スキルセット	183
ステントグラフト	105
ステントグラフト治療	202
ステントグラフト内挿術	108
静的指標	224
生命維持管理装置	182, 294
摂食嚥下リハビリテーション	285
切迫破裂	107
全身の流量補助効果	122
せん妄	284
造影剤腎症	265
挿管困難	50
早期侵襲的治療戦略	62
僧帽弁狭窄症	85, 162
僧帽弁形成術	193
僧帽弁置換術	164, 193
僧帽弁閉鎖不全	63

僧帽弁閉鎖不全症	87, 158, 160
組織反応	180

た行

体温維持療法	214
体外式心臓ペースメーカ	295
体外循環	295
大動脈解離	24, 43, 205
大動脈内バルーンパンピング	295
大動脈弁狭窄症	81, 152, 156, 190
大動脈弁置換術	190
大動脈弁閉鎖不全症	83, 190
大動脈瘤	25, 205
大動脈瘤破裂	107
たこつぼ症候群	36, 139
多職種カンファレンス	290
チーム医療	183
中隔縮小治療	196
聴診	30
直視下僧帽弁交連切開術	164
鎮痛薬	254
定量的瞳孔径測定	219
テザリング	87
電気生理学的検査	23
電気的ストーム	69
動悸	22
動的指標	224
ドクターカー	4
ドクターヘリ	4
ドパミン	236
ドブタミン	239
トルバプタン	241

な行

ニコランジル	243
ニフェカラント	244
入院場所	11
乳頭筋断裂	42, 63
認知機能	284
認定集中治療関連臨床工学技士	296
熱希釈法	149
ノルアドレナリン	236

は行

肺血栓塞栓症	43
肺血栓摘除術	198
肺高血圧症	102
肺梗塞	98
肺塞栓症	18, 36

肺動脈カテーテル	221
肺動脈血栓内膜摘除術	200
バソプレシン	236
バルーン肺動脈形成術	176, 200
搬送時情報	10
非侵襲的陽圧換気	75, 88, 260, 279
ビデオ喉頭鏡	52
皮膚握雪音	32
不安定狭心症	60
腹部大動脈置換術	206
腹部大動脈瘤	108
不整脈	22
閉塞性ショック	97
閉塞性動脈硬化症	26, 178
閉塞性肥大型心筋症	78, 166
方向性冠動脈粥腫切除術	131
房室結節リエントリ性頻拍	65
房室結節リエントリ性頻脈	143
房室ブロック	72
房室リエントリ性頻拍	65
房室リエントリ性頻脈	143
補助循環装置	54
補助人工心臓	234

ま行

末梢血管インターベンション	178
末梢保護デバイス	130
慢性血栓塞栓性肺高血圧症	176, 200
ミルリノン	239
メディカルコントロール協議会	3

や行

薬剤師	293
薬物治療	255
有痛性青股腫	100
輸液反応性	224
容量負荷	83

ら行

リアルタイムエコーガイド下穿刺	56
リハビリテーション	248, 287
臨床工学技士	182, 294
倫理カンファレンス	300
ループ利尿薬	241
レニン・アンギオテンシン・アルドステロン系阻害薬	251
連続性雑音	31
ロータブレーター	131

欧文

ABCDEFGH バンドル	276
ACP	299
ACS	16
ADL	283
ALI	110
ALS	13
APCO	223
AVNRT	65, 143
AVRT	65, 143
β 遮断薬	251
BLS	12
BPA	176, 200
CABG	135, 186
CAM-ICU	272
CCO	8
CDT	174
central ECMO	125
closed rupture	108
CT	55
CTEPH	176, 200
CT 検査	47
DCA	131
diastolic augmentation	114, 225
DOAC	259
DOREMI 試験	239
D ダイマー	97, 100
ECPELLA	123, 126
ECPELLA 合併症	233
ECPR	116
ER	10
EVAR	108, 202
EVT	178
EWS	8
FIB-4 index	268
Fick 法	149
FMC to balloon time	2
FoCUS	40, 43
GRACE リスクスコア	62
HOCM	78
hub and spoke model	6
IABP	114, 125, 225, 295
ICD 植込み	80
ICU-AW	281
IMPELLA	119, 125, 140

IMPELLA 管理	229
IMPELLA 離脱	231
IoT	3
IVL	131
IVR 看護	180
IVUS	132
JTAS 法	10
KDIGO 分類	264
LEAD	178
LVFWR	63, 188
LVOTO	168
McConnell sign	98
medication reconciliation	292
MET	8
MINOCA	60, 136
MitraClip	160
mobile CCU	4
MVO	168
MVP	193
MVR	164, 193
NIRS	132
NMES	282
NOMI	269
NO 療法	246
NPPV	75, 88, 260, 262, 279
OCT	132
OFDI	132
OMC	164
open rupture	107
PAC	221
PADIS 管理	275
PCI	130, 134
PCPS	198
PCV	263
PEA	200
PEEP	260, 262
PESI	171
PICS	275
PMR	63
POCUS	38, 40
primary PCI	58, 130
proximal DVT	174
PTAV	154
PTE	170, 172
PTMC	164
PTSMA	168

QOL	283
QT 延長	70, 244
QT 延長を伴う多形性心室頻拍	70
RAAS 阻害薬	251
RASS	272
RCT	284
RRS	8
RRT	8
RUSH	38
RUSH exam	14
SCAI shock stage	124
SCAI 心原性ショックステージ分類	53
sniffing position	51
SRT	196
Stanford A	105
Stanford B	105
STEMI	134
ST 上昇	33
ST 上昇型心筋梗塞	57
Swan-Ganz カテーテル	148
SYNTAX	135
systolic unloading	114, 225
TAVI	156
TdP	70
TEVAR	202
TIMI 血流分類	131
torsades de points	245
TPTD	223
ULP	106
VA-ECMO	93, 99, 116, 125
VAD	125, 234
VAV-ECMO	232
VCV	263
VSP	63
VSR	188
v 波	158
Wells スコア	100
Wilkins スコア	164

数字

5 steps approach	28
5-killer chest pain	17
12 誘導心電図伝送	2
24 時間ホルター心電図	23

索引

307

All in one ！　循環器救急・集中治療 ©

発　　行	2025 年 3 月 20 日　1 版 1 刷
監修者	日本集中治療医学会
編集者	佐藤直樹
	竹内一郎
	田原良雄
	川上将司
執筆協力	日本集中治療医学会
	循環器集中治療委員会
発行者	株式会社　中外医学社
	代表取締役　青木　滋
	〒162-0805　東京都新宿区矢来町62
	電　　話　（03）3268—2701（代）
	振替口座　00190-1-98814番

印刷・製本/三報社印刷（株）　　　　　　　　　〈SK・HO〉
ISBN 978-4-498-16676-9　　　　　　　　　Printed in Japan

JCOPY　＜（社）出版者著作権管理機構 委託出版物＞

本書の無断複写は著作権法上での例外を除き禁じられています．
複写される場合は，そのつど事前に，（社）出版者著作権管理機構
（電話 03-5244-5088，FAX 03-5244-5089，e-mail: info@jcopy.
or.jp）の許諾を得てください．